DE
LA GOUTTE
ET DU
RHUMATISME.

DE

LA GOUTTE

ET DES

MALADIES GOUTTEUSES,

PAR J. N. GUILBERT (de S. D.)

Docteur en médecine de la Faculté de Paris, médecin par *interim* de l'Hôpital Cochin, médecin de la Société Maternelle, des Dispensaires de la Soc. Phil.; Médecin lég. attaché à la Cour Royale; membre de l'Athénée de médecine de Paris, correspondant de la Société d'émulation de Liége, etc.,

ET

RECHERCHES PRATIQUES

SUR

LE RHUMATISME,

Traduit de l'anglais de James JONHSON, D. M. chirurgien de S. A. R. le duc de Clarence, auteur de l'ouvrage intitulé : *Influence of tropical climates on European constitutions;* et l'un des rédacteurs du *Medico-Chirurgical Journal and Review.* etc.

A PARIS,

BAILLIÉRE, Libraire, rue de l'Ecole de Médecine n° 16.

Août 1820.

AVERTISSEMENT.

L'ouvrage sur la Goutte, que j'ai donné
au public en 1817, a été accueilli avec bien-
veillance, et en France et à l'étranger.

En France, il a obtenu le suffrage qui
m'honore le plus et qui m'est le plus cher,
celui de l'illustre M. HALLÉ, qui a bien
voulu publier qu'il le regardait comme *un
vrai Traité et un bon Traité* (1). En Angleterre, M. James JOHNSON, D. M. et chirurgien de S. A. R. le duc de Clarence, auteur
de divers écrits estimables et rédacteur d'un
journal de Médecine distingué, m'a fait
l'honneur de me traduire en sa langue, et a
joint à sa traduction des recherches sur le
rhumatisme : *Practical Researches on the
Pathology, Treatment and Prevention of
Rheumatism.*

A mon tour, je donne une traduction des
Researches de M. JOHNSON : ainsi le voulait sans doute la *politesse française* ; mais
des motifs plus sérieux m'y ont déterminé.

J'ai désiré faire connaître à mes compa-

----

(1) Voyez la Bibliothèque Médicale. — T. 56. pages
132 et 133, etc.

triotes un ouvrage qui contient, entre autres choses intéressantes, des faits précieux sur le *Rhumatisme du Cœur*, en même temps qu'il nous montre l'état actuel de la médecine en Angleterre, sur un point fort important : car l'ouvrage de M. JONHSON est non-seulement le fruit de son expérience et de son talent, mais il est encore une compilation ingénieuse, ou plutôt un résumé bien fait de la doctrine et de l'expérience d'un grand nombre de médecins et chirurgiens anglais recommandables, qu'il s'est associés en quelque sorte, pour traiter, en commun, du Rhumatisme, des remèdes qui lui conviennent, etc. Leurs noms sont cités avec honneur, soit aux premières pages, soit dans le cours de cet écrit.

Les personnes qui s'intéressent à la question des *Fièvres essentielles*, y trouveront aussi, à l'article Pathologie, des Considérations dignes de figurer parmi les pièces de ce grand procès.

J'espère que mon livre, ainsi accompagné, deviendra plus utile encore.

GUILBERT.

A Paris, ce 1er août 1820.

PREMIÈRE PARTIE.

DE

LA GOUTTE

ET DES

MALADIES GOUTTEUSES;

PAR J. N. GUILBERT (de S. D.)

TABLE

RAISONNÉE DES MATIÈRES.

PREMIÈRE PARTIE.

SECTION II. *Traitement de la maladie.*

DEUXIÈME PARTIE.

DU RHUMATISME.

FIN DE LA TABLE.

DE

LA GOUTTE

ET

DES MALADIES GOUTTEUSES.

G OUTTE : Ce nom peu scientifique, donné à la ma‑
ladie que nous allons décrire, méritait de naître dans un
siècle barbare : en effet, si l'on en croit les plus savans glos‑
saires, il s'est montré, pour la première fois, dans un écrit
d'un certain Radulfe, qui florissait en 1270. — D'ailleurs, on
suppose que cette affection ayant été regardée comme ca‑
tarrhale, ou consistant dans l'afflux d'un liquide, lequel était
distillé *goutte à goutte* sur le lieu malade, il est résulté ce
nom de goutte. Quoi qu'il en soit, les Anglais l'ont adopté
(*the gout*), avec les Italiens (*gotta*), les Espagnols
(*gota*), etc., et cette dénomination bizarre a fait en quelque
sorte le tour de l'Europe.

Les anciens Grecs, qui ont étudié cette maladie en parti‑
culier sur les articulations, l'avaient désignée principale‑
ment par le mot de Αρθρίτισ (άπὸ τοῦ αρθρυ), αρθρίτισ
νυσοσ, *mal articulaire* : c'est un des noms que lui donnent
Hippocrate et Arétée.

Fixée aux pieds, elle a été appelée *podagre*, ποδαγρη (Hippocrate, Arétée) ποδαγρα, των ποδῶν αγρα, *pedum captura*, étymologie que Lucien nous offre dans cette pièce comique qui est intitulée : *Tragopodagra ;* c'est la goutte elle-même qui parle : Ποδαγρα καλϜμαι, γιγνομενη ποδῶν αγρα.

Ces dénominations grecques ont été adoptées par les auteurs latins, et après eux, par les modernes ; mais observons que chez les uns et les autres, ces mots de *podagre* et d'*arthritis* sont très-souvent employés par extension, comme des noms de la goutte considérée en général ; ainsi, par exemple, même dans les écrits des médecins grecs, la goutte placée sur les parties du tronc, est appelée quelquefois *podagre :* on fournirait des exemples semblables pour le mot *arthritis*. Sur ce point, le langage de la science n'a point été amélioré par les modernes, témoins un Traité de la *podagre des dents, de podagrâ dentium*, et d'autres Traités encore.

A la main, la goutte a reçu le nom de χειράγρα ; au genou, de *gonagre ;* à l'épaule, d'*omagre ;* au coude, de *pechyagre ;* sur la colonne épinière de *rakisagre ;* d'*ischias* sur l'articulation coxo-fémorale. De tous ces mots destinés à désigner la goutte, le premier et le dernier seulement ont été employés par les Grecs et les Latins ; les autres ont été formés du grec, par les modernes, à l'aide de l'analogie. *Voyez* plus bas, l'*Onomasticon* de la goutte.

Un savant auteur qui a écrit sur la goutte, Musgrave, commence de cette manière, l'un des Traités qu'il a consacrés à cette maladie : *Morbum aggredior difficilem, varium, multiformem.... opus sanè arduum....* Il n'est rien de plus vrai ; l'étude de la goutte est remplie de difficultés : — sur les causes et la nature de la goutte, que d'opinions diverses ! Combien est longue et incohérente la liste des médicamens par lesquels on a prétendu combattre cette terrible maladie ! Sous le rapport nosologique même, que de rôles différens on a fait jouer à cette affection ! Du côté de son histoire, la goutte telle que les Grecs l'ont décrite, n'est plus la goutte de Baillou, de Ch. le Pois, de Rivière, de Chesneau. Ces médecins, qui brillèrent au dix-septième siècle, ôtèrent à cette maladie une partie de son antique domaine, pour l'attribuer au rhumatisme, tandis que les médecins grecs paraissent avoir considéré comme douleurs goutteuses, ou, plus exactement, paraissent avoir compris sous le nom d'*arthritis*, les douleurs de tout genre affectant, soit les

jointures et les articulations , soit même les parties musculaires externes (*Voyez* en particulier Arétée , l. II , c. 12).

Toutefois , on peut penser que Baillou et ses contemporains
se sont laissés emporter trop loin dans la réforme qu'ils ont
prétendu faire , et il semble que certaines affections qu'ils
appellent *rhumatismales* , mériteraient plutôt le nom que
leur avaient donné les Grecs , ces excellens observateurs.
Mais les limites qui séparent la goutte du rhumatisme ont-
elles été bien exactement tracées , et plus d'un médecin instruit n'est-il pas encore disposé à dire comme le savant commentateur de Boerhaave : *Plures certè vidi auctores qui de
rheumatismo scripserunt , sed mihi visa fuit semper aliqua
remanere difficultas in distinctione adæquatâ inter rheumatismum et arthritidem ?* Bien que de nos jours des hommes
d'un esprit excellent se soient occupés de l'étude de ces maladies , le sujet ne paraît point autant éclairci qu'il serait
désirable , tant il présente de difficultés ; un des hommes les
plus capables de les faire disparaître les a surtout reconnues,
je veux dire l'illustre auteur de la Nosographie philosophique.
La goutte se produit le plus souvent sous la forme d'une maladie articulaire , et « combien , dit-il , les articulations ne
sont-elles pas compliquées par le concours d'un grand nombre d'objets disparates , comme les extrémités des os et les
cartilages qui les encroûtent , les capsules synoviales qui appartiennent au système séreux , les capsules fibreuses , les
gaines tendineuses , et les tendons qui appartiennent au
système fibreux ! Lesquelles de ces parties sont le plus directement et le plus fortement affectées dans le rhumatisme
et la goutte (*Nos. philos.* , t. II , p. 441)? » L'histoire de la
goutte errante , à l'intérieur du corps , nous effraye par une
obscurité plus grande encore. — Mais dans une classification
nosologique exacte , cette maladie doit-elle être rangée
parmi les affections nerveuses; ou bien être regardée comme
une phlegmasie du système fibreux ou du système synovial?.... Tout cela forme la moindre partie des questions
que l'on a faites sur la goutte, la moindre partie des difficultés dont l'étude de cette maladie est hérissée. *Hæc ut potero,
explicabo... homunculus unus, è multis probabiliora conjec-
turâ sequens* (Cic. , *Tusc.*).

L'ordre dans lequel j'ai à traiter de la goutte doit être tel ,
que tout ce qui appartient à l'histoire de cette maladie s'y
range naturellement , et que d'ailleurs il se prête aux recherches avec facilité. C'est dans ces vues que j'ai adopté
le suivant :

Une PREMIÈRE SECTION comprend tout ce qui a rapport

à la CONNAISANCE DE LA MALADIE ; la SECONDE présente les règles et les moyens de son TRAITEMENT.

Dans la PREMIÈRE SECTION, la goutte est considérée d'abord sur les articulations, puis hors des articulations et sur toutes les autres parties du corps ; — elle est examinée dans ses diverses mutations et conversions : car ici, surtout, il faut suivre ce beau précepte du prince des médecins : *Inspiciendæ morborum vicissitudines et ex quibus in quos succedant.* — Pour faciliter l'étude des affections goutteuses, elles sont divisées en espèces distinctes, et décrites ou indiquées séparément. — Diverses questions vulgairement agitées et trop légèrement décidées, sur la nature de la goutte, sur son véritable siége, etc., sont touchées, en passant, dans la vue d'instruire le lecteur, et, à la fois, d'éloigner de son esprit certaines opinions trop exclusives ; cependant nous faisons remarquer que la goutte, soit articulaire, soit ab-articulaire, repose très-fréquemment, et peut-être le plus ordinairement, sur les tissus qu'on a appelés fibreux, et qu'on doit distinguer une goutte *fibreuse* en quelque sorte, comme quelques nosologistes ont distingué un rhumatisme fibreux ; cette distinction est d'une utilité réelle dans la pratique. Mais nous nous empressons de faire voir que la goutte n'est pas une affection propre à un genre particulier de tissus ou d'organes, et qu'elle peut être observée, au contraire, sur tous les tissus, les organes de notre économie, subissant elle-même toute sorte de métamorphoses. — Nous exposons les recherches d'anatomie pathologique qui ont été faites sur la goutte, et en particulier, celles qu'il nous a été donné de faire nous-mêmes ; leur résultat est remarquable. — Nous faisons connaître aussi des recherches de chimie pathologique, non moins intéressantes, puisqu'elles comprennent deux analyses nouvelles de concrétions goutteuses, analyses faites par l'illustre M. Vauquelin, et présentant de nouvelles circonstances. — Après avoir considéré la goutte en général, dans ses divers rapports avec les âges, les sexes, les tempéramens, les habitudes ou professions, les saisons, les peuples, et avec d'autres maladies, avec elle-même, et enfin dans ses complications et ses causes ; nous établissons à l'article du diagnostic, le caractère qui, selon nous, distingue la goutte du rhumatisme ; — nous donnons les règles du pronostic dans les affections goutteuses ; — enfin, nous indiquons une classification des diverses théories de la goutte, et nous osons donner aussi notre opinion particulière sur la nature de cette maladie. Cette opinion a peut-être quelque chose qui étonne au premier abord ; cependant, elle a le

bonheur de se trouver en harmonie avec tous les phénomènes que la goutte présente , avec ses causes , ses symptômes, les résultats offerts par l'anatomie pathologique, etc.

La DEUXIÈME SECTION , celle du traitement, est composée
d'élémens qui sont mis en correspondance avec ceux de la
première section ; ainsi , l'on y trouve exposés d'abord le
traitement de la goutte articulaire , puis celui de la goutte
existant hors des articulations , etc.

Mais , avant d'entrer en matière , nous devons désigner
les ouvrages sur la goutte que nous regardons comme les plus
importans et comme véritablement capitaux , ouvrages que
nous devons citer souvent. Ainsi le lecteur commencera à
faire connaissance avec des auteurs dont les noms se montreront fréquemment sous ses yeux , et un seul mot lui suffira
désormais pour reconnaître la source où nous avons puisé ,
où il pourra puiser à son tour.

SYDENHAM (Thomas), *Tractatus de podagrd et hydrope.*
— *De mictu cruento à calculo renibus impacto.* — Tome 1er de ses Œuvres
complètes; in-4°. *Genevæ*, 1736; pages 300-402 *et seq.*
MUSGRAVE (Guilhelm.); *De arthritide symptomaticd*; in-4°. *Genevæ*, 1736.
— *De arthritide anomald , sive internd;* in-4°. *Genevæ*, 1736.
— *De arthritide primigenid et regulari; Opus posthumum ;* in-8°. *Lon-
dini,* 1776.
HOFFMANN (Frideric.), *De dolore podagrico vero et inveterato;* tome II,
page 339.
— *Consultationes ,* Trésor d'histoires de maladies, dont un grand nombre ap-
partient à la goutte; tome IV.
— *De genuino et simplicissimo doloris podagrici remedio ,* page 173; *Sup-
plem. sec., pars sec.*
— *De curd doloris podagrici præservatorid per simplicissima remedia ;*
page 180. *Id.*
— *De podagrd retrocedente in corpus ;* page 187. *Id.* —in-fol. *Genevæ ,*
1761 *et seq.*
STAHL (G. Ern.), et TIEFFENBACH, *De novd podagræ pathologid; Halæ ,*
1704.
STOLL, *Ratio medendi ;* tome 5, page 112 *et seq.*
— *Diss. ad morbos chronicos , edente Eyerel;* tome I, page 112 *et seq.*
BARTHEZ (P. J.), Traité des maladies goutteuses; in-8°. Paris, 1802.
   D'autres traités généraux et particuliers seront encore indiqués dans le
cours et à la fin de cet ouvrage.

SECTION PREMIÈRE. *Connaissance de la maladie.*

CHAP. I. *Goutte considérée sur les articulations.*—§. I. *Description de ses différentes espèces.* —Le mot *espèce* est entendu ici, non point dans le sens resserré que lui donnent
les auteurs de classifications méthodiques , mais dans une
acception plus étendue , et signifie les apparences diverses ,
les formes différentes que revêt la goutte placée sur les articulations.

Nous allons décrire cinq espèces de goutte articulaire . —

1°. la *goutte régulière*, autrement dite *aiguë*; — 2°. la *goutte chronique* ou *irrégulière*, ou *asthénique*, consécutive de celle-ci, et dont les attaques surviennent après d'autres attaques de la première espèce; — 3°. la *goutte asthénique primitive*, ainsi appelée parce qu'elle arrive sans avoir été précédée de la goutte régulière; — 4°. la *goutte fixe*; — 5°. et une autre *goutte fixe*, appelée *primitive*. — D'ailleurs, comme il convient que le mot *goutte sciatique* ne soit pas envain cherché ici, il en sera parlé dans un appendice placé à la fin de ce paragraphe.

1°. *Goutte articulaire, appelée régulière* ou *aiguë*. — Je ne crois pas qu'on puisse faire de cette espèce de goutte une description plus exacte que celle dont Sydenham est l'auteur; il faut donc, à l'exemple de Frédér. Hofimann, et de la plupart des bons esprits qui ont écrit sur cette maladie, emprunter à l'Hippocrate anglais les traits principaux dont on doit peindre la goutte régulière. Mais comme Sydenham a surtout décrit la goutte dont il était affecté, et son propre mal, plus encore que la goutte régulière en général, il faudra comprendre, dans la description qui va suivre, des traits qui ne se trouvent point dans la sienne.

Sur la fin de l'hiver ordinairement, précédée de signes précurseurs méconnus presque toujours, la goutte arrive. On remarque alors que le malade, quelques semaines auparavant, a éprouvé, dans la région de l'estomac, une sensation incommode difficile à définir, et dans d'autres parties du corps, quelques mouvemens spasmodiques; la sueur des pieds, à laquelle il était sujet, peut-être, a été suspendue, ses urines sont devenues abondantes, assez semblables, vous dira-t-on, à de la *limonade*, et les veines de ses pieds, enflées et comme variqueuses; d'ailleurs, il était engourdi et comme gonflé par des vents; ces derniers symptômes ont augmenté quelques jours avant l'attaque déclarée.

La veille de cette attaque, en général, l'appétit est plus vif que de coutume; la région de l'estomac est débarrassée de la gêne qui l'opprimait; l'homme que va saisir la goutte se sent très-bien portant; il a plus d'esprit et de gaîté qu'à l'ordinaire; il se couche et s'endort tranquillement; mais après quelques heures de sommeil, il est réveillé par une douleur qui se fait sentir d'ordinaire au gros doigt du pied, ou sur d'autres parties du pied. Cette douleur est comparée à celle qui accompagnerait la dislocation des os de ce membre; elle existe souvent avec la sensation comme d'une eau à peu près froide que l'on répandrait sur le lieu affecté; bientôt il survient un frisson horripilatoire général et une fievre légère.

La douleur, supportable d'abord, devient, par degrés, plus fâcheuse; le froid et l'espèce de tremblement qui l'accompagne diminuent à mesure qu'elle s'accroît, mais la fièvre augmente avec elle. Ainsi se passent la fin de la nuit et la pénible journée qui lui succède. Parvenue, vers le soir, à son plus haut point, la douleur s'est étendue et s'accommode, en quelque sorte, aux différentes formes des petits os du tarse et du métatarse. Le malade la compare alors à une tension violente, ou à un déchirement, ou à une brûlure, etc. Cette douleur est si vive et si exquise, que la partie affligée ne peut supporter le poids d'une couverture. Cependant, le malade s'agite continuellement et fait mille tentatives pour donner à son corps, et à son pied en particulier, une situation moins douloureuse; efforts infructueux! Mais, vers le lendemain matin, vingt-quatre heures environ s'étant écoulées, depuis le commencement de l'accès, il se trouve très-soulagé, et presque subitement, en sorte qu'il attribue d'ordinaire ce soulagement à la dernière position qu'il vient de donner à son pied malade; la peau qui avait été sèche, pendant tout le temps des douleurs, s'humecte doucement, et le goutteux s'endort. A son réveil, il se retrouve, sous le rapport de la douleur, au point où il était quand il s'est endormi, mais la partie malade est devenue enflée; auparavant, on avait pu remarquer, autour du pied, un léger gonflement des veines; ce qu'on voit alors, c'est une tumeur rouge et avec chaleur; toutefois cette tumeur n'est point un phlegmon, et elle aura une terminaison toute différente de celle que subissent les tumeurs phlegmoneuses; elle a beaucoup plus de ressemblance avec l'érysipèle.

Tels sont donc les principaux caractères d'un premier accès de goutte articulaire aiguë : invasion subite pendant le sommeil, par froid et horripilation, douleur locale, fièvre qui s'accroît et diminue avec elle; au bout de vingt-quatre heures, fin de l'accès, et formation d'une petite tumeur avec chaleur et rougeur sur la partie affectée. — Après ce premier accès et jusqu'à ce que l'attaque de goutte soit terminée, tous les soirs la maladie subit un petit paroxysme, qui consiste dans une augmentation de la douleur avec fièvre.

Quelquefois, chez des sujets vigoureux, ces phénomènes se passent sur les deux pieds ensemble, et avec une violence égale; plus souvent, on les observe d'abord, pendant quelques jours, sur un seul pied; ensuite la maladie semble se transporter et se renouveler sur l'autre avec tous les caractères indiqués; et alors le pied qui a souffert le premier, tantôt

reste en partie affecté, tantôt se montre exempt et de douleur et même de faiblesse, comme s'il n'avait point été entrepris par la goutte. Ce nouvel accès terminé, il est suivi
de ces petits paroxysmes dont il a été question. Un troisième
accès, suivi des mêmes paroxysmes, peut se produire encore
sur d'autres articulations, en particulier sur celles des mains ;
ensuite la goutte peut occuper de nouveau le pied qu'elle
avait quitté, et avec toutes les douleurs qu'elle lui a déjà
fait sentir ; enfin, elle ira peut-être entreprendre le genou,
l'épaule, le coude, etc. *Nam pedem, genu, acetabulum,
talos, coxendices, femora, manus, scapulas, brachia, rostra,
carpos, adedit, depascitur, urit, tenet, inflammat, coquit.*
(Lucian. *Tragop.*)

Cette espèce de chapelet goutteux, composé d'accès et de
paroxysmes, forme ce qu'on appelle l'*attaque* de goutte,
laquelle dure d'ordinaire quinze jours lorsqu'elle est parfaitement aiguë et régulière. Lucien fait mention de cette durée
de la goutte régulière dans sa *Tragopodagra* ; toutefois,
l'attaque de goutte, sans cesser d'être aiguë, peut être prolongée davantage, et ce que dit Hippocrate dans son aph. 49,
sect. 6ᵉ, peut s'entendre aussi de cette espèce de goutte :
*Podagrici morbi, intra quadraginta dies, depositâ inflam-
matione, decedunt.* En général, l'attaque de goutte dure
d'autant moins, que les douleurs ont été plus violentes.

Pendant le cours de cette attaque, le malade a éprouvé
dans tout son corps, une pesanteur pénible et une espèce
d'inquiétude générale. Il n'a point eu d'appétit : ses urines,
peu abondantes, ont été le plus souvent rouges et sédimenteuses.

Mais considérons en particulier les principaux symptômes
de l'attaque de goutte ; savoir : la *douleur,* la *fièvre* et la
tumeur.

La *douleur,* qui accompagne un accès de goutte, n'a point
un caractère unique ; elle est plutôt remarquable par une
terrible variété : tantôt elle s'exerce sous forme d'une tension
déchirante, ou, au contraire, d'une constriction, d'une
compression énormes ; tantôt le malade ressent comme un
coin qui serait enfoncé entre ses os ; d'autres fois c'est comme
du feu qui brûle la partie souffrante, ou comme un animal
qui la broierait entre ses dents.

L'attaque de goutte a été étudiée, avec beaucoup d'attention, sous un autre rapport intéressant, celui de cette
suite d'accès et de paroxysmes qu'elle offre, et de l'espèce de
fièvre qu'ils semblent former. Il résulte des observations que
Grant et autres ont faites à ce sujet, que cette fièvre, qu'ils
appellent dépuratoire, a sept accès, lorsque l'attaque est par-

faitement aiguë et régulière Ces accès sont communément
en tierce , surtout dans les premiers temps de l'attaque ;
mais cette fièvre peut ne pas conserver ce type , être changée
en double tierce , ou être rendue longue et irrégulière, sous
des influences insalubres. Après le premier accès , le pouls
n'est pas entièrement calme , ni la langue nette , ni la peau
fraîche, ni l'urine très-chargée de sédiment ; ce n'est qu'une
rémission remarquable : la fièvre continue d'être rémittente
jusque vers le huitième jour ; si elle a été traitée convenablement et dans des circonstances favorables , elle se change
communément en intermittente. Mais ce qu'il est fort important de noter, c'est que cette fièvre , suivant l'observation
de Plenciz, prend facilement le caractère des fièvres régnantes.
Stoll fait remarquer qu'après chacun des accès qui composent
la fièvre goutteuse , il se fait des crises partielles , lesquelles
ont lieu : par une légère moiteur, par des urines , qu'il appelle
bilieuses , avec un sédiment briqueté : par une congestion
d'humeurs dans la cavité de l'estomac et des intestins ; il
fait observer qu'à la fin de chaque exacerbation , la bouche
est amère et chargée de *pituites (Opusc.* , p. 86 , t. I) ; Stoll
regarde encore l'espèce de tumeur érysipélateuse , dont on
a fait mention , comme appartenant à ces crises partielles.

Cette *tumeur*, que produit un accès de goutte, se termine,
dans l'espèce dont il s'agit , par une transsudation locale et
par la desquamation de l'épiderme. Le liquide transsudé est
quelquefois d'une odeur forte , ordinairement collant et visqueux. Coste a observé qu'il communiquait à l'argent une
couleur noire. La desquamation de l'épiderme est accompagnée de démangeaisons quelquefois insupportables.

Cette attaque de goutte terminée, le malade rentre bientôt
dans un état entier de santé. Ce prompt rétablissement peut
faire espérer que l'attaque suivante n'aura lieu qu'après un long
intervalle , si toutefois on n'obtient pas d'éloigner à jamais
les retours de cette maladie, en se soumettant à des règles
d'hygiène bien entendues.

L'attaque de goutte est souvent périodique ; elle revient
à des époques constantes , et le malade peut , jusqu'à un
certain point , en prévoir l'arrivée.

Dans cette description de la goutte aiguë , on l'a vue
faisant irruption sur les pieds et commençant par les envahir,
avant de passer à d'autres articulations ; c'est là ce qui est le
plus ordinaire : cependant il est beaucoup d'exemples de
goutte commençant par s'attaquer aux poignets, aux mains,
aux genoux, avec tous les caractères de goutte aiguë, bien
que Sydenham pense que les pieds sont en quelque sorte le

siége propre de cette espèce de goutte. Il faut donc dire avec Cælius Aurelianus : *Aliquando à pedibus sumens*, ARTHRITICUS *dolor exordium*, *cæteros articulos implicavit, aliquando in aliis incipiens, pedes invasit (Morb. chron.*, l. 5 , c. 2).

Nous avons encore dépeint la goutte arrivant comme un voleur, la nuit, pendant le sommeil. C'est en effet le moment où elle éclate d'ordinaire , mais on l'observe aussi naissant au milieu du jo r et de la veille : alors , le plus souvent, c'est à l'instant où l'on fait un effort quelconque, ou bien à l'instant où l'on est livré à une affection morale un peu vive, qu'elle se montre tout-à-coup. J'ai vu , dit Van Swieten, un homme robuste qui ressentit, en descendant de voiture , une douleur atroce qui lui fit croire qu'il venait de se l xer le pied ; la suite montra que c'était une attaque de goutte. Je sais un homme qui , faisant devant l'ennemi une retraite précipitée , animé des sentimens qu'inspire une telle situation, fut subitement atteint, au milieu d un pont que l'on traversait à la hâte, d'une attaque de goutte si violente , qu'il fut obligé d'interrompre sa course , et ne dut son salut qu'à ses camarades qui l'emportèrent sur leurs épaules.

Ajoutons qu'une attaque, aussi caractérisée que celle dont on vient de donner la description, n'est point en général la première que l'on éprouve ; ordinairement , des douleurs articulaires faibles , des accès de goutte imparfaits , ont eu lieu et ont été plus ou moins méconnus :

Un magistrat, dont parle Desault. était pris de ces accès de goutte , tous les ans , sur la fin de l'hiver ; mais, en effet, ces accès étaient faibles et irréguliers ; de sorte que , au lieu de se reconnaître goutteux , tantôt il cherchait querelle à son cordonnier qui lui avait fait des souliers trop étroits, tantôt c'était une entorse ou un faux pas, etc. — Cette histoire est celle de bien des gens ; mais les anciens avaient, à se reconnaître goutteux, bien plus de peine que nous encore. Tous les antiques historiens de la goutte nous font faire cette remarque ; et cela tenait, ce me semble , à ce que, chez les anciens, ces causes de la goutte, qu'on peut appeler honorables , comme la vie sedentaire et consacrée à l'étude des lettres ou à des spéculations philosophiques,dont la fin est d'éclairer des hommes et de les rendre heureux ; ces causes, dis-je, y étaient fort rares : du moins, la vie sédentaire, telle que celle de beaucoup d'hommes de lettres et de savans de nos jours, retirés dans leurs cabinets comme dans une prison perpétuelle, était presque inconnue aux anciens ; c'est à la chasse et auprès de ses filets que Pline écrivait ses lettres si polies ; et une foule d'autres exemples semblables ne manqueraient point. La vie sédentaire faisait donc bien peu de goutteux dans ces temps là , et je suis obligé de dire , à la honte des goutteux d'Athènes et de Rome , qu'ils étaient goutteux, en général , pour avoir trop mangé et trop bu ; et ils avaient quelque peine à convenir qu'ils étaient goutteux, comme on fait quelque façon pour confesser que l'on a été intempérant ; on le voit dans Arétée (lib. 2, c. 12), dans Cælius Aurelianus (lib. 5 , c. 2. *De morb. chron.*) , et enfin dans Lucien qui a dit : *Nec enim luctam ve seu cursum. . . . exercens ictus est* (Ocypus). . . *at hoc mihi credito : . . . Venit domùm , benè saturatus , affatim potus. . Tum nocte somno excussus exclamat subitò : . . . Undè tanta vis mali ? Deus quis pedem tenens . . ?* (*in* Tragop.).

Pour compléter ce qui regarde la description de la goutte régulière , nous dirons que les premières attaques de cette espèce de goutte sont ordinairement bornées à quelques articulations, et, en général , à celle des pieds ; mais que , par la suite , d'autres attaques s'étant succédées, on en voit enfin qui affectent, soit ensemble, soit les unes après les autres, un grand nombre d'articulations, presque toutes les articulations, en sorte que le malade semble entrepris d'une goutte articulaire universelle.

Les attaques de goutte aiguë sont d'abord séparées par de longs intervalles, quelquefois même par plusieurs années , comme l'ont observé Barthez et beaucoup d'autres ; mais si elles ne sont point traitées convenablement, et surtout si le malade ne fait point les sacrifices nécessaires pour recouvrer une entière santé , elles reviennent une fois, deux fois l'année , aux premières annonces du printemps ou dans le cours de l'automne : *Podagrici affectus vere et autumno. plerumque moventur* (Hipp. , s. 6, aph. 55). En même temps qu'elles sont plus fréquentes , elles durent plus longtemps , et donnent ainsi naissance à la goutte chronique.

TODE, *Dissertatio specimen medicum de podagrá regulari; Haffniæ*, 1784. GRAVES, *De podagrá regulari; Edinburgi*, 1803.

2°. *Goutte articulaire chronique, asthénique, consécutive.* — Elle est composée , comme la goutte aiguë, d'accès et de paroxysmes, mais qui sont plus prolongés, moins caractérisés, et pour ainsi dire chroniques eux-mêmes : en effet , tandis que , dans l'attaque de goutte aiguë , il ne se passait guère entre un accès et l'accès suivant que deux ou trois jours, dans celle-ci , deux semaines pourront s'écouler, et les paroxysmes se multiplier sans que l'on distingue les stades d'irritation d'avec ceux qui se rapportent à l'état de la maladie , à la crise et à la terminaison de l'attaque ; ou, si l'on peut reconnaître quelque apparence confuse des temps qui forment l'*increment,* l'*état* et le *déclin* de la maladie, ces temps seront disproportionnés entre eux. Dans la goutte aiguë, l'affection d'une articulation était d'une durée à peu près semblable à celle d'une autre articulation ; dans celle-ci, on verra une articulation, faiblement envahie et comme seulement traversée par la goutte, à côté d'une autre longuement tourmentée par elle : d'ailleurs, on reconnaîtra que la goutte chronique est sujette à des rétrocessions plus communes, qu'elle se transporte avec plus de facilité, et pour des causes légères, sur les organes intérieurs. C'est donc à juste titre qu'elle a reçu encore le nom d'*irrégulière.*

Elle dure des mois, et peut durer même toute l'année, à l'exception de deux ou trois mois en été ; pendant tout ce temps, elle se promène douloureusement sur la plupart des articulations. — Dans cette espèce de goutte, les desordres gastriques sont plus marqués et plus tenaces. Le malade a perdu entièrement l'appétit ; s'il mange, ses digestions sont très-laborieuses : l'urine n'est point d'une couleur foncée, ni en petite quantité, ni sédimenteuse ; au contraire, elle est abondante et de la couleur de celle qu'on rend dans le diabetès. Le malade est encore affligé de plusieurs autres symptômes pénibles, tels que des douleurs aux veines hémorroïdales, des démangeaisons en diverses parties du corps, des lassitudes spontanées, des crampes, et mille autres souffrances internes variées à l'infini. En même temps il est en proie à la colère, à la crainte, au chagrin et autres affections tristes ; mais une force d'ame supérieure peut l'élever audessus d'elles, et, par un prodige encore admiré de nos jours, les transformer pour ainsi dire en qualités vives et brillantes. Le grand Condé n'était jamais plus spirituellement aimable, ne parlait jamais mieux que lorsqu'il avait la goutte ; et l'on a dit de Charles-Quint qu'il faisait asseoir avec lui, sur le même char, la goutte et la victoire.

La plupart des observateurs font mention d'un symptôme de la goutte chronique, peu important, mais qui doit cependant être rapporté : c'est un bruit, une crépitation, que font entendre les articulations dans les mouvemens qu'elles exécutent. Ce symptôme a été noté par Cælius Aurelianus.

A ce tableau, Sydenham ajoute des traits remarquables et exprimés avec un naturel qui fait bien voir que ce médecin goutteux parle d'après sa propre expérience. Quand il s'agit de remuer le goutteux, dit-il, soit à raison du malaise qu'il sent partout son corps, soit pour quelque besoin naturel, si l'on n'apporte toute l'attention possible à le manier

délicatement, on lui cause uue douleur qui serait insupportable si elle durait quelque temps. Un autre symptôme de
cette goutte, surtout lorsqu'elle est invétérée, c'est que,
si le malade s'étend pour bâiller, principalement le matin, il
survient, dans les ligamens des os du métatarse, comme si
c'était une convulsion violente, avec sensation d'une constriction non moins forte. D'autres fois, et sans bâillement précurseur, le malade s'étant endormi, ressent tout-à-coup une
douleur telle que si on lui brisait le métatarse d'un coup de
massue. Quelquefois, les tendons des muscles extenseurs de
la jambe sont atteints d'un spasme violent, avec une douleur
si horrible que, pour peu qu'elle durât, elle surpasserait
toute patience humaine, et il ne faut pas croire que de telles
douleurs fussent particulières à l'illustre goutteux qui les a
décrites et endurées ; Cælius Aurelianus, chez les anciens,
et, parmi les modernes, Boerhaave, Baglivi et plusieurs
autres, ont fait une expresse mention de ces symptômes de
la goutte chronique.

Mais l'état du goutteux peut devenir, sinon plus douloureux, du moins plus fâcheux encore, par les engorgemens
et les altérations diverses que produit souvent la goutte
chronique. En effet, tandis que, dans l'attaque de goutte
aiguë, une tumeur se formait avec rougeur et chaleur, puis
s'effaçait par une transsudation et la désorganisation de l'épiderme, et rendait promptement libre et sans douleur la partie
précédemment affectée : dans la goutte chronique, la tumeur,
souvent moins prononcée, quelquefois sans rougeur, ne s'efface que lentement ; la transsudation et la désorganisation
sont peu marquées, ou même n'existent pas ; et si une tumeur ne laisse point de dépôt et finit par s'effacer, néanmoins
le lieu sur lequel elle reposait, n'est point entièrement débarrassé ; il reste plus ou moins longtemps douloureux et
gêné.

« Quelquefois la matière morbifique, dit encore Sydenham,
se jette sur les coudes, et y forme une tumeur blanchâtre,
qui est presque de la grosseur d'un œuf, et qui, peu à peu,
s'enflamme et devient rouge. D'autres fois, elle occupe la
cuisse, et fait sentir comme un poids qui y serait suspendu :
de là, passant au genou, elle l'afflige davantage et empêche
son mouvement, en sorte que le malade est comme cloué
dans son lit. Vient-elle à tourmenter les doigts des mains,
elle les rend comme tordus et semblables à une *botte de pa-
nais*, dit-il, par une expression triviale, mais exacte, et
pittoresque. Lorsqu'elle s'attache aux pieds, ils deviennent
comme *retirés*, *rétractés*. Elle produit des effets analogues

sur les autres articulations ; en sorte que le goutteux , sur la fin d'une attaque qui les a presque toutes affectées. s'il peut se tenir debout, ne peut faire quelques pas sans une difficulté extrême ; il chemine si lentement , qu'il a l'air de ne pas même se remuer, *ut etiam cum ambulet quiescere videatur.* » Il était affecté de la goutte chronique, celui qui a dit : *Cibus capiendus est, manus non habeo : incedendum est, desunt mihi pedes. At dolendum est, sunt et pedes, mihi et manus.*

C'est de cette classe de goutteux que les mauvais plaisans ont dit . *Manus habent et non palpabunt, pedes habent et non ambulabunt ,* sed *clamabunt in gutture suo.* Mais les mauvais plaisans ont eu parfois grand tort de s'attaquer aux goutteux, surtout dans cette période de leurs accès où ils sont irritables au dernier point L'empereur Sévère, que la goutte faisait boiter, fit pendre des railleurs qui se moquaient de lui : *Apprenez à mes peuples,* dit-il, *que c'est la tête qui commande, et non le pied.* Antoine Lœva, attaqué de la goutte, reçoit la nouvelle que Pavie est en danger ; il quitte son lit aussitôt, monte à cheval, court au-devant de l'ennemi et le chasse du poste le plus important. Un mauvais plaisant le rencontre et a l'imprudence de lui dire : *Atqui ego te lecto, mi Lœva, cubare putabam.* Antoine se croit offensé , et répond par un coup de lance.

Mais il convient de déterminer, avec plus de précision que ne l'ont fait les auteurs qui ont écrit sur la goutte, quelles sont, en particulier, les altérations diverses que souvent cette maladie produit ou occasionne sur les articulations qu'elle a entreprises. Il nous semble qu'on peut en reconnaître cinq sortes principales :

Le première, l'*œdème goutteux.* En général , on prétend désigner par ce mot la tumeur goutteuse elle-même , mais existant sans rougeur, occupant une large surface , n'ayant qu'une élasticité faible et d'ailleurs compliquée le plus souvent de l'œdème ordinaire. On l'observe surtout chez les vieillards et dans les constitutions lymphatiques.

La deuxième, la *contracture.* C'est une rigidité des muscles et des tendons sur lesquels a plus ou moins longtemps séjourné l'irritation de la goutte.

La troisième, les *gonflemens ligamenteux et les nodosités tendineuses.* Ce sont des épaississemens partiels des ligamens et des tendons, avec plus ou moins de consistance. Ces engorgemens, d'abord mous, et en général douloureux, cessent de l'être au bout d'un certain temps, pendant lequel ils se sont plus ou moins durcis, mais ils continuent de gêner les mouvemens des articulations. L'effet de cette altération est de dénaturer l'action des organes qu'elle afflige : des nodosités, il résulte, pour les tendons, des poulies et des attaches nouvelles qui changent tout-à-fait la mécanique de ces parties ; les ligamens gonflés et raccourcis s'opposent aux mouvemens de flexion et d'extension qu'ils resserrent dans des bornes trop étroites ou empêchent entièrement.

La quatrième, les *ankyloses*. Elles peuvent être fort variées. Déterminées souvent par les gonflemens ligamenteux et les nodosités tendineuses dont on vient de parler, elles peuvent être aussi le simple résultat de l'immobilité prolongée du membre et de la roideur que prennent les ligamens dans cet état. Quelquefois elles sont l'effet, à ce qu'il semble, de la phlegmasie de la synoviale et des adhérences qu'elle contracte avec elle-même ; d'autres fois, elles sont le produit d'une maladie des extrémités osseuses articulaires, soit de la carie, soit du ramollissement de ces parties, soit encore d'un afflux surabondant de la matière qui forme les os, laquelle s'épanche, dans ce cas, entre leurs extrémités articulaires, et les soude en quelque sorte, ainsi que l'attestent quelques pièces pathologiques. Mais plus souvent, dans cette espèce de goutte, les ankyloses sont causées par des concrétions d'une nature particulière, et ces concrétions forment la cinquième sorte des principales altérations que peut produire la goutte articulaire chronique.

La cinquième, les *concrétions goutteuses*. Elles ont encore été appelées *tufs, tophus, calculs arthritiques* (*Voyez* ces mots). Elles sont formées par une matière dont l'aspect est à peu près celui du plâtre, de la craie, et qui, primitivement, a été liquide et comme gélatineuse. Arétée a caractérisé, avec sa précision ordinaire, le mode de formation et les effets de ces concrétions ; il s'exprime ainsi (*De sign. et caus. morb.*, lib. ii, cap. 12) : *In articulis.... tophacea quædam coalescunt : ab initio quidem velut abscessus .... postquàm verò magis spissantur, etiam concreto humore difficiles fiunt inflexiones : demum solidi tophi albi consistunt.* Ces concrétions ne sont point irritantes de leur nature, mais elles le sont mécaniquement par leur volume, leur forme, leur situation, comme le seraient des corps étrangers, et le sont même assez pour occasioner des douleurs à peu près constantes, et déterminer ainsi un état goutteux habituel, qu'on appelle la *goutte fixe*, dont il va être question ; mais auparavant il faut faire connaître la goutte asthénique primitive. — D'ailleurs, on doit faire observer ici que souvent la goutte chronique, au lieu de produire des concrétions et de se changer en goutte fixe, prend, au contraire, tous les caractères de la goutte anomale dont nous traiterons plus bas. -

STAHL, *De tumore œdematoso podagrico; Halœ*, 1713.

CONTULI, *De lapidibus pedagrœ et chiragrœ in corpore humano; Romœ;*
1679.

VON HAHN, *Historia podagrœ cardinalis à Sinzendorff; Norib.*, 1751.

5°. *Goutte asthénique primitive.* — Cette maladie diffère de celle qui vient d'être décrite, en ce qu'elle se prononce en général sans avoir été précédée d'attaque de goutte aiguë ou sthénique : d'ailleurs, son invasion a également lieu le jour et la nuit; il y a de la fièvre, mais on ne saurait y reconnaître ni accès ni paroxysmes marqués; les souffrances qu'elle cause, moins vives ordinairement que celles occasionées par les autres espèces de goutte, sont égales la nuit et le jour, et ont une marche continue : elle se montre fréquemment sujette à des déplacemens et des rétrocessions; les tophus y sont rares, mais on y voit d'autres difformités et d'autres accidens; par exemple : tous ceux qui peuvent amener la phlegmasie des synoviales, le ramollissement des os, leur carie, etc. Elle est observée chez les vieillards, chez des individus débiles ou débilités; elle semble souvent succéder aux affections rhumatismales et en conserver quelques apparences.

La goutte asthénique primitive dure au moins plusieurs semaines; elle s'étend même communément à plusieurs mois. Lorsqu'elle abandonne les articulations et se transporte à l'intérieur, ce qui est très-fréquent, elle y prend, de préférence, pour ainsi dire, le masque d'une affection spasmodique.

M. Landré-Beauvais, en étudiant la goutte asthénique primitive sur les pauvres, au milieu des tristes complications qu'y ajoute la misère, et en écrivant une bonne Dissertation sur cette maladie, a rendu un généreux service aux individus les plus abandonnés de la société, et a fait à la fois une chose digne de ses principes et de son talent.

LANDRÉ-BEAUVAIS, Dissertation sur cette question : *Existe-t-il une goutte asthénique primitive?* in-8°. Paris, 1800.

4°. *Goutte articulaire, fixe.* — Elle est la suite ordinaire de la goutte chronique. Son caractère de *fixité* dépend essentiellement de ces nodosités ou concrétions, dont nous avons parlé; c'est pourquoi elle a été appelée aussi *goutte nouée, arthritis nodosa.* Continuer d'exposer le mode de développement de ces concrétions, et indiquer les accidens auxquels elles donnent lieu, ce sera décrire, en quelque sorte, la goutte fixe elle-même. M. James Moore a publié un mémoire sur les concrétions goutteuses, et le traitement qu'elles exigent; j'aurai soin qu'on retrouve ici ce que ce mémoire contient de plus utile et de plus intéressant.

La tumeur qui doit donner naissance à ces concrétions, n'est point, dans l'origine, différente de la tumeur goutteuse ordinaire, de cette tumeur érysipélateuse que Stoll a regardée comme un des moyens de crise de la goutte ; elle contient, ainsi qu'Arétée l'avait reconnu, un liquide qui donne au doigt la sensation de la fluctuation ; au bout d'un certain temps, une partie de ce liquide est résorbée, et il reste dans la tumeur une substance molle d'abord, et comme argileuse, laquelle devient ensuite d'une consistance solide et friable. Que dans cet état de choses une nouvelle attaque de goutte survienne et affecte les mêmes parties, ce qui est l'ordinaire, une nouvelle tumeur se formera dans le même lieu, au moyen d'une nouvelle effusion d'un liquide qui sera en partie résorbé, et laissera un nouveau dépôt, une nouvelle concrétion ajoutée à l'ancienne ; telle est l'origine, tel est le mode de développement des *tophus* goutteux.

Mais quand la goutte est devenue fixe depuis quelque temps, l'effusion du liquide goutteux, propre à former des concrétions, ne se fait pas seulement pendant les attaques de goutte, on observe qu'elle se fait encore dans les intervalles de ces attaques. Il est à remarquer, d'ailleurs, que, dans chaque tumeur goutteuse, la portion destinée à constituer la concrétion est extrêmement petite, en comparaison de la partie séreuse susceptible de résorption ; il faut des effusions très-répétées pour fournir une concrétion volumineuse ; c'est donc un fait extraordinaire que celui rapporté par Colbatch, d'un calcul goutteux, pesant deux gros, et né dans un seul paroxysme, sur un seul doigt. Cependant, la quantité de cette matière peut, à la longue, être accumulée au point de former une concrétion énorme ; Severinus a décrit des calculs arthritiques qui avaient le volume d'un œuf, et le célèbre Peiresc, au rapport de Gassendi, qui a écrit sa vie, avait les pieds chargés de ces tufs, dont le poids était bien plus considérable que celui des pieds euxmêmes. Ces concrétions sont, en général, d'autant plus dures qu'elles sont plus anciennes et que des vaisseaux absorbans plus actifs se sont exercés sur elles.

La matière qui forme les tophus goutteux n'est jamais renfermée dans un kyste ; on la trouve ordinairement épanchée dans les cellules du tissu cellulaire qui environne les tissus fibreux, ou même dans les cavités des articulations, dit M. James Moore ; quelquefois, à l'état encore liquide, elle fuse au travers du tissu cellulaire, et on l'a vue sortir entre la peau et l'épiderme ; des histoires particulières attestent même qu'on l'a vue suinter par les pores dilatés de la peau, sous la forme d'un liquide visqueux et chargé de petites granulations calculeuses. Il peut arriver encore qu'un fragment sec et solide de cette matière, perce la peau, se montre au dehors, et demeure comme une excroissance, sans exciter d'inflammation, mais cela est fort rare.

Il est bien plus ordinaire de voir une violente attaque de goutte éclater sur les parties que cette matière irrite mécaniquement comme nous l'avons dit, et les frapper d'une inflammation grave; alors une effusion abondante de liquide goutteux s'ajoute à l'ancien dépôt, occasione une enflure prodigieuse; la peau est distendue au point de faire craindre qu'elle ne se déchire; quelquefois elle est amincie de manière que le liquide séreux peut être vu au travers; cette enflure est environnée d'une large auréole d'un rouge extraordinaire, d'une couleur pourprée, qui menace de mortification; en même temps les douleurs sont intolérables. A la fin, la peau s'ouvre et donne passage à une grande quantité de sérosité; la rémission de tous les symptômes s'ensuit communément, mais la substance topheuse demeure au fond de l'abcès; il est très-rare du moins qu'on soit assez heureux pour expulser immédiatement toute cette matière et empêcher les suites que nous allons décrire.

Avec cette sérosité, on ne voit point, en général, qu'il sorte de pus par l'ouverture qui vient de se faire, mais les écoulemens subséquens en montreront; le pus et la matière topheuse sortiront ensemble de l'ulcère; toutefois, comme il vient d'être dit, la totalité de cette dernière ne pourra être immédiatement évacuée; son expulsion complette ne s'effectue que par un procédé très-lent; cela est dû à ce qu'elle est répandue dans le tissu cellulaire, comme dans les cellules d'une éponge; chaque cellule ne se vide qu'après une autre, de sorte que des mois et même des années se passent avant que la totalité soit évacuée. De cet état, il résulte donc un ulcère qui se cicatrise fort tardivement; néanmoins il peut arriver qu'il se cicatrise assez promptement au contraire, enfermant sous la peau des portions de cette matière topheuse; cette cicatrice peut même demeurer longtemps; mais plus communément elle se rouvre bientôt, pour livrer passage à des calculs goutteux.

Les plaies des articulations qui sont si dangereuses, en général, quand elles ont été occasionées par des corps extérieurs, n'ont, dit M. James Moore, aucune suite fâcheuse, quand l'articulation est remplie de cette matière topheuse.

Les phénomènes que nous venons d'exposer s'observent dans la goutte fixe, surtout chez les hommes voués à l'intempérance, et qui ne veulent s'assujétir à aucun régime ; chez ceux qui savent faire les sacrifices que la santé mérite , et sont soumis à une bonne méthode de traitement, les violens accès de goutte sont très-rares ; cependant leur mal s'augmente quelquefois , et ces augmentations sont en rap-port avec les changemens de temps , ou avec les retours d'une goutte périodique ; on remarque même que les arti-culations gonflées ont une disposition persévérante à devenir plus volumineuses ; mais, hors de ces exacerbations , l'état de ces malades est assez supportable ; en particulier , les ar-ticulations sont , dans le repos , exemptes de douleurs.

BORN , *De arthritide nodosâ; Leid.*, 1699.

MOORE (James). Réflexions sur les concrétions goutteuses; (*Voyez* les Transac-tions médico-chirurgicales de Londres, tome I , traduit par Deschamps fils ; Paris , 1811.

5°. *Goutte articulaire , fixe primitive.* — On peut donner ce nom à un état goutteux vaguement connu , et sur lequel il n'existerait pas d'observations bien faites , s'il n'en était une, fort remarquable , que nous devons à MM. Hallé et Nysten (p. 157 du rapp. cité). On voit dans cet exemple de goutte fixe primitive , tout ce que cette maladie présente de plus remarquable :

Elle se montre de préférence chez des individus d'un tem-pérament lymphatique , et en particulier chez les femmes de cette constitution , à l'époque de l'âge critique. Les engor-gemens qu'elle amène sont presque sans douleurs ; ils ne deviennent pas même douloureux par les changemens de temps ; ils ne sont point non plus accompagnés de dou-leurs sourdes et habituelles , et n'en font éprouver que dans les tiraillemens qui résultent des efforts faits pour opérer la flexion des membres ; d'ordinaire , ils n'ont point l'aspect érysipélateux , et sous le doigt la résistance des tumeurs gout-teuses dans les autres espèces de goutte ; mais ils sont plutôt pâles et un peu mous. Les articulations affectées ne sont point celles des pieds, en général , ce sont plus communé-ment celles des genoux, et des membres supérieurs; et elles ne font point entendre ce craquement qui se manifeste dans le jeu des articulations des autres goutteux ; le malade ne res-sent point non plus ces douleurs nerveuses internes , et ces troubles de l'esprit qui accompagnent si souvent les autres espèces de gouttes. L'affection semble, pendant plus ou moins longtemps, être bornée aux articulations ; néanmoins, la goutte fixe primitive est fort sujette à des espèces de rétro-cessions , ou plutôt, est sujette à se compliquer d'affections très-graves des viscères.

C'est de la goutte fixe qu'a été affecté , dans les dernières années de sa vie , un savant que l'histoire naturelle regrette, le laborieux Daubenton. Elle avait entrepris et déformé les articulations de ses mains , et même altéré le tissu de la peau de ces parties , qui ressemblaient, selon l'expression de Perse, *aux branches d'un vieil hêtre ;* mais le naturaliste savait mettre à profit ses infirmités ; il y trouva l'occasion de faire des observations nouvelles , et s'essaya à déterminer les rapports qui pouvaient exister entre l'altération de la peau de l'homme , dont il portait un exemple sur lui-même , et les altérations que nous offre quelquefois l'écorce des arbres. Dans ces observations , Daubenton n'était point distrait par la douleur ; car cette espèce de goutte ne lui en causait aucune.

Barthez qui avait vu de ces exemples de personnes chez lesquelles la goutte avait affecté et contracté les doigts, sans causer aucune douleur (*Traité des maladies goutt.* , tom. I , p. 15-16) , aurait voulu qu'on donnât à cette espèce de goutte le nom d'*incomplette.* Il indique d'autres traits semblables à celui-ci , et pense qu'on pourrait rapporter à cette goutte ce qu'a dit Hippocrate , que dans des sujets qui ont de grands viscères et dont les urines déposent un sédiment blanc , il se forme des tumeurs et des douleurs des articulations , qui n'ont pas la marche de la podagre (*Prædict.* , lib, II).

Quoi qu'il en soit, on a observé que les jeunes filles lymphatiques , et nées de parens goutteux , se montrent quelquefois , à l'époque de la puberté , sujettes à des engorgemens articulaires qui ne sont point sans avoir quelque rapport avec ceux de la goutte fixe primitive ; ils ont donné lieu à l'*arthritis chlorotica,* dont quelques auteurs ont parlé , entre autres Musgrave , et Sauvages , d'après lui.

Ce qu'on lit dans les traités nombreux écrits sur la goutte, de trop général et de trop vague , sur la goutte *indolente,* la goutte *blanche,* la goutte *froide,* se rapporte encore assez bien à l'affection qui vient d'être exposée. *Voyez* , sur une autre espèce de goutte *froide,* ce qui sera dit plus bas.

HALLÉ , Rapport sur les effets d'un remède proposé pour le traitement de la goutte; 2ᵉ. édition, Paris, 1810.

Ajoutons ici un mot, que nous avons promis , sur la *goutte sciatique.*

Goutte sciatique. — On a désigné confusément par ce même nom des maladies fort distinctes. On peut en compter quatre principales :

La première est l'*ischias nervosa,* de M. Cotugno, de Naples , cité dans beaucoup d'ouvrages sous le nom de *Cotunni,* apparemment parce qu'il se nomme *Cotunnius* dans les écrits latins dont il est l'auteur. C'est cette maladie que M. Chaussier appelle *névralgie fémoro-poplitée.*

La deuxième est le *morbus coxarum*, d'Hippocrate.

La troisième est la douleur goutteuse des parties qui environnent l'articulation iléo-fémorale, que l'on observe souvent, soit dans la goutte irrégulière, soit dans cette espèce de goutte que l'on a appelée *vague*, et dont il sera question bientôt : douleur quelquefois passagère, mais très-dangereuse lorsqu'elle séjourne trop longtemps sur cette articulation, car elle semble alors, surtout chez les sujets débilités et dont le système osseux est en mauvais état ; elle semble, dis-je, développer le *morbus coxarum*, dont nous venons de parler, et la carie ou le ramollissement osseux qui le constitue.

La quatrième est la douleur rhumatisante de ces mêmes parties, confondue souvent avec la précédente, et qui paraît quelquefois donner, comme elle, naissance à la même maladie de l'articulation.

Barthez a traité de ces diverses affections sous les titres de *sciatiques nerveuse, scrophuleuse, goutteuse* et *rhumatisante.*

La sciatique goutteuse affecte spécialement les vieux goutteux ; elle est encore observée chez les femmes, à l'époque critique ; en général, elle est précédée ou suivie d'attaques de goutte sur d'autres régions articulaires. Tantôt elle siége sur l'articulation elle-même, tantôt elle semble fixée sur le sacrum ou sur les parties aponévrotiques et ligamenteuses dont cet os est environné. La douleur est quelquefois si violente que le malade ne peut marcher qu'incliné du côté entrepris, sans pouvoir se redresser vers le côté opposé ; cette douleur s'étend de la partie supérieure de la cuisse vers le pied, avec stupeur des parties qu'elle occupe. Lorsque le mal est de longue durée, l'extrémité s'atrophie et se raccourcit ; quelquefois il se jette sur les organes urinaires, le gros intestin, et les fonctions de ces parties ne s'exécutent qu'avec les plus vives souffrances.

LEIDENFROST, *Dissertatio de arthritide, podagrâ et dolore ischiadico ;* — *Opusc.* tome III, n°. 6.

En terminant la description des différentes espèces de goutte articulaire, nous devons parler de certaines affections articulaires, improprement appelées *goutteuses*, et dont l'histoire devrait se trouver ici, si elles n'avaient usurpé ce nom de goutteuses. — Telles sont l'*arthritis americana* et l'*arthritis bahamensis*, dont Sauvages a fait des espèces de goutte ; la première n'est autre que les douleurs et les dégénérescences osseuses du *pian* ; la seconde consiste dans des douleurs articulaires atroces que causent certains poissons qu'on trouve autour de l'île de Bahama , lorsqu'on s'en sert comme nourriture. Telles sont encore l'*arthritis rachitica* et l'*arthritis syphilitica* , de quelques auteurs , noms impropres donnés aux douleurs et aux engorgemens articulaires que produisent souvent le rakitis et la syphilis. Mais la goutte *chlorotique* , l'*arthritis chlorotica* , dont nous avons parlé , est-elle vraiment une affection goutteuse ?

Quant à la *goutte des enfans* , l'illustre Morgagni en parle en ces termes : *Ipse puellos vidi, qui infantiá vix peractá acerbis articulorum doloribus prehensi decumbebant ; sed eorum ego et parentem et avum , et proavum noveram arthritidi obnoxios (de sed. et c. , ep. 57).* Le même rapporte, d'après Brasavole , le fait de deux jeunes gens qui furent affectés de la goutte à l'âge de quinze ans... Mais la goutte des enfans ne se réduit-elle pas le plus souvent à ces douleurs que déterminent , dans les appareils osseux et articulaires , les efforts de l'accroissement ? Ludwig (*Advers. med.* , p. 2) a remarqué que les douleurs relatives à l'accroissement se faisaient sentir vers la neuvième et la treizième année dans le corps même des os cylindriques, et que depuis la treizième jusqu'à la vingtième année , elles affectaient surtout les épiphyses. Ces derniers efforts d'accroissement étant communément joints à des douleurs de tête , des lassitudes , une lésion des fonctions digestives , etc. , présentent ainsi la plupart des traits auxquels on reconnaît d'ordinaire une affection goutteuse.

C'est encore ici que nous devons donner des éclaircissemens sur le mot *arthritis* en général. Il est entendu fort diversement par les auteurs ; il faut en avertir les jeunes gens studieux. — Nous avons indiqué déjà dans quels sens les anciens se servaient du mot *arthritis* ; plus tard Fernel voulut qu'il fût entendu dans un sens générique , qui comprendrait pour espèces la *podagre* , la *chiragre* et l'*ischias*. Entre les modernes , Stoll entend par le mot *arthritis* , la goutte en général , ou bien la goutte considérée sur les articulations autres que celles des pieds , ou sous forme de goutte vague interne , etc. Il faut en dire autant de Musgrave , Hofmann et de beaucoup d'autres , du côté desquels nous nous sommes rangés. Cependant , Boerhaave et son commentateur , et aussi Méad , pensèrent que la membrane séreuse des articulations pouvait bien , dans certains cas de maladies non goutteuses , être isolément affectée : ils crurent que certaines affections arthritiques , qui s'adressent au plus grand nombre des articulations à la fois , et qui ne sont pas sujettes à récidives , consistaient précisément dans cette lésion de la membrane séreuse articulaire , et qu'il fallait réserver pour cette lésion le nom d'*arthritis ;* sans rien décider à cet égard, Quarin reconnaît une *arthritis* tantôt goutteuse, tantôt rhumatismale, et le plus souvent de ce dernier genre; mais Haller voulait que l'*arthritis* signalée par Boerhaave , cette *arthritis* qui n'est point sujette à récidive , fût extérieure à la séreuse artilaire , et eût son siége dans la peau ou sur les nerfs que la peau recouvre , dans les régions articulaires... Il faut avoir égard , dans la lecture des auteurs , à ces diverses manières d'entendre le mot *arthritis ;* elles indiquent , d'ailleurs , des tentatives remarquables faites pour éclaircir un sujet encore obscur , et propres à inspirer des idées utiles.

MOFFAIT, Sur la phlegmasie des membranes séreuses des articulations, (Diss. inaug.); in-4°. Paris, 1810.

TACHENIUS, *Exercitatio de rectâ acceptatione arthritidis et podagræ; Pataviæ,* 1662.

§. II. *Mutations et conversions dans lesquelles la goutte articulaire succède à d'autres maladies.* — La goutte articulaire peut venir à la suite d'autres maladies et en être la terminaison et comme la crise; elle peut en être la suite et non la terminaison, et , dans ce cas, résulter d'une espèce de métastase; enfin elle peut en être comme un accessoire, ou plutôt comme une extension; c'est ce qui va être expliqué.

Barthez et Musgrave ont parlé de ces mutations : le premier, dans le chap. 6 de son Traité des maladies goutteuses, tom. 1; le second leur a consacré un traité presque tout entier, c'est celui qui a pour titre : *De arthr. sympt.* Ces ouvrages contiennent d'excellentes choses , que l'on reconnaît d'autant meilleures qu'on est plus instruit; mais ils m'ont paru confondre des idées qu'il est important de distinguer, surtout sous le rapport du traitement. Ces distinctions à faire, je viens de les indiquer; on aurait pu les pousser plus loin , mais on aurait en même temps couru les risques de tomber dans des subtilités scolastiques qu'il faut éviter avec soin. Je me borne donc à reconnaître, dans ces mutations et conversions de maladie , celles qui amènent une *goutte articulaire critique ,* celles qui n'opèrent qu'une *métastase* , et celles où la *goutte articulaire* se montre comme une *extension* d'une autre maladie.

Goutte articulaire critique. — Sous ce titre, se rangent des faits très-remarquables; par exemple : celui que rapporte Van Swieten , dans ses Commentaires sur les aphorismes de Boerhaave , §. 888, *de la pleurésie :* chez un homme affecté de ce mal, après deux saignées assez larges et des fomentations chaudes, appliquées jour et nuit, la douleur pleurétique commençant à s'adoucir, et la maladie étant au quatrième jour : une forte douleur de goutte se fait sentir autour du pouce de chaque pied, près le métatarse, et aussitôt la fièvre et le point de côté s'évanouissent ; le malade fut ainsi quitte de la pleurésie. Van Swieten fait remarquer d'ailleurs que cet homme n'avait jamais eu la goutte auparavant, et, à sa connaissance, il ne l'eut pas non plus par la suite.

Morgagni raconte, dans son bel ouvrage *De sedibus et causis morborum*, ep. 57, a. 10, un autre fait non moins intéressant : Je souffrais, dit-il, d'une inflammation des deux yeux, qui avait presque toute la violence d'un *chémosis*. J'avais employé toute sorte de remèdes, et je pensais, avec mes amis, qu'il fallait avoir recours au plus tôt à une saignée ; mais je voulus auparavant expérimenter si un pédiluve et de légères frictions sur les pieds ne m'apporteraient point quelque soulagement. Dès la seconde fois que je fis usage de ces moyens, voici une douleur vive qui se fait ressentir à la jointure de l'orteil droit avec le métatarse, et qui m'annonce l'arrivée de la goutte ; elle s'accrut dans la nuit : l'inflammation de l'œil diminua aussitôt, et disparut les jours suivans. Cet accès de goutte fut très-léger, comme pouvait s'y attendre un homme qui n'avait jamais rien éprouvé d'un tel mal, non plus que ses pères. Cette attaque terminée, je ne ressentis plus rien de la goutte par la suite, si ce n'est, cinq ans après, un très-faible accès au genou gauche. Ainsi s'exprime Morgagni.

Lorry fait mention, dans son Traité *De præcipuis morborum mutationibus et conversionibus*, in-12, Parisiis, 1784, p. 280, d'une aliénation mentale, née, il est vrai, à la suite d'une métastase goutteuse, mais qui avait déjà dix années d'existence, lorsqu'elle se dissipa entièrement par une attaque de goutte aux pieds, laquelle fut violente, mais ne fut point suivie d'autres attaques. Un fait qui mérite d'être rapproché de celui-ci, c'est celui d'une femme sujette à l'épilepsie depuis vingt-cinq ans, et qui en fut délivrée par une attaque de goutte au pied. Lanzoni l'a consigné dans les *Ephémérides des curieux de la nature*.

C'est surtout à la suite d'affections nerveuses diverses que la goutte articulaire a été observée comme critique, mais en particulier à la suite d'affections hypocondriaques et mélancoliques : *erumpente podagrá, solvitur melancolia*, ont répété tous les observateurs. D'ailleurs, tant est vrai que les affections mélancoliques sont les plus pénibles de toutes ; ceci

soit dit à la consolation des goutteux et des mélancoliques
tout à la fois : le temps où les mélancoliques goutteux sont
tourmentés par la goutte articulaire est néanmoins leur meilleur temps ; c'est alors qu'ils sont pleins d'esprit, de verve et
de gaîté. *Numquam poëtor, nisi podager*, disent-ils avec ce
poète que Virgile surtout a rendu fameux, avec cet Ennius,
dont on a dit aussi : *Oscos fudit claudo pede versus*, (Priscian.,
l. VIII, p. 829, éd. *Putschian*). C'est sans doute au milieu de
cette faction de goutteux qu'est né ce dicton bizarre : *n'a pas
la goutte qui veut.*

On verra d'autres exemples fort remarquables de goutte
articulaire critique dans le Traité de Musgrave que nous
venons de citer.

Goutte articulaire, par métastase.—On a vu des maladies
cutanées opiniâtres se transformer tout-à-coup en une affection articulaire goutteuse non moins rebelle. Bang (*Selecta
diarii*) a observé de ces métastases à la suite de dartres, d'ulcères, d'émonctoires, imprudemment supprimés.

C'est encore à cet ordre de phénomènes que Barthez voudrait rallier l'*arthritis lactea*, cette affection articulaire, si
parfaitement semblable à la goutte, que présentent souvent
les femmes en couches, et dont Musgrave rapporté quatre
exemples remarquables ; qu'il ne faut pas chercher toutefois
dans son Traité *De arthr. sympt.*, où leur place semblerait
marquée naturellement, mais bien dans celui qui a pour titre :
De arthr. primigeniâ.

Goutte articulaire, par extension d'une autre maladie.
— Certaines maladies chroniques amènent, par une espèce
d'extension, des affections articulaires d'apparence goutteuse,
qui n'opèrent aucun changement essentiel dans la maladie
principale, et semblent seulement un nouveau masque sous
lequel elle s'est déguisée. C'est à ce sujet que M. Hallé a fait
cette observation, dont les praticiens reconnaîtront toute
l'importance : « Ce n'est pas une chose rare, dit-il dans son
rapport déjà cité (2ᵉ éd., p. 209), que des affections douloureuses chroniques, qui ont longtemps et habituellement tourmenté des malades en se portant sur divers organes, finissent
par prendre, comme par extension et de manière à simuler
une crise partielle, le caractère vague et articulaire auquel
on reconnaît la goutte ; elles portent alors sur les articulations
des extrémités, de la rougeur, de l'enflure, et même des nodosités, auxquelles on attribue le soulagement momentané et
incomplet des maux internes habituels. On adapte dès-lors à
ces maladies le traitement convenable aux affections vraiment
goutteuses, et l'on ne réussit pas ; les succès passagers et in-

suffisans que l'on obtient quelquefois , ne font que donner au médecin des encouragemens illusoires , et dont il ne tarde pas à reconnaître le peu de solidité. » Ces considérations pratiques concourent parfaitement avec cet aphorisme d'Hippocrate , et en sont un comméntaire remarquable : *In febribus longis , aut tubercula , aut ad articulos dolores proveniunt* . . . . S. 2 , l. 2 , coac.

Si , avant de passer outre et d'étudier la goutte hors des articulations , nous faisons quelques réflexions sur les faits qui nous ont occupés jusqu'à présent , deux questions assez importantes s'offrent d'abord à nos yeux : — 1°. *quelles parties sont le plus directement et le plus fortement affectées dans la goutte ?* C'est la question que se fait à lui-même le célèbre auteur de la Nosographie philosophique , et que nous avons déjà rapportée. — 2°. *A quel ordre pathologique la goutte appartient-elle ?* Est-ce une névrose , une phlegmasie ? Le moment n'est pas encore venu , sans doute , de résoudre ces questions rigoureusement ; mais nous pouvons déjà les discuter avec quelque utilité , quand elle ne serait que d'offrir à l'attention, appliquée jusqu'à présent à suivre des descriptions, l'occasion de se reposer un instant ; mais peut-être aurons-nous commencé à éclaircir des points que, plus tard, nous éclaircirons davantage ; peut-être aurons-nous mis le lecteur à même d'apprécier ses propres pensées, et d'éloigner de son esprit tout préjugé à cet égard ; il sera du moins averti des résultats possibles de la solution proposée , et l'intérêt qu'il y prendra , s'ajoutera à celui que nous présenteront les autres faits qui vont se dérouler sous nos yeux. —Abordons ces questions, et , en premier lieu , mettons-les en rapport avec la goutte articulaire. Nous pourrons ensuite transporter les mêmes considérations dans l'étude de la goutte observée hors des articulations , et en faire comme une introduction à son histoire. — Mais, pour entrer facilement avec nous dans l'examen que nous allons faire , il faut se rappeler les notions que nous devons à Bichat sur les divers tissus qui composent nos organes , et en particulier se représenter ce tissu à fibre blanche, dure, brillante , peu élastique , peu sensible , le *tissu fibreux* proprement dit ; tissu dont se trouvent formés tout le périoste , le péricarde, les ligamens, les aponévroses, les tendons, les capsules articulaires ; et les membranes propres de certains viscères, espèces de capsules viscérales, telles que la dure-mère , la sclérotique , l'albuginée , la membrane propre du rein, des corps caverneux , etc. , tissu que l'on trouve encore autour des nerfs, qu'il enveloppe, sous le nom de *névriléme*, que l'on trouve même dans les parois artérielles , dans celles des, uretères , et enfin dans la substance sémi-cartilagineuse des oreilles, des paupières et des ailes du nez , etc. , etc.

§. III. *Questions relatives à la goutte articulaire.* — Après avoir décrit les phénomènes qui la caractérisent à l'extérieur, essayons donc de connaître ce qui se passe sous l'enveloppe de la peau et dans l'intérieur de l'articulation qu'elle affecte. Si nous pouvons parvenir à nous former une idée complette et exacte de la goutte articulaire, nous aurons moins de peine à débrouiller tout ce que la goutte présente d'embarras et de difficultés hors des articulations.

Dans cette variété de tissus et d'organes qu'offre l'appareil d'une articulation, quel est celui qu'on peut regarder comme le siége de la goutte ? —Sur ce point, il est d'abord deux opinions exclusives qui ont eu, chacune de leur côté, et ont encore pour protecteurs des hommes fort habiles. Les uns croient que le siége de la goutte articulaire est le tissu fibreux de cette région , comme le périoste des extrémités osseuses articulaires, les ligamens, les tendons, les membranes fibreuses qui se rencontrent autour des articulations. Les autres sont persuadés , au contraire , que la goutte articulaire est essentiellement l'affection de la membrane séreuse synoviale ou de la gaîne séreuse des tendons qui se trouvent autour des articulations. Faisons connaître les bases principales sur lesquelles ils appuient leur opinion respective.

S'agit-il du tissu fibreux ? — Il semble, en effet, que ce tissu soit affecté dans la goutte articulaire. Si l'on veut prendre les choses d'un peu haut, et consulter à ce sujet les médecins grecs, ces excellens observateurs, on voit qu'ils sont favorables à cet avis, et que c'est d'après eux que Lucien appelle la goutte, επι- δεσμοχαρὲσ , *afficere ligamenta amans.* Mais, tous les jours, nous pouvons nous convaincre que les nodosités goutteuses se trouvent sur les ligamens et les tendons; la substance même des tendons en est assez souvent comme engorgée et pénétrée : *Tophi in tendinibus tanquam clavi trabibus impacti, non rarò observantur*, a dit Musgrave. Les médecins goutteux ont rapporté à ce tissu fibreux les douleurs qu'ils éprouvaient dans la goutte articulaire , entre autres Sydenham, qui, chaque fois qu'il parle de la douleur goutteuse, désigne en même temps tel ou tel ligament comme son siége déterminé. Hofmann , dans ses ouvrages, M. Hallé, dans son Rapport, indiquent beaucoup de ces lésions du tissu fibreux dans la goutte articulaire. Le premier attribue la goutte principalement au spasme des ligamens ; le second semble regarder les tophus qui succèdent à ces nodosités dont les ligamens ou les tendons sont engorgés aux environs des articulations , comme le produit de l'alté-

ration qu'éprouve alors le tissu fibreux, par le genre d'inflammation chronique et de suppuration lente propre à ce
tissu (p. 219).

De telles considérations ont amené beaucoup de médecins
instruits à penser que la goutte articulaire consistait dans une
affection du tissu fibreux qui environne les articulations.
Mais, objectent d'autres médecins non moins instruits, pou-
vez-vous croire qu'une affection aussi vive, aussi violente que
la goutte, existe sur un tissu dont les fonctions vitales sont
si lentes, si bornées, et qui est si difficilement irritable, les
irritations par distension exceptées? Or, on ne voit rien ici
qui ressemble à ce dernier mode d'irritation; mais ce qu'on
sait de la nature de ce tissu ne repousse-t-il pas toute idée
d'une maladie éminemment subite et douloureuse, telle que
la goutte? Nous concevons, disent-ils, de tels effets sur la
membrane séreuse des articulations, sur la gaine séreuse des
tendons. La nature de ces membranes se prête à merveille à
nous faire concevoir les phénomènes connus de la goutte régulière; c'est là surtout que l'on peut observer des inflammations vives et douloureuses, comme dans l'accès de goutte
aiguë : d'autre part, on sait que les membranes séreuses
peuvent être aussi le siége d'inflammations lentes, comme
dans la goutte chronique. Remarquez enfin, ajoutent-ils,
que ces nodosités dont on dit qu'elles engorgent souvent les
tendons, se montrent aussi à leur surface et dans un état de
mobilité qui peut faire croire qu'elles résultent plutôt d'une
sécrétion extraordinaire de la gaine séreuse du tendon; telle
une nodosité, mentionnée p. 174 du rapport de M. Hallé, etc.

Comme ces questions, pour être agitées de nos jours,
n'en sont pas moins anciennes, on réplique avec Fernel que
ces tophus, qui viennent à soulever la peau et à la percer
bien loin des membranes séreuses articulaires, n'ont pu être
formés dans une membrane séreuse, c'est-à-dire dans un sac
sans ouverture qui ne permettrait point un tel épanchement.

Pour concilier ces opinions opposées, dont l'une place la
goutte des articulations exclusivement dans les tissus séreux,
et l'autre exclusivement dans les tissus fibreux de ces parties,
on consulterait en vain ces auteurs qui assurent vaguement
que la goutte est une affection nerveuse, quelque part qu'elle
existe, ou ceux qui affirment que la goutte articulaire est
une maladie des extrémités osseuses articulaires, et pour
lesquels ces squelettes de goutteux, dont les os sont soudés
les uns aux autres, ne sont que des exemples de goutte portée
au plus haut degré.

Des ouvertures cadavériques exactes, nombreuses, bien

comparées entre elles, leveront seules, sur tous ces points, toute espèce de doute. Mais, en attendant que l'anatomie pathologique répande sur ces questions des lumières pures et abondantes, les faits divers indiqués dans cette courte discussion, et d'autres faits qui ne peuvent être rapportés en ce moment, nous obligent à penser qu'à cet égard, l'opinion la plus raisonnable ne doit être exclusivement ni l'une ni l'autre de celles que nous avons fait connaître, mais bien un composé, pour ainsi dire, de ces diverses opinions. Il nous semble que les *tissus fibreux* sont le plus ordinairement affectés par la goutte articulaire ; mais nous pensons que les autres tissus qui entrent dans l'appareil d'une articulation peuvent être compris aussi dans une attaque de goutte.

Quant à la seconde question, il est vrai que la goutte douée d'une grande mobilité peut se transporter, en un clin d'œil, d'une articulation sur une autre partie de notre corps, ou de cette partie quelconque sur une articulation, et que ce caractère de mobilité extrême la rapproche d'une affection nerveuse : M. Pinel avait donc rangé la goutte parmi les névroses dans la première édition de sa Nosographie; mais, depuis, la considération de sa marche régulière, et tous les caractères d'une affection inflammatoire qu'il faut aussi lui reconnaître, l'ont déterminé à la classer parmi les phlegmasies. Nous ne pouvons mieux faire que de nous arrêter à cette dernière manière d'envisager la goutte articulaire ; en effet, nous avons vu dans la goutte aiguë, qu'il faut regarder comme le type des affections goutteuses, ces caractères de chaleur, rougeur, sensibilité augmentée, et même tumeur; ce qui constitue surabondamment une inflammation, et qui assure à la goutte régulière le rang d'une véritable phlegmasie. La goutte chronique et la goutte fixe, consécutives, étroitement liées à la goutte régulière, dont elles ne sont que des conséquences, ont nécessairement des attributions et une existence semblables. La goutte asthénique primitive, elle-même, représente, quoique plus faiblement, les caractères de phlegmasie que nous venons d'indiquer. Reste la goutte fixe primitive dont on peut dire, en général, qu'elle est à la goutte aiguë, ce que des inflammations lentes extrêmement, sont aux inflammations vives et rapides. C'est donc comme une *phlegmasie* que nous considérons la goutte articulaire.

LUDOLF, *Dissertatio de arthritide, tanquam inflammationis specie; Erfurt,* 1752.

Si la goutte vient à se transporter subitement d'une articulation sur une autre partie du corps, ou si, au lieu de faire irruption sur une articulation, elle envahit d'abord toute autre région, elle constitue alors une autre forme de la goutte, et mérite d'être étudiée, sous les nouveaux rapports qu'elle présente dans cet état, avec la plus grande attention ; car, comme le dit Musgrave, la goutte articulaire est celle dont on est *malade*, et la goutte anomale est celle dont on *meurt*.

CHAP. II. *Goutte considérée hors des articulations.* — §. I. *Questions qui lui sont relatives.* — Elle a reçu toute sorte de noms : elle est appelée *anomale*, *irrégulière*, *viscérale*, *interne*, *ab-articulaire*, etc. Elle revêt aussi toute sorte de formes, elle peut se montrer sur tous nos organes : mais il nous semble qu'elle affecte, en particulier, le *tissu fibreux* de notre corps, du moins bien plus fréquemment qu'on ne le croit.

Si ce phénomène, semblable à celui qu'a paru nous offrir la goutte articulaire, n'a pas été généralement remarqué, nous pensons que cela tient à ce que ce n'est point sur ce tissu que la goutte anomale exerce ses plus cruels ravages, et que l'attention des observateurs s'est portée trop exclusivement sur les points où se passaient les scènes les plus frappantes. D'ailleurs, les douleurs qu'elle produit sur le tissu fibreux ont été trop souvent prises pour de simples douleurs rhumatismales ou nerveuses. Pour nous, nos observations et nos lectures nous ont inspiré l'opinion que nous venons d'émettre. Elle est loin d'être indifférente, car il sera toujours fâcheux de méconnaître la goutte, quelque part qu'elle se trouve, et de prendre pour une chose peu importante une irritation formidable, qui, aujourd'hui placée sur un ligament, par exemple, peut demain attaquer ou l'estomac, ou le poumon ou le cerveau. Or, il en est ainsi de cette affection, elle quitte trop souvent les articulations pour se porter à l'intérieur ; et, une fois à l'intérieur, elle se déplace avec une grande facilité d'un point sur un autre, et d'un organe peu important sur ceux qui sont le plus nécessaires à notre existence. Reconnaissons donc la goutte, lors même qu'elle habite hors des articulations, sur des tissus fibreux plus ou moins éloignés des organes principaux ; qu'elle soit à nos yeux ce qu'elle est en effet, et nous inspire la circonspection et les mesures que demande la présence d'un tel ennemi.

La goutte ab-articulaire ne se présente point avec tous ces caractères, si tranchés, qui ne permettent pas de méconnaître la goutte lorsqu'elle habite les articulations ; elle est sujette à des irrégularités extrêmes, et mérite bien le nom d'*anomale*, sous lequel on en traite ordinairement. Quelquefois elle n'est qu'une simple douleur, mais la constitution du sujet, les circonstances au milieu desquelles il vit, les causes de la goutte, enfin, révèlent la nature de cette douleur, et désignent le nom qu'il faut lui donner.

Goutte fibreuse. Ces circonstances donc, ces causes de la goutte une fois existantes, c'est à la *goutte* elle-même que nous avons affaire, et à la goutte placée *sur des tissus fibreux*, lorsque nous sommes consultés, comme il est si ordinaire, pour ces douleurs qui, tantôt entourent les deux cuisses comme un caleçon, et affectent sensiblement les vastes *aponévroses* que l'on y connaît, tantôt pénètrent l'intérieur des membres et les traversent en divers sens. C'est la même maladie, mais bornée à l'aponévrose d'un seul muscle, dont Bonet semble faire mention dans son *Sepulchretum*, n°. 8, p. 440. Un seul muscle se montrait douloureux éminemment; il n'y avait à la peau, dit-il, aucun signe d'inflammation; mais si l'on touchait la peau dans cet endroit, la douleur devenait très-violente; le sujet était habituellement tourmenté de la goutte.

C'est encore elle que l'on doit reconnaître sur les *ligamens* si multipliés que l'on voit à la partie postérieure du sternum, chez les goutteux qui ressentent de ces sternalgies si douloureuses et si violentes, que l'on a prises souvent pour des angines de poitrine; et toutes les fois que des ligamens se montrent distinctement affectés et douloureux, sans cause externe antécédente, chez des hommes que la goutte travaille habituellement.

C'est sur le *périoste* qu'existe cette maladie, lors que des goutteux, qui sont dans une ignorance parfaite de l'anatomie, vous dépeignent cependant la forme et la direction des os de la jambe, par exemple, ou de l'avant-bras, en vous décrivant seulement le mode et la distribution des douleurs qu'ils éprouvent dans l'intérieur de ces membres, etc., ou lorsque des goutteux, exempts de maladies vénériennes, vous montrent de prétendues exostoses le long du tibia, du cubitus.—En ce moment, j'observe cette affection sous la forme d'une tumeur oblongue et douloureuse, placée le long de plusieurs côtes, et formant ainsi autant de tumeurs qu'il y a de côtes entreprises. Le sujet de cette observation avait éprouvé sur la fin de l'hiver une attaque de goutte articulaire. Je l'ai vue encore, sur un autre malade, répandue en quelque sorte sur le périoste de toutes les côtes et le long du rachis : le patient, dans ses plaintes énergiques, disait avoir un *corset* de douleurs. Mais de telles observations ne sont pas au nombre des observations rares. On lit dans le Journal de médecine de Vandermonde et Leroux, t. XXIV, p. 147, un fait qui peut être rapproché de ceux-ci. De Hahn (*Hist. podagræ*) a fait de pareilles remarques : *afficiebatur latus sinistrum , costis turgidulis et subrubis.* — La goutte existait encore sur le périoste , chez cet autre goutteux , qui cessant subitement d'être tourmenté par la goutte articulaire , la vit se transporter ridiculement sur le dos de son nez , où cette goutte , qui produisait , après chaque accès , des nodosités et des tophus , laissa quelque difformité. Boerhaave a vu quelque chose de semblable (*Prax. med.* , p. 197). Les faits qui montrent la goutte sur le périoste sont extrêmement multipliés ; les recueils d'observations en sont pleins , pour ainsi dire ; mais tous les jours on la rencontre sur l'olécrâne , sur les malléoles, le long du tibia , sur les mâchoires , etc. Ce sont ces phénomènes considérés d'une manière trop exclusive , qui ont fait penser à quelques auteurs que le siége de la goutte n'était autre que le périoste.

La goutte du *péricrâne* a été observée par Arétée ; elle affecte en particulier l'endroit des sutures de telle manière , dit-il , que le malade , quoiqu'il ne connaisse pas anatomiquement les parties souffrantes , en indiquant les points où la douleur est fixée , trace exactement le cours des diverses sutures du crâne : *Ægrotus ignorans indicat suturarum species , obliquam , rectam , transversam , priùs ac posteriùs.* Barthez rapproche ingénieusement de ce passage celui de Sydenham décrivant la podagre, *se ad varietatem ossiculorum tarsi et metatarsi perbellè accommodans.* C'est sans doute après des accès de goutte du péricrâne que sont nés ces tufs goutteux , observés par Musgrave sous le cuir chevelu.

Les lésions goutteuses des tissus fibreux des membres et de l'intérieur du corps , portent à rechercher s'il n'est point des exemples marqués de la présence de la goutte sur les membranes fibreuses situées profondément , en particulier sur ce qu'on appelle les capsules viscérales. On conçoit que l'on ne saurait trouver dans les auteurs des renseignemens bien positifs sur ce point. D'une part , ces affections sont de nature à être difficilement distinguées , et d'autre part le système fibreux n'est bien connu que depuis les travaux de Bichat. — Je n'ai donc point rencontré, dans la lecture des auteurs qui ont précédé ce temps , d'observations qui attestent une affection goutteuse de la *dure-mère* , par exemple , et l'on ne sait ce qu'était exactement ce mal de tête goutteux dont parle Barthez , d'après Stoll et sa propre expérience , mal de tête périodique, que le quinquina ne guérissait point, et qui cédait aux antigoutteux. Toutefois Hofmann paraît avoir reconnu que la dure-mère était souvent affectée dans les maladies de la tête , appelées *spasmodiques , rhumati-*

santes et *goutteuses* (*Voyez* p. 247, t. II , *de doloribus ar-thriticis et rheum.*). C'est surtout d'après lui que , parmi les modernes , M. Latour , d'Orléans , a signalé le rhumatisme de la dure-mère (*Diss. inaug.* , Paris, 1803).

Lorsqu'on aura l'occasion d'observer et de constater une affection goutteuse de la dure-mère , il nous semble que ce sera sous des traits semblables à ceux que nous allons tracer , d'après nature , c'est-à-dire, d'après une autre affection de l'intérieur du crâne , au moins fort analogue à celle dont il s'agit , et qui nous paraît avoir intéressé ou le périoste interne ou la dure - mère qui lui est intimement unie , plutôt que tout autre organe de cette cavité ; elle consistait dans une vive douleur répandue dans toute la tête : cependant l'extérieur n'en était point douloureux , en général ; il ne le devenait que vers le soir, au moment où cette céphalalgie augmentait. Alors, aussi , les organes des sens devenaient douloureux au toucher, sans que leur sensibilité nerveuse fût notablement altérée. Ces paroxysmes, qui n'avaient lieu que le soir, se présentaient de temps en temps avec une violence plus grande , à l'imitation , en quelque sorte, de ce que l'on voit dans la goutte articulaire. Mais, ce qui est très-remarquable , c'est que tantôt cette céphalalgie interne était accompagnée d'un sentiment de chaleur brûlante , et le malade aurait voulu qu'on lui couvrît la tête de glace ; tantôt c'était un sentiment de froid glacial , et il s'enveloppait la tête d'un bonnet de peau d'ours et de couvertures de laine : nouveau caractère qui rapproche cette affection de la goutte (*Voyez* plus bas ce qui sera dit de la *goutte froide*). Toutefois, cette maladie a été observée chez une nourrice qui sevrait , sans avoir donné à son lait une direction convenable ; mais l'on sait que l'état appelé *laiteux* offre des accidens en tout semblables à ceux que l'on nomme *goutteux :* c'est du moins ce que Musgrave et d'autres excellens observateurs ont bien reconnu (*Voyez* plus bas, *Nature de la goutte*).

S'il est rare de rencontrer une véritable affection goutteuse de la dure-mère , il l'est bien moins d'avoir à observer la goutte bornée à la capsule ou *enveloppe fibreuse des reins* , et il est très-facile , pour un observateur attentif, de pousser jusque-là l'analyse médicale ; ainsi, lorsqu'on voit la goutte quitter brusquement les malléoles , par exemple , et se porter dans la région des reins , y exciter une douleur qui s'étend ou ne s'étend point aux uretères , mais qui le plus souvent est confondue par le vulgaire avec un lumbago , une inflammation des attaches postérieures du diaphragme , ou toute autre maladie de ces régions , les fonctions urinaires n'étant point notablement altérées ; lorsque , à la suite de ces douleurs , des urines gélatineuses sont émises, de petits calculs d'un jaune brunâtre sont rendus par les urines avec plus ou moins de difficultés, comme il arrive assez ordinairement, il est permis alors de penser que le rein a été le siége d'un accès de goutte, et plutôt dans son enveloppe extérieure, que dans sa partie interne. L'histoire rapportée par Musgrave, *De Arth. anom.*, *hist.* 1, *de calculo renum arthritico*, paraît être un exemple de cette variété de la néphrite goutteuse : la douleur rénale fut prise, dit-il, pour une simple colique, mais des graviers, sortis avec les urines, vinrent bientôt rendre l'erreur manifeste. Nous en offrirons d'autres exemples dans le cours de cet ouvrage. C'est cette même affection que nous avons vue inexactement désignée, par quelques médecins, sous le nom de *colique néphrétique*. Ajoutons ici que nous avons observé cette variété de la néphrite sur des goutteux encore jeunes, et que c'était le premier accès de néphrite goutteuse qu'ils éprouvassent.

Ces remarques semblent concourir parfaitement avec ce que dit Barthez, que la néphrite goutteuse peut exister sans présenter les symptômes connus de cette affection ; il a vu, dit-il, plusieurs fois la goutte, qui s'était portée sur l'estomac et les intestins, se propager sur les reins, produire dans les lombes une pesanteur constante, même avec une enflure marquée de cette région ; il reproche à Musgrave de n'avoir point reconnu ces deux espèces de goutte des reins ; reproche qui n'est point fondé, comme nous venons de le voir. Barthez ajoute qu'un tel état ne peut durer longtemps sans produire une attaque formelle de la néphrite ordinaire. — N'est - ce point encore à cette variété de la néphrite, que nous nous efforçons de faire distinguer, que se rapportaient ces concrétions qui se sont offertes aux anatomistes étonnés, dans la membrane externe du rein (*Diss. sur la néphrite*, Boullet, an XII, Paris, in-4°.; Plater, *Calculus in extimâ tunicâ renum*, l. II, c. 12) ?

Quant aux autres capsules viscérales, il me semble que c'est la *sclérotique* qui est surtout affectée dans ces ophtalmies goutteuses dont parlent tous les auteurs qui ont écrit sur la goutte, et dont Stoll a dit : *Rubor hîc minor ac genuinâ*, *dolor insignis*, *de vesperâ exacerbatio* (Opusc.). Beaucoup d'exemples d'ophtalmodynies paraissent encore devoir se rapporter ici.

Pour l'*albuginée*, nous avons observé chez un homme de moyen âge, qui s'était livré à des excès vénériens, et qui d'ailleurs était exempt d'affection siphilitique, une douleur très-vive du testicule gauche, sans tuméfaction notable de cette partie, sans lésion du cordon spermatique ; cette douleur s'étendait à toute la surface de cet organe, et succédait à des attaques de goutte articulaire. C'est, à ce qu'il paraît, une semblable lésion qui a été observée dans des circonstances fort différentes, chez un de nos collaborateurs les plus distingués, sujet, depuis quelques années, à des affections goutteuses du ventre. Peut-être faut-il encore rapprocher de ces phénomènes celui dont il est fait mention dans Dekkers, *Exercitat. practic.*, c. vii, p. 577, *testis crustâ obductus*, etc.

J'entre dans ces détails par des raisons importantes ; la première se rapporte au diagnostic de la goutte : ils appellent l'observation sur des points dignes d'être éclaircis, et déjà, peut-être, ils aideront à reconnaître la goutte interne dans des circonstances où elle était méconnue. —Ils serviront encore le prognostic : en effet, les observations que j'ai faites jusqu'à présent me font penser que les accès de goutte irrégulière et interne, dans lesquels cette maladie porte des irritations fixes sur le système fibreux, sont, en général, bien moins dangereux, bien moins prompts à dégénérer, quelque violens qu'ils paraissent, quelque douloureux qu'ils soient, que ces autres accès de goutte interne où cette maladie envahit d'autres systèmes. De même que la goutte est moins fâcheuse, en général, lorsqu'elle occupe les parties les plus extrêmes du corps, les pieds, par exemple, il semblerait aussi qu'elle est moins grave, lors même que devenue interne, elle affecte ces organes de notre corps qui, sous le rapport de la sensibilité et des fonctions vitales, sont, le squelette excepté, comme les derniers et les plus extrêmes.—Dans le cours de cet ouvrage, nous reviendrons sur cette forme de la goutte, qu'on peut appeler la *goutte fibreuse*, comme on a dit le *rhumatisme fibreux*.

On pourrait rechercher encore si la goutte n'entreprend pas aussi de préférence ces tissus composés où le fibreux entre comme élément, je veux parler des tissus fibro-muqueux, fibro-cartilagineux, et l'on aurait à apprécier cette observation que rapporte Musgrave, *De Arth. anom.*, p. 154, d'un vieux goutteux dont la paupière supérieure fut douloureusement tourmentée par une goutte manifeste qui se changea en goutte de l'épaule, et ensuite en podagre ; et celles consignées dans le Mémoire sur la goutte, de M. Ideler (*Journal* de Hufeland, 1802, sechst. B., p. 84 et suiv.), qui raconte avoir vu des tumeurs arthritiques sur les oreilles, les paupières et les ailes du nez, etc., etc.

Entre les observations qui montrent la goutte sur le système artériel dont le tissu paraît surtout fibreux, on devra remarquer l'histoire de la maladie du célèbre J. Hunter, rapportée par M. Desportes dans son Traité de l'angine de poitrine. On y voit des accès d'angine de poitrine, précédés d'attaques de goutte régulière au printemps, et offrant ce symptôme remarquable : les artères, surtout celle du bras gauche, devenaient douloureuses, et à tel point qu'elles ne pouvaient supporter la plus légère pression. — Beaucoup d'angines de poitrine paraissent n'être qu'une détermination de l'irritation goutteuse sur le cœur et les gros vaisseaux, disent les uns, sur les plexus nerveux de la poitrine, selon les autres.

Il est intéressant d'indiquer les rapports que beaucoup d'affections, que l'on croit essentiellement nerveuses, ont avec la goutte, et d'aider ainsi à reconnaître l'origine de ces affections prétendues nerveuses. Whytt remarque fort judicieusement que les hommes et les femmes d'une constitution robuste sont sujets à la goutte régulière, et ont rarement des maladies nerveuses, et que les personnes délicates ont fort rarement de ces maux goutteux, mais souvent des affections nerveuses; et tous les médecins ont fait la même observation. D'autre part, combien de fois n'a-t-on pas vu les affections nerveuses succéder à la goutte ou être remplacées par elle ! M. Ideler (*mém. cité*) a vu les douleurs de la goutte aux pieds mettre fin à celles que déterminaient, chez une femme, les névroses les plus variées et les plus graves. Logavan (*Journal de médecine*, 1778), Leidenfrost font mention d'une *névralgie sousorbitaire*, cessant par l'apparition de la goutte aux pieds et d'un rhumatisme sur un membre. M. Chaussier, dans sa Table synoptique de la névralgie, reconnaît que les personnes le plus fréquemment atteintes par les névralgies, sont celles qui ont une disposition arthritique. Pour nous, nous avons observé la *névralgie maxillaire* liée à une attaque de goutte sur la face, et ne paraissant faire qu'une même maladie avec elle; c'était à la suite de la disparition d'une dartre mentagre et dans des circonstances propres à produire les affections arthritiques : outre les douleurs qui environnaient l'articulation de la mâchoire du côté droit, et qui semblaient se répandre ensuite sur toute la surface de l'os maxillaire inférieur, le malade éprouvait une douleur partant du trou mentonnier et se ramifiant au menton et aux lèvres. Cette attaque de goutte dura six semaines : elle fut composée de plusieurs petits accès, comme la podagre régulière; et, pendant tout ce temps, la névralgie subit le même sort que la maladie dont elle dépendait; elle s'accrut, diminua, et cessa avec elle. Tous ces faits et une multitude d'autres indiquent sans doute au moins de grands rapports entre la goutte et certaines affections nerveuses; et si l'on réfléchit à ce que des causes semblables déterminent ou des affections nerveuses, ou la goutte; que ces maladies existent souvent simultanément et dans les mêmes circonstance ; enfin , qu'elles sont influencées pareillement par des traitemens semblables , on est porté à croire qu'elles ont souvent une source commune , pour ne rien dire de plus ; et l'on se rappelle que l'enveloppe des nerfs , que le névrilème est de nature *fibreuse*, et que les tissus fibreux sont particulièment affectés par la goutte.

Mais les atteintes de cette maladie se montrent encore sur la peau, sous la forme de l'érysipèle , du *prurigo* , de la dartre, de taches scorbutiques, etc. ; sur les membranes séreuses, que de ravages la goutte exerce sous les traits de la péricardite , de la pleurésie , etc. ? Sur les muqueuses, on la voit produire toute sorte de catarrhes ; elle affecte les parenchymes, sous l'apparence de la métrite, de la péripneumonie , etc. , etc.

Nous pensons donc qu'il faut dire de la goutte , considérée hors des articulations, ce que nous avons dit de la goutte articulaire : — elle peut affecter tous les tissus avec lesquels elle se trouve en contact ; mais celui qu'elle affecte le plus fréquemment, c'est le *tissu fibreux* ; — ses apparences pathologiques, du moins lorsqu'elles peuvent être appréciées, se montrent à nous sous les traits connus d'une *phlegmasie*.

Ces caractères de la goutte, que nous venons d'indiquer, se dessineront de plus en plus, à mesure que nous avancerons dans l'histoire de cette maladie. Etudions, en ce moment, les autres transformations qu'affecte la goutte hors des articulations ; suivons ce Protée , dans toutes ses métamorphoses ; appliquons-nous à signaler toutes les formes qu'il emprunte , afin qu'un tel ennemi soit toujours reconnu ; nous dirons ensuite comment on peut le combattre avec succès.

§. ii. *Mutations et conversions dans lesquelles la goutte, comme affection essentiellement arthritique, semble se transformer en toute autre maladie.* Les maladies dans lesquelles semble se transformer l'affection arthritique goutteuse , prennent naissance dans des circonstances qui ne sont pas toujours les mêmes , et qui doivent être distinguées.

Tantôt, on les voit se développer à la suite d'applications imprudentes faites sur des articulations goutteuses , par exemple : applications qui ont en quelque sorte chassé , en tout ou en partie, la goutte, des articulations qu'elle occupait , et l'ont repoussée à l'intérieur ; ou à la suite d'impressions morales vives , qui ont bouleversé l'économie de notre corps et interverti l'ordre des mouvemens qui s'y opéraient, etc. Alors ces maladies ont reçu le nom général de *goutte rétrocédée , remontée* ou *rentrée.*

Tantôt, et sans cause extérieure, la goutte articulaire se déplace partiellement ou en totalité, et se transforme à l'intérieur du corps en une des affections que nous avons signalées. Dans ce cas, elle a reçu le nom de *goutte remontée par elle-même*.

D'autres fois, enfin, et sans qu'une attaque de goutte ait immédiatement précédé, on observe de ces affections internes dont le caractère *goutteux* a besoin d'être reconnu pour le salut du malade. C'est ce qu'on appelle *goutte masquée* ou *larvée;* point important dans l'histoire de la goutte. Donnons donc quelques détails à ce sujet.

Goutte larvée. Supposant chez un individu, autrefois habituellement entrepris par des attaques régulières de goutte articulaire, une longue interruption de ces mêmes attaques, et une maladie se déclarant à l'époque où ses attaques avaient ordinairement lieu ; supposant que la constitution épidémique de l'année et de la saison présente, soient propres à favoriser le développement des maladies goutteuses, ou que le malade ait été peu auparavant influencé par des causes qui ont ces maladies pour résultat ordinaire ; et que d'ailleurs l'affection nouvelle, dont il est atteint, résiste aux remèdes communément employés dans celles de son genre, mais non goutteuses, et qu'elle offre en même temps des symptômes graves et irréguliers, non observés dans des maladies semblables, mais sur des sujets non goutteux ; on a lieu de croire que cette maladie est de nature goutteuse, est une *goutte larvée*, quoiqu'il n'y ait ni concours ni rétrocession de la goutte articulaire. Si l'organe affecté, disent à la fois Stoll et Barthez, est l'estomac ou les autres viscères abdominaux, organes que la goutte interne semble affecter de préférence, on possède un moyen de plus pour reconnaître cette *goutte larvée.*

Mais il faut, même chez des individus qui n'ont point encore éprouvé d'attaque de goutte articulaire, reconnaître des affections internes de nature goutteuse ; selon Barthez, les signes en sont : 1°. les maladies goutteuses auxquelles les parens du malade sont sujets, et la multiplication endémique de ces maladies dans le pays qu'il habite ; 2°. les formes goutteuses du corps ; 3°. l'état habituel de fatigue et de surcharge des organes digestifs, surtout chez les personnes livrées à l'intempérance et aux passions pénibles ; 4°. des douleurs fixes plus ou moins fortes, qui occupent des parties internes ou éloignées des articulations ; douleurs dont les accès sont fréquens et se renouvellent ou augmentent par l'influence des saisons, ou par d'autres causes qui affectent spécialement la transpiration, et que combattent avec un succès singulier les remèdes antigoutteux et comme spécifiques (Voyez l'article *du traitement*) S'il se joint à quelqu'un de ces signes, des douleurs sur une partie quelconque du système fibreux, et s'il y a eu antécédemment, par les urines, une excrétion habituelle d'une grande quantité de *sédiment comme crayeux*, il est encore extrêmement probable que ces affections internes, dont la nature est en question, ne sont autres que la *goutte larvée*.

Des principes semblables ont été établis par d'autres médecins du premier rang, observateurs distingués, et qui ont eu une doctrine indépendante. On peut citer entre autres Cullen (*Voyez* n°. 523 et suiv. de ses *Elém. de méd.* : ce qu'il appelle *goutte mal placée*, n'est autre que ce que nous appelons ici *goutte larvée*). On peut citer Musgrave (*Voyez* en partie l'introduction de son *Traité de la goutte anomale*, etc.) ; et Stoll (*Diss. ad morb. chron. , diss. de arthrit.* , pag. 112 et seq. , tom. 1). Dans cette dissertation, Stoll a traité de la goutte larvée d'une manière qui est digne de la plus grande attention. On connaîtra de quelle étendue est sa doctrine sur ce point, en lisant seulement les titres principaux des matières dont il s'occupe dans cet ouvrage : *Arthritis larvata , sub schemate : ventriculi diverso morbo depravati, colicæ chronicæ, diarrheæ , dysenteriæ , hemorrhoidum , hypochondriasis , melancholiæ et maniæ; hemorrhagiæ uterinæ ,fluoris albi, tumoris uteri..... ; nevritidis ; dysuriæ...... , gonorrheæ siccæ vel humidæ ; vermium ;* c'est-à-dire sous forme d'une affection intestinale, telle que le malade éprouve ces picotemens , ces pincemens, ces reptations que les vers produisent : *Sub schemate : catarrhi, tussis et peripneumoniæ , pleuritidis , phtisis pituitosæ, hemoptoës , asthmatis chronici, hydrothoracis , anginæ....... Sub schemate : cephaleæ...... vertiginis , apoplexiæ, epilepsiæ, choreæ S. Viti, opistotoni , paralyseos , hysteriæ , morborum nervinorum , ophtalmiæ , epiphoræ..... cataractæ , amaurosis , erysipelatis chronici , vagi , efflorescentiarum cutanearum ,* etc.

Cette liste, il faut en convenir, a quelque chose d'insultant pour des hommes qui seraient accoutumés à considérer la goutte anomale liée comme nécessairement à une goutte articulaire qui la précède ou l'accompagne. Il est vrai, d'ailleurs, que dans nos hôpitaux on ne trouverait point dans un court espace de temps beaucoup de faits semblables à ceux sur lesquels Stoll a fondé sa doctrine; mais ce n'est point dans les asyles de l'indigence et de la misère qu'il faut étudier cette maladie que l'on a appelée à bon droit le *morbus dominorum,* c'est dans la haute société et chez les goutteux de la *bonne compagnie* : c'est là qu'on peut reconnaître presque toutes les variétés de la goutte larvée dont Stoll a fait mention ; pour nous, nous avons observé même celles que nous comptions le moins rencontrer; exemple : *l'arthritis, sub schemate choreæ Sancti Viti, sub schemate vermium.*

Outre les faits qu'on peut lire dans la dissertation de Stoll, nous indiquerons encore ceux que raconte Van Swieten, §. 1262,

Com. in aphorism ; et nous ferons observer que le fait de Morgagni, dont il a été mention à l'article de la goutte articulaire critique, peut être regardé comme un exemple de goutte larvée. Un autre fait tout semblable se trouve dans Barthez (*Maladies goutteuses*, pag. 161 et suiv., tom. 2.) : une dame fut attaquée d'une ophtalmie qui résista, pendant quelques mois, aux remèdes qui semblaient le plus appropriés; un médecin, dont Barthez parle dans les termes les plus honorables, l'illustre Lorry, jugea que cette ophtalmie avait une cause goutteuse, et il la guérit par des remèdes qui déterminèrent la formation de la goutte aux pieds. Cette dame a depuis été fréquemment sujette à diverses affections goutteuses et néphrétiques. Le même auteur indique beaucoup d'autres faits relatifs à la goutte larvée; mais l'exemple le plus remarquable qu'en ait vu ce médecin, consulté souvent par les personnages les plus élevés en dignité, a été chez un homme dont *les qualités personnelles ont*, dit-il (1802), *commandé le respect au milieu des révolutions qui lui ont ôté les plus grands avantages de la naissance et de la fortune.* Il rapporte encore des exemples de la goutte larvée sur l'organe utérin; déviation de la goutte très-fréquente de nos jours, et à laquelle on ne fait point assez d'attention en général.

On trouverait encore des faits propres à faire connaître la *goutte larvée* dans l'ouvrage recommandable de Musgrave, *De arthritide anomalâ*, et dans celui qui a pour titre *De arth. symptomaticâ.*

Les faits de goutte *rétrocédée* ou *remontée par elle-même*, sont très-communs (*Voyez* les dissertations d'Hoffmann : *De commutatâ morborum sede*, t. 1 ; *de podag. retroced. in corp.*, etc.). Ils constituent l'espèce de *mutation* ou *conversion* désignée par le nom de *métastase.*

On peut aussi reconnaître d'autres *mutations*, où la goutte anomale se montre en quelque sorte comme une *crise* de la goutte articulaire; c'est lorsque celle-ci se trouve échangée subitement et sans récidive, contre une affection moins fâcheuse qu'elle. Les praticiens ne sont point sans en rencontrer des exemples assez fréquens.

HILSCHER, *De podagrâ retrogradâ et repulsâ; Ienæ*, 1747.
CAMERARIUS (R. J), *Diss. consilium ad podagram internam; Tubingæ*, 1716.
REIL, *De arthritide anomalâ casu memorabili illustratâ; Halæ*, 1796.

§. III. *Indication des principales espèces de goutte ab-articulaire.* Que la goutte se présente dans les circonstances qui lui méritent les épithètes de *rétrocédée*, ou *remontée par elle-même*, ou *larvée*; dans tous ces cas, elle consiste effectivement dans une *phlegmasie* légère ou intense des organes qu'elle affecte, lorsque toutefois elle n'y habite point d'une manière qu'on est convenu d'appeler *nerveuse*, *spasmodique*. Tels sont les deux modes principaux de l'existence de la goutte à l'intérieur de notre corps. Il est important de ne pas le perdre de vue ; il est important, à l'époque où nous sommes, de noter spécialement l'existence de la goutte interne sous forme de phlegmasie, et de s'opposer à cette cruelle routine qui, même dans la goutte fixée sur l'estomac, par exemple, et y exerçant ses ravages sous la forme de gastrite, s'obstine encore à ne voir sur cet organe *qu'un je ne sais quoi*, appelé *goutte*, qu'elle prétend chasser et transporter sur les articulations, en donnant à l'intérieur, en versant sur des parties enflammées, les *teintures* les plus brûlantes, auxquelles elle attribue la vertu spécifique de repousser au loin l'irritation goutteuse.

La meilleure manière de faire connaître la goutte interne et d'en fixer les espèces principales, serait donc de la décrire, soit lorsqu'elle revêt la forme de névrose, soit lorsqu'elle prend celle de phlegmasie ; il serait nécessaire encore de la signaler lorsqu'elle se montre sous la forme de ces autres maladies dont la nature n'est point encore manifeste, et qu'on est convenu d'appeler des fièvres, etc. — La *première espèce* de goutte abarticulaire pourrait donc être la *goutte nerveuse*. On ne manque point d'exemples de névroses par causes goutteuses, soit des fonctions cérébrales, des sens, de la locomotion, soit de la digestion, de la respiration et de la circulation. —La *deuxième espèce* serait celle qui se montre *sous la forme de phlegmasie* de la peau, des tissus muqueux, séreux, parenchymateux, etc. — *La troisième espèce* traiterait des fièvres, des affections vasculaires, etc., par cause goutteuse.

Un tel cadre emprunté à la Nosologie de M. Pinel, la meilleure que nous ayons encore, et la plus généralement adoptée, permettrait d'exposer en détail, et de classer d'une manière utile tous les phénomènes de la goutte anomale ; mais aussi remplir un tel cadre, ce serait faire un gros livre. Nous voulons être ici beaucoup plus courts, et ne dire que ce qu'il y a de capital dans l'histoire de la goutte. Nous nous bornerons donc à esquisser le plan que nous venons d'indiquer, nous réservant de l'exécuter dans un autre temps, d'une manière complette, si nous y sommes encouragés. Toutefois, il ne faut pas, en évitant un inconvénient, se laisser aller à un autre ; or, ce serait en quelque sorte ne rien dire du tout que de se réduire à nommer les maladies connues dans lesquelles la goutte peut se transformer ; ce serait même donner lieu à de funestes erreurs, car presque toujours cette maladie, errante à l'intérieur, tourmente l'organe qu'elle vient à affecter d'une manière vraiment particulière, ou du moins avec des irrégularités qu'il faut avoir observées, ou dont il faut être averti pour reconnaître exactement la maladie à laquelle on a affaire, et se livrer sans trouble au traitement qu'elle exige. Très-rarement aussi la goutte à l'intérieur produit une maladie simple ; bien plus souvent l'irritation qu'elle exerce est disséminée sur différens organes , d'où résultent diverses lésions réunies sous un aspect extraordinaire ; des exemples de tout ceci sont donc indispensables. Nous en offrirons quelques-uns ; mais l'espace dans lequel nous devons nous resserrer , nous obligera le plus souvent à renvoyer le lecteur aux recueils d'observations et aux nombreux auteurs qui ont écrit sur la goutte.

Première espèce de goutte anomale ou *ab-articulaire*. — *Goutte nerveuse*. — On trouve des exemples de toutes les *névroses des organes des sens* , produites par l'influence de la goutte interne ; ceux qui se rapportent aux névroses de l'organe de la vue sont multipliés surtout , et il en est de fort remarquables ; — Barthez a observé chez un goutteux une espèce de *berlue* qui consistait en ce que ce malade voyait comme une tache en anneau qui voltigeait devant son œil. Cet accident cessait lorsqu'il survenait chez cet homme des mouvemens de goutte articulaire. On lit dans Aëtius un fait à peu près semblable. — Klein (*interpres clinicus*) fait mention d'une *amaurose* causée par la rétrocession de la podagre , et guérie par l'emploi méthodique des vésicatoires.

Ces névroses , quelquefois simples , se montrent bien plus souvent compliquées d'autres affections des organes environnans , d'où résultent ces maladies décrites chez les observateurs sous les noms de *céphalalgie* , ou *migraine , goutteuses,* de *vertige arthritique*, et même de *podagre de la tête* ; c'est sous ce titre bizarre qu'on trouve deux histoires remarquables dans les Ephémérides des curieux de la nature. Une autre histoire , très-digne d'être rapportée en entier , est la suivante , que nous devons aux médecins de Breslau, et qui a bien ce caractère de complication et d'irrégularité que nous avons dit appartenir à la plupart des maladies sous lesquelles se modifie la goutte ab-articulaire. Cette observation est regardée comme un exemple de *migraine goutteuse*. — Un homme qui avait mené, dans sa jeunesse, une vie désordonnée, fut frappé, à l'âge viril, de douleurs atroces de colique et d'une hémiplégie dont il fut guéri par des frictions mercurielles. Il éprouva , quelque temps après , une vive attaque de podagre ; n'ayant pas le courage d'en supporter la douleur, il se baigna un grand nombre de fois, d'abord les pieds, ensuite tout le corps, dans de l'eau où l'on avait éteint de l'argent chauffé. Les douleurs articulaires disparurent , mais il survint des douleurs indicibles à la tête. Dans les accès de ces douleurs, qui étaient quelquefois subits , le mal commençait par un larmoiement abondant avec quelques mouvemens convulsifs dans les yeux , un bourdonnement dans les oreilles, un malaise dans l'estomac , et des urines crues. La douleur attaquait plus ordinairement le côté gauche de la tête ; mais tantôt sur un point , tantôt sur un autre , elle s'étendait avec violence et rapidité aux parties environnantes, comme les mâchoires , les lèvres , les épaules et même jusqu'à la poitrine , dont elle entreprit le côté droit. La douleur était surtout cruelle lorsqu'elle occupait la racine de l'œil. De temps en temps il se formait encore sur la nuque , une tumeur rouge , extrêmement sensible , et que l'on ne pouvait toucher sans occasionner des douleurs extrêmes. Ces accès duraient depuis douze heures jusqu'à deux journées entières ; et pendant tout ce temps, le malade ne pouvait ni voir la lumière, ni ouvrir la bouche , ni respirer librement. La douleur élevée à son plus haut période , il survenait des vomissemens, et l'accès se terminait par des urines chargées et un sédiment abondant ; le malade restait extrêmement faible et si sensible, qu'on n'osait le toucher (*Hist. morbor. qui Vratislav.*, p. 51).

On peut lire dans Hofmann l'histoire d'un *coma chronique*, déterminé par la rétrocession de la goutte articulaire , et celle d'une *léthargie , à remanente materiâ arthriticâ* , ce qui répond à la goutte larvée de Stoll.

Une des plus graves *névroses des fonctions cérébrales , l'apoplexie goutteuse*, est souvent précédée d'affections semblables à celles que nous venons de nommer, en particulier de vertiges , tantôt passagers , tantôt chroniques et marqués par une espèce de bégaiement , une démarche inégale et chancelante. Le médecin doit considérer un tel état, chez les goutteux, comme l'annonce d'une apoplexie plus ou moins formidable. Cette maladie vient-elle à éclater, on y reconnaîtra ces irrégularités sur lesquelles il faut presque toujours compter quand il s'agit de la goutte anomale : — Mme. de St. J..., affectée depuis longues années d'une goutte, fibreuse ordinairement, quelquefois viscérale , est frappée, pour la deuxième fois, l'hiver dernier, d'apoplexie avec hémiplégie. Nous fûmes appelés , et conseillâmes les moyens que l'expérieuce a consacrés. De retour le lendemain , auprès de la malade, il n'y avait plus de traces d'apoplexie ni d'hémiplégie : à la place, c'était un paroxysme de fièvre ataxique , du délire , une agitation violente , etc. Ces phénomènes s'effacent , et les premiers accidens reparaissent, puis se modifient d'une manière étrange ; le bras, d'abord privé de sentiment et de mouvement , devient affecté de douleurs tellement violentes , que le plus faible contact faisait jeter à la malade des cris aigus ; toutefois, le bras restait sans pouvoir exécuter le plus léger mouvement. Nous avons revu ces phénomènes bizarres dans un autre cas d'apoplexie goutteuse.

Mais les matériaux ne manquent point pour l'étude de cette maladie; Wepfer, Hofmann, Musgrave, Morgagni, offrent au lecteur studieux un grand nombre d'exemples d'apoplexies causées par la goutte. Entre ces observations, il faut distinguer celles qui nous montrent l'apoplexie goutteuse sous forme *périodique*. — Barthez et Musgravef ont une mention particulière de cette forme de l'apoplexie chez les goutteux. Pour nous, nous avons observé des apoplexies goutteuses, non pas rigoureusement périodiques, mais récidivant à de très-courts intervalles, et conservant quelque chose des périodes de la goutte régulière et des accès qui la composent; nous avons vu de même, et assez souvent, dans d'autres affections de la goutte anomale, et ces accès et ces retours comme périodiques, en sorte que nous croyons qu'il faut, en général, se tenir en garde contre ces récidives, et nous dirons dès à présent qu'il serait au moins utile de donner, toutes les fois qu'on le peut, le quinquina à haute dose, sur la fin d'un accès grave de goutte interne. — C'est ce que nous proposâmes, en vain, auprès d'une femme d'une constitution forte, née de parens goutteux, affectée elle-même d'une goutte vague articulaire, depuis longues années, et atteinte, après la cessation de ses règles, d'une apoplexie violente qui l'avait privée subitement de la sensibilité, de la motilité et de ses facultés intellectuelles. Le traitement avait été heureux, et la malade, au bout de quelques jours, avait retrouvé l'usage de toutes ses facultés; cependant nous conseillâmes le quinquina à haute dose. Ce moyen fut à peine essayé, les assistans, juges téméraires des opérations du médecin, ne trouvant point d'utilité à médicamenter ainsi une personne convalescente. Mais le onzième jour de l'affection, au moment où cette convalescente recevait de toutes parts des visites et des félicitations, au sujet de son rétablissement, un nouvel accès apoplectique, qui débuta irrégulièrement et sous la forme d'un paroxysme de fièvre ataxique, la foudroya. — On peut rappeler ici ce que dit Barthez dans son Traité des maladies goutteuses, qu'il a eu des regrets de n'avoir point donné le quinquina dans des maladies graves dont on ne pouvait soupçonner le retour périodique, mais où le quinquina n'était point contre-indiqué.

La goutte anomale, qui revêt toutes les formes, a pris quelquefois celle de l'*épilepsie*, et bien plus souvent celle de l'*hypocondrie*, en sorte que plusieurs médecins ont pensé que l'hypocondrie n'était, le plus ordinairement, que le résultat d'une *acrimonie* goutteuse; Tode, de Copenhague, et d'autres hommes du premier mérite , ont pensé que cette maladie n'était autre qu'une *podagre* anomale, du moins le plus souvent. Ideler (Mémoire cité) a énoncé presque la même opinion , à l'égard de *l'hystérie* et de la plupart des maladies nerveuses ; et Klein a écrit dans son *Interpres clinicus : uteri cum artubus nota est sympathia. Hystericæ facile fiunt podagricæ.* Musgrave a donné plusieurs exemples d'hypocondrie et d'hystérie , terminées par la goutte articulaire. —Sans adopter aucune opinion exagérée sur ce point , il faut remarquer cependant, quant à l'hypocondrie en particulier , qu'elle se rapproche en effet de la goutte par beaucoup de points ; elle est souvent jointe à la goutte articulaire, ou alterne avec elle ou bien avec d'autres maladies qui la remplacent ordinairement. L'estomac et les intestins sont communément blessés dans l'hypocondrie, comme ils le sont dans la goutte , et les personnes habituellement hypocondriaques sont bien plus tourmentées aux époques où les attaques de la goutte sont le plus fréquentes.

Une observation de maladie fort intéressante, et à laquelle nous avons donné une grande attention, est propre à jeter des lumières sur ce point, et à éclairer à la fois cette question et l'histoire de l'hypocondrie ; la voici en peu de mots : Une dame, arrivée à l'époque critique, est affectée d'une hypocondrie périodique, dont chaque accès s'annonce avec le lever du soleil, et s'accroît à mesure que cet astre s'élève audessus de l'horizon, pour décroître ensuite à mesure qu'il redescend vers l'occident. L'affection triste et hypocondriaque se montre donc ici en proportion avec le degré d'élévation de l'astre brûlant qui nous éclaire, et la malade, d'abord légèrement triste et vaporeuse seulement, devient par degré d'une tristesse plus profonde, puis comme si des chagrins de plus en plus déchirans la dévoraient, et, enfin, lorsque le soleil est élevé audessus de nos têtes et nous échauffe de tous ses rayons, un sentiment de terreur s'empare d'elle, et le moindre bruit, le moindre mot est , dans son esprit, le signal d'un malheur qui va l'écraser. Le soleil s'abaisse et l'affection diminue en parcourant les degrés de tristesse qui ont marqué son développement ; à la terreur a succédé un profond sentiment de chagrin qui s'affaiblit et prend les nuances d'une tristesse de moins en moins forte, et, enfin, cet accès se termine par un état de douce mélancolie. En même temps que ces phénomènes s'accomplissent, d'autres phénomènes ont lieu ; au moment où cet accès commence, une sensation interne, que la malade exprime par le nom de *tiraillement*, s'excite dans la région cardiaque ; ce tiraillement envoie comme des irradiations autour de lui, et principalement vers les parties supérieures ; alors les battemens de l'artère cœliaque et du cœur, et ensuite de toutes les artères, deviennent durs, forts et très-accélérés ; le mouvement des artères est même tellement augmenté que l'on voit les doigts des mains présenter un mouvement involontaire qui est synchrone avec les pulsations artérielles. Cette sensation de tiraillement dans la région cardiaque, sensation qui a précédé l'irritation artérielle, s'accroît avec elle, à mesure que s'accroît l'accès hypocondriaque et que s'élève le soleil audessus de l'horizon. — Cette observation, fort intéressante en elle-même, l'est ici singulièrement par sa périodicité, par cette sensation de tiraillement qui a des irradiations portées principalement sur la cœliaque, sur le cœur, et de là sur tout le système artériel : ce sont autant de traits qui signalent, selon nous, une névralgie des plexus nerveux de la région cardiaque. — Conduits ainsi à examiner, avec tout le soin possible, d'autres hypocondries, nous avons reconnu le plus ordinairement, dans ces maladies, une sensibilité marquée et douloureuse sur l'artère cœliaque et autour d'elle, sensibilité s'exaltant aux momens où l'affection hypocondriaque devenait plus intense; en sorte que nous avons été amenés à penser que souvent l'hypocondrie n'est qu'une r.évralgie des plexus cardiaques ; opinion que des médecins du plus grand mérite ont conçue de leur côté, par suite d'une observation non moins attentive.

Ainsi s'éclaire, avons-nous dit, et l'histoire de l'hypocondrie, en général, et celle de l'hypocondrie goutteuse ; cette maladie n'est souvent qu'une névralgie ; or, nous nous rappelons que le névrilème, enveloppe des nerfs, est une membrane fibreuse, et que ce genre de tissu est comme de préférence affecté par la goutte. On ne s'étonne donc plus d'avoir à observer souvent l'hypocondrie goutteuse, pas plus qu'on ne s'étonne que des nerfs qui paraissent, dans l'état habituel de nos sensations internes, servir sensiblement au développement des affections tristes de l'ame, reproduisent ces mêmes affections tristes, et nous donnent des illusions mélancoliques, lorsqu'ils viennent eux-mêmes à être matériellement affectés. On voit ainsi quel genre de recherches demande l'anatomie pathologique dans ces névroses affectives qui entrainent la mort des mélancoliques, etc., etc. Soumettons ces pensées à l'épreuve du temps et de l'expérience, et revenons à notre sujet.

On lit encore dans les auteurs beaucoup d'histoires, sous le titre de *mélancolie*, de *manie arthritique* (*Voyez* Whytt en particulier). Pour nous, nous avons vu la mélancolie avec penchant au suicide, se montrer alternativement avec des accès de goutte vague.—L'illustre Lorry nous a offert, dans son livre *De mutationibus*.... un exemple remarquable de manie arthritique : il est cité plus haut ; celui que rapporte Paulmier est fort curieux : il a connu un des premiers magistrats d'Angers, grand mangeur, grand amateur de ragoûts, qui souffrait depuis long-temps d'une goutte articulaire inflammatoire, et chez lequel la goutte vint à occuper la tête avec des symptômes singuliers; « ce magistrat avait des visions ridicules qu'il croyait certaines; quoique éveillé, il s'imaginait voir quelqu'un à qui il parlait, comme s'il avait été présent; tantôt il croyait voir des cavaliers, tantôt des carosses attelés de six chevaux, et d'autres pareilles illusions... Aussitôt qu'on appliquait les épispastiques aux pieds, toutes les illusions se dissipaient en peu d'heures; mais ce repos ne durait guère que pendant huit ou dix jours, après quoi la goutte revenait occuper son ancien domicile aux pieds. Peu de temps après, la goutte remontait au cerveau; nouvelles visions, nouveaux fantômes : nouveaux épispastiques, et nouvelle cessation de visions. » Paulmier opéra une cure complette de cet accident, par l'établissement de cautères à chaque jambe.

Des faits attestent que toutes les *névroses de la locomotion* et même de la *voix*, peuvent n'être que des transformations de la goutte. —Stoll et Hoffmann, en particulier, offrent des exemples de *convulsions arthritiques*; —Musgrave a observé une *aphonie goutteuse*, périodique.—On se rappelle ce que nous avons dit plus haut des *névralgies arthritiques*; nous ne sommes point assez avancés pour distinguer les affections propres au nerf lui-même, de celles de son enveloppe fibreuse. — Enfin, on pourra lire dans Trnka, plusieurs observations de *tétanos goutteux*.

La *paralysie* a deux espèces : celle qui a son siége dans le cerveau, où est l'origine commune des nerfs, et celle qui réside sur les nerfs propres des muscles, paralysie qu'on pourrait appeler *locale*. Cette dernière est la plus commune chez les personnes rhumatisantes et goutteuses; elle est souvent, chez elles, l'annonce de l'apoplexie; l'autre en est la suite ordinaire. — Nous avons observé la paralysie incomplette, connue sous le nom de *chorée* ou *danse de St.-Guy*, chez un homme affecté d'une goutte topheuse, et qui avait éprouvé des revers de fortune; il fut pris tout-à-coup, au lieu de l'attaque ordinaire, d'une chorée qui l'agita continuellement pendant plusieurs jours. Au milieu de cette danse affreuse et du rire convulsif qui l'accompagnait, il ne cessait, par une opposition qui déchirait le cœur, de faire connaître combien étaient cuisans les chagrins dont il était tourmenté; quelques articulations devinrent légèrement douloureuses, mais on ne put obtenir une détermination entière de la goutte sur ces parties.

Entre toutes les névroses, celles qui sont observées le plus communément dans la goutte, ce sont les *névroses des fonc-*

tions digestives : en sorte que l'on est , pour ainsi dire , accablé sous le nombre des histoires qui nous représentent ces névroses comme le résultat de la goutte rétrocédée ou larvée. Sans parler de celles qu'on peut trouver dans Houlier, Riedlin, Wolff, Chesneau, Truka, etc., etc., il nous suffira de dire que les six premiers chapitres du traité de Musgrave , *De arthritide anomalâ*, sont employés à traiter avec beaucoup de détails de la plupart de ces névroses, en particulier de la *cardialgie goutteuse*, et de rapporter ce que Stoll dit à ce sujet : — «Il n'est pas rare de voir des goutteux qui, pendant longtemps, pendant des mois entiers, et quelquefois des années , se plaignent de diverses souffrances de l'estomac , comme de *bradypepsie*, de *flatuosités*, de *pyrosis*, ou, au contraire , d'un *sentiment de froid très pénible.*» — Stoll a vu chez d'autres une *constriction spasmodique de l'œsophage*, telle que le bol alimentaire demeurait arrêté dans l'œsophage , et ne pouvait être conduit dans l'estomac, quelque petit qu'il fût.—Hoffmann a observé le *vomissement spasmodique*, après l'application inconsidérée de topiques camphrés sur des tumeurs articulaires. — On voit encore dans la goutte anomale , une espèce de *boulimie*, qui consiste d'ordinaire en ce que le malade prétend avoir, à chaque instant, besoin de manger ; lorsqu'une telle faim est incessamment satisfaite, au lieu d'être trompée, comme l'on dit, les causes morbifiques auxquelles le malade est soumis en deviennent plus puissantes. De Hahn a observé cet accident, porté à un très-haut degré , chez le prince de Sinzendorff. L'estomac était irrité par un besoin si dévorant, dit-il, que si , au premier cri du malade, ses domestiques ne se trouvaient-là, apportant de la nourriture , l'estomac, tout-à-coup, se soulevait par des nausées pénibles , et la bile et la pituite étaient vomies avec violence (*Histor. podagr. cardinal. à Sinzend.*). — D'autres fois, c'est une *soif* extraordinaire (*Voy.* Rivière, *Obs.*), qui a moins d'inconvéniens lorsqu'elle s'épuise sur des boissons appropriées. — C'est encore une chose fort commune et fort anciennement observée chez les goutteux, que des alternatives de *coliques* et de douleurs articulaires ; on lit dans Hippocrate : *qui articulari morbo detentus intestini dolore vexabatur, quietior erat , hoc autem curato magis dolebat* (Épidem , l. v). — Il est une espèce de colique goutteuse qui a les plus grands rapports avec la *colique des peintres* ; Strack l'a décrite : — Un gentilhomme , âgé de trente ans, vint me trouver, dit-il, pour me demander du secours contre une douleur de colique dont il était tourmenté depuis longtemps. Il me raconta que cette douleur , toutes les fois qu'elle le prenait, le faisait souffrir pendant trois semaines entières ; tant que duraient ces douleurs, le ventre paraissait rétracté, et ses parois antérieures

rentrées ; il se sentait de plus comme serré par une ceinture de
fer qui lui coupait le ventre ; en même temps, il était cons-
tipé, et souvent sur le point de vomir ; ni les lavemens, ni
les autres remèdes qu'il avait employés ne l'avaient soulagé en
aucune manière ; mais lorsque ce mal s'en allait de lui-même,
il semblait se précipiter sur le pied gauche et y produire comme
une exostose.... Il était obligé de se tenir le corps incliné en
avant, et appuyé sur un bâton.... (*Ægrot.* VIII, p. 20, *De
colicâ pictonum, præcipuè ob arthritidem*, in-8°., Ticini, 1791 ;
— enfin, sur l'*ileus goutteux*, on peut voir : Klœrich, *Obs.
med. pract.*, Goett., 1750.

L'histoire suivante, traduite de Musgrave, nous montre
plusieurs névroses des fonctions digestives réunies à d'autres
symptômes nerveux, sous cet aspect irrégulier qui est propre
à la goutte interne : — Madame R..... arrivée à l'époque critique, et depuis longtemps affectée de la goutte, éprouva
des chagrins et des peines d'esprit. L'attaque de goutte qui
occupait les malléoles les abandonne ; la douleur, la tumeur
disparaissent, et en même temps se développent l'anorexie, des
nausées, des vomissemens acides et pituiteux, et d'ailleurs des
bâillemens, des fantaisies bizarres, et cette affection que les Anglais appellent *waterpangs*, c'est-à-dire que l'estomac était sou-
levé deux ou trois fois par jour, et qu'elle vomissait quelques
onces de liquide, comme il arrive à certaines femmes en-
ceintes ; il se joignait à ces accidens, des défaillances, des
palpitations de cœur, la pâleur de la face, une parole trem-
blante, languissante et un abattement d'esprit incroyable. Les
indications étaient faciles à remplir. La malade ne tarda point
à recueillir le fruit des bons conseils que lui donna Musgrave.
Ses viscères se raffermirent, dit-il ; ses yeux éteints rede-
vinrent brillans, ses pieds douloureux, et la malade fut sauvée
(*Hist.* VII, p. 26, *de arthr. anom.*)

Parmi les *névroses de la circulation et de la respiration*,
l'*angine de poitrine* se montre souvent comme une formidable
transformation de la goutte ; nous l'avons observée plusieurs
fois. Les recueils périodiques de l'Allemagne et de l'Angleterre
sont pleins, pour ainsi dire, de semblables observations, en
sorte que des médecins distingués ont été jusqu'à croire que
cette maladie était goutteuse essentiellement : Macqueen,
Elsner, Schaeffer, Butter, qui l'a appelée *diaphragmatic.
gout*, et Schmidt qui l'a nommée *asthma arthriticum.*

La *syncope arthritique* est un accident fort commun de la
goutte interne, et quelquefois un accident fort grave ; par
exemple, lorsqu'il existe par répulsion de la podagre aiguë sur
le cœur : *illicò leïpothymia adest, vel subita planè mors.* —
On peut ajouter encore le *hoquet* aux états spasmodiques que

(52)

revêt la goutte anomale. Il a été observé chez un particulier
dont la goutte avait rétrocédé, dans une circonstance remarquable, par l'exposition des pieds à un grand feu. Mais de
toutes ces névroses, la plus fréquente est, sans contredit,
l'asthme goutteux.

Ici se termine la première partie de l'histoire de la goutte
anomale, qui comprend les névroses goutteuses : nous allons
faire connaître les phlegmasies qui méritent le même nom.
Cependant, il faut le dire, et nous avons toutes sortes de raisons
pour cela, il est une manière de *philosopher* en médecine,
qui ne s'accommoderait point de ces dénominations et d'autres
expressions dont nous nous servons dans le cours de cet article.
Cette manière de *philosopher* est celle-ci :

Goutte, phlegmasie mobile. — En considérant les diverses phlegmasies que l'on observe sur le corps humain, on
peut les diviser en deux classes : les unes sont *fixes*, c'est-à-
dire qu'elles parcourent régulièrement leurs périodes, sans
quitter les points qu'elles ont originairement envahis ; les autres
sont *mobiles* et se montrent plus particulièrement sujettes à
des déplacemens ou métastases. A la première classe appartiennent les phlegmasies que l'on rencontre vulgairement, et
qui ont reçu ce nom exclusivement à tout autre ; à la deuxième,
se rapportent les phlegmasies érysipélateuses, dartreuses et
surtout goutteuses, etc. — A cela on peut ajouter que, les phlegmasies fixes ne diffèrent entre elles que par le lieu qu'elles occupent, et se ressemblent exactement dans leurs phénomènes
essentiels : on peut en dire autant des phlegmasies mobiles ;
il n'y a donc effectivement que deux phlegmasies, l'une fixe,
l'autre mobile ; ainsi, dans toutes ces transformations de la
goutte, si variées, si multipliées, il ne s'agit que d'une seule
affection, la *phlegmasie mobile.*

Ces vues théoriques nous sont chères à plusieurs égards ;
l'idée qui y domine appartient à un médecin élevé au plus
haut degré de la science, et qui a toute notre amitié et toute
notre estime : qu'il nous soit permis de désigner ainsi l'illustre
M. Hallé. De plus, elles s'accordent parfaitement avec les
vues qui nous sont propres, et elles ont cet avantage de rallier
à deux phénomènes seulement une foule de phénomènes épars.
Ces vues, développées autant qu'on pourrait le faire et telles
que nous les concevons, simplifieraient certainement et l'étude
et le langage de l'art médical ; cependant nous n'avons pas
cru que ce fût ici le lieu de commencer une telle réforme, et
nous continuerons d'exposer tout ce qui a rapport aux transformations de la goutte, en suivant les vues et nous servant
des expressions de Stoll, de Musgrave, de Barthez, etc. — D'ailleurs, il faut se garder de mépriser les travaux de ces hommes
recommandables, et la méthode qu'ils ont employée pour

faire connaître les phénomènes de la goutte; cette méthode est éminemment propre à ranger une foule de faits plus ou moins importans, et à faire étudier à fond les maladies goutteuses. Enfin, il ne faudrait point, dans la théorie que nous avons indiquée tout à l'heure, prendre trop à la lettre ce caractère de mobilité attribuée aux phlegmasies goutteuses, et en conclure légèrement que le traitement de ces phlegmasies ne demande que l'emploi des moyens propres à déplacer l'affection. L'expérience a montré qu'une telle erreur pouvait avoir les suites les plus funestes.

Deuxième espèce de goutte ab-articulaire, sous forme de phlegmasie.—De la phlegmasie cutanée.—Stoll a bien observé les *érysipèles goutteux*. Il a vu de ces érysipèles opiniâtres, habituels, ichoreux, occupant la face ou d'autres parties, vagues quelquefois, ne donnant lieu qu'à une tumeur peu élevée, et affectant le malade des mois et des années entières, puis révélant tout à coup leur véritable nature, et se transformant en podagre rebelle (*Rat. med.*, part. v, p. 436). De même, Musgrave a vu un érysipèle de la face qui, après une saignée convenable, s'est changé tout à coup en une attaque de goutte articulaire. Mais qui n'a point observé la goutte anomale sous forme d'érysipèle? Combien de fois n'avons-nous pas vu, en particulier, la goutte fibreuse, la goutte vague, se métamorphoser en un véritable érysipèle, sous l'application d'un sinapisme, d'un vésicatoire, ou autre irritation analogue! Mais écoutez les goutteux qui le sont d'ancienne date, et le récit de leur longue histoire, vous y verrez toujours figurer des érysipèles.

Quelques auteurs font mention d'une espèce de *fièvre miliaire*, et même de *pemphigus*, produits par la goutte. — Ces faits sont bien plus rares que ceux qui nous montrent les *dartres* succédant à la goutte articulaire, ou même la goutte larvée sous cette forme particulière. Nous avons vu souvent de ces dartres qui habitaient de préférence le voisinage des lieux que la goutte aurait occupés elle-même, par exemple, autour des poignets et des malléoles. — Mais on observe encore plus souvent chez les goutteux, des éruptions anomales qu'il est fort difficile de classer, et dont les auteurs ont parlé sous les noms de *impetigines, pustulæ, maculæ, achores, efflorescentiæ cutaneæ, sugillationes arthriticæ. Voyez* Stoll, Musgrave, etc.— Serais-je le seul qui eût observé sur un homme affecté depuis longtemps d'une goutte héréditaire, un phénomène que je ne trouve mentionné nulle part, une éruption de furoncles qui se convertirent, au milieu d'un régime délicat et de tous les avantages que donne la richesse, en autant d'ulcères qui avaient l'aspect d'une maladie qu'on ne rencontre ordinairement qu'au milieu de circonstances tout opposées , je veux dire de la gangrène humide , de ce qu'on appelle les *pourritures d'hôpital?* C'est pour la seconde fois aujourd'hui que, sur des individus différens, je fais la même observation ; mais faut-il accuser la goutte seule de ces dégénérescences , et certains virus qu'on pouvait soupçonner chez ces malades , n'ont-ils point opéré ce phénomène , ou n'y ont-ils point coucouru ?

Goutte sous forme de phlegmasie des membranes muqueuses.—L'exemple d'*ophtalmie* goutteuse que rapporte Musgrave, sur la fin de son Traité de *arthr. anom.*, est une inflammation de la membrane muqueuse de l'œil. Ces ophtalmies goutteuses deviennent souvent chroniques; un prurit incommode les accompagne, comme Stoll l'a remarqué, quelquefois l'œil est très-sec, d'autres fois arrosé de larmes brûlantes; les bords des paupières sont rouges. Il faut se méfier de ces ophtalmies , sujettes à rétrocéder et à se modifier diversement , comme toutes les affections goutteuses ; elles se transforment quelquefois, et subitement, en *amaurose.* Le grand médecin que nous venons de nommer avait vu deux goutteux devenir ainsi subitement aveugles.—Le même Stoll avait observé , nous avons observé aussi, un *coryza* arthritique , dont la durée fut de plusieurs mois. — Mais l'*angine* goutteuse est plus commune que ces affections ; Musgrave nous en a donné huit histoires , entre lesquelles plusieurs nous offrent des signes éminemment inflammatoires , et nous disposent ainsi à reconnaître que la goutte peut donner lieu à des phlegmasies internes extrêmement vives. — Le *catarrhe pulmonaire* goutteux est au nombre de ces phlegmasies; il dégénère facilement en péripneumonie.

Quoique les Traités de médecine ne fassent presque pas mention de la *gastrite* goutteuse , il faut la regarder cependant comme extrêmement commune; nos observations l'ont montré , et de plus une lecture attentive nous a fait reconnaître de véritables gastrites dans des affections goutteuses de l'estomac, présentées comme simplement nerveuses, et décrites sous les noms de *cardialgie,* etc. Hofmann est peut-être le seul parmi les médecins de son époque qui ait bien reconnu la gastrite goutteuse et sa fréquence extrême. On voit ce qu'il pensait à cet égard , et sur la gastrite en général , dans un petit traité intitulé : *De inflammatione ventriculi frequentissimâ,* traité bien remarquable pour le temps où il vivait, et que j'appellerais volontiers admirable. Il était réservé à M. Broussais de le continuer et de le développer par des travaux dignes du temps où nous vivons. Nous donnerons plus bas un exemple de goutte terminée par une gastrite aiguë.....

Ce que nous venons de dire sur la gastrite, il faut le répéter pour l'*entérite*. Si l'on trouve dans les auteurs très-peu d'histoires d'inflammation goutteuse des intestins, sous le titre d'entérites goutteuses, on en trouve beaucoup, au contraire, sous les noms de douleurs des intestins, de coliques arthritiques, etc. Les observations 4 et 8, *de intestinorum doloribus*, dans Hofmann, sont des exemples d'entérite goutteuse. Il faut donc regarder les inflammations intestinales comme extrêmement fréquentes chez les goutteux ; mais il faut aussi ne pas oublier que des diarrhées abondantes et même des flux sanguins, symptômes de beaucoup d'entérites, peuvent exister sans qu'il existe pour cela une véritable entérite, une irritation intestinale considérable, sans que l'on soit exposé à craindre aucun accident fâcheux ; lorsque la *diarrhée* est un simple flux muqueux, lorsque la *dysenterie* apparente n'est que le flux sanguin intestinal, sans phlogose, sans douleur, ces états constituent alors une maladie salutaire qu'il faut se garder de supprimer. Cette remarque est le commentaire de cette sentence d'Hippocrate : *Podagras inveteratas dysenteriæ sanant* (Vander Linden, t. i, p. 488, xv, 4). — D'ailleurs, la diarrhée et la dysenterie goutteuses peuvent être étudiées avec la plupart de leurs complications et terminaisons possibles, dans Musgrave (*De arthr. anom.*), qu'il faut citer si souvent quand il s'agit de la goutte, et qui nous a laissé de ces maladies bon nombre d'histoires ; en les lisant, et, en général, en lisant toutes celles qui se rapportent aux phlegmasies goutteuses abdominales, nous avons souvent remarqué ce que bien des fois nous avions observé chez les goutteux eux-mêmes, et dont nous ne saurions trop avertir, c'est-à-dire ces irrégularités, ces complications multipliées qu'affecte presque toujours la goutte viscérale. Ainsi, telle entérite s'est montrée à nous compliquée de spasmes douloureux des testicules ; telle autre était accompagnée du sentiment d'une charge énorme qui peserait sur la poitrine, et nous avons vu à la fois, sur le même sujet, la réunion mortelle d'une gastrite et d'une péricardite aiguës.

Le *cholera-morbus* goutteux se montre quelquefois avec un appareil d'une gravité extrême ; c'est cette affection qui a terminé la carrière de l'illustre Sydenham. — La *tympanite* est encore une de ces formes variées que revêt la goutte anomale. Truka en rapporte plusieurs exemples intéressans. Tissot, dans son épitre à Haller, parle d'un homme qui, par l'effet d'une goutte anomale dont il était travaillé, eut, en une demi-heure, le ventre enflé et tendu comme un tambour.

VAN ZELST, *Libellus de podagrá et de dolore colico; Amstelodami*, 1738.
TEMPEL, *Dissertatio de arthritide ejusque cum dysenteriá connubio; Erfordiæ*, 1796.

On trouve des exemples de *catarrhe vésical*, de *blennor-
rhagies*, de *leucorrhées*, d'*inflammation des organes génitaux*,
d'*induration chronique de ces parties*, etc., considérés comme
résultats de la goutte, dans un ouvrage très-distingué, dont
le savant Murray est l'auteur; il est intitulé : *De arthri. ad
verenda aberrante.* Sur le même sujet, Hofmann, *De gravi
spasmo et dolore vesicæ et partium adjacentium*, n'est pas
moins recommandable. Le vrai caractère de ces maladies est,
dans ce cas, souvent méconnu ; on ne saurait donc trop méditer les ouvrages que nous venons d'indiquer. —De plus, Stoll
a parlé de la *strangurie*, de la *gonorrhée* goutteuse ; c'est
une variété de cette dernière affection que Sauvages a signalée
sous le nom de *pyurie arthritique.* Mais il a eu tort de confondre avec elle la simple émission d'urines troubles et blanchâtres, observée quelquefois chez les goutteux. —Des gonorrhées vénériennes antérieures sont, chez les goutteux, une
prédisposition à la gonorrhée goutteuse, sans doute; mais elle
existe ailleurs, et nous l'avons observée chez des hommes qui
n'avaient jamais été exposés à contracter la maladie vénérienne.

Ce qui rend le diagnostic de ces maladies goutteuses difficile, en général, c'est que souvent elles arrivent, tout d'abord,
chez des goutteux encore jeunes et qui n'ont point été affectés
antécédemment de douleurs articulaires goutteuses ; en un
mot, elles se manifestent sous la forme de goutte larvée, et
ce n'est qu'en pratiquant la maladie, pour ainsi dire, que l'on
vient à se douter de sa véritable nature ; en effet, diverses
irrégularités s'y font remarquer ; ainsi, les simples émolliens,
et en général les procédés qui suffisent dans les inflammations
simples, s'y montrent insuffisans, etc.; mais un autre moyen
de les reconnaître, bien plus digne d'un vrai médecin, parce
qu'il peut être employé avant les tâtonnemens de l'inexpé-
rience, se trouve dans leur alliance avec des lésions du système fibreux, avec des signes de goutte vague; ainsi nous
avons vu un catarrhe vésical goutteux, lié à des douleurs
vagues sur l'enveloppe fibreuse des testicules; une gonorrhée
arthritique précédée de céphalalgie, de migraine, d'otalgie,
de douleurs de dents, et autres douleurs du système fibreux, etc.

De même, on observe des leucorrhées goutteuses chez des
femmes jeunes encore, et qui n'ont point été éprouvées par
des accidens arthritiques. J. Storch donne l'observation d'une
femme de trente ans, d'un tempérament mélancolique, qui,
après être accouchée d'une fille, fut prise d'une leucorrhée,
laquelle s'étant arrêtée, fut remplacée par de grandes douleurs au gros orteil. Après plusieurs remèdes, l'orteil guérit
et les flueurs blanches reparurent, alternant ensuite, pendant

plusieurs années, avec une céphalalgie et une odontalgie. Une autre femme éprouva des flueurs blanches légères, dit Clerck, puis des douleurs et un gonflement au gros orteil ; elle le frotta avec de l'alcool, la douleur arthritique se porta au dos ; le même remède appliqué sur le dos, il y eut des nausées, des vomissemens et une strangurie rebelle.

Ces gonorrhées, ces leucorrhées arthritiques offrent des écoulemens âcres et brûlans quelquefois, souvent verdâtres ou d'un vert jaunâtre, assez consistans, et fréquemment pris pour vénériens ; de là de grandes querelles entre mari et femme, qu'il appartient au médecin d'apaiser ; d'autres fois, au contraire, ces écoulemens sont aqueux et abondans, et particulièrement chez les femmes : c'est comme un torrent de petit-lait qui s'écoule par la vulve. Stoll, qui a fait de semblables observations, dit encore que les leucorrhées arthritiques sont ordinairement accompagnées de douleurs vers le soir, et qu'en général les douleurs goutteuses fixées sur les parties génitales augmentent le soir. Bientôt nous parlerons de l'*arthritis uterina* des auteurs, ou de la *métrite goutteuse*. —Mais, dès à présent, nous oserons dire que les affections utérines goutteuses, ou sont plus fréquentes qu'on ne pense, ou deviennent plus fréquentes qu'elles ne l'ont été autrefois ; nous oserons assurer que des affections *organiques* graves de l'utérus, ont eu pour commencement de simples affections rhumatisantes ou goutteuses de cet organe.

Goutte sous forme de phlegmasie des membranes séreuses. — Il est une foule d'exemples de *pleurésie goutteuse* : nous en avons cité plusieurs ; — nous avons aussi mentionné la *péricardite goutteuse;* — la *péritonite* est souvent une complication fort grave de ces autres inflammations abdominales dont nous venons de parler, — et la phlegmasie de la séreuse du crâne existe sûrement dans ces apoplexies goutteuses qui, dans leur cours irrégulier, ont quelque chose de la *phrénésie.*

En général, les phlegmasies arthritiques des membranes séreuses sont loin d'être rares, et souvent elles sont éminemment violentes. Telle était une péricardite pour laquelle nous fûmes appelés au milieu de la nuit même : — un homme, d'une forte constitution, ayant les formes goutteuses, après avoir éprouvé les jours précédens des douleurs articulaires vagues, et des douleurs plus vives dans les reins et les aponévroses de la cuisse, venait de boire beaucoup de vin, avec un rival heureux, dont il fallait pourtant qu'il se montrât bon ami. Il rentrait donc au logis plein de vin et de chagrins tout à la fois. Il se couche, mais bientôt est réveillé par la plus vive douleur dans la région précordiale : il s'écrie que son rival l'a empoisonné ; des pintes d'eau tiède lui sont administrées, et il rejette par torrens et l'eau et le vin qu'il a bus ; mais il n'est point soulagé : son pouls, d'ailleurs, n'est point petit et concentré, comme dans les affections abdominales intenses ; au contraire, il est grand, fort, dur, et la douleur énorme qu'il ressent est bien fixée sur la région même du cœur : cette douleur a un caractère remarquable d'ardeur, c'est comme un feu intérieur qui le dévore. Une large et abondante saignée du pied, des sangsues qui recouvrent toute la région du cœur, des sinapismes sur les genoux : tout cela immédiatement employé ; des boissons rafraîchissantes, des lavemens, la diète la plus sévère, quelques considérations morales propres à adoucir les chagrins de cet homme, le mirent promptement hors de danger, et enfin le guérirent complétement.

Il faut remarquer, relativement à la pleurésie goutteuse, qu'elle succède souvent, pour les causes les plus légères, à une simple *pleurodynie*, sur laquelle on était sans inquiétude, et qui semblait n'avoir d'inconvénient que celui de la douleur. Une pleurésie goutteuse, que nous avons observée, présenta, dans son début, des traits qui se rapportent à cette remarque, et de plus, de ces irrégularités que l'on voit si souvent dans la goutte externe. — Cette pleurésie eut, en effet, son invasion marquée par une douleur assez aiguë dans tout le bras droit et le côté droit de la poitrine ; cette douleur de la poitrine fut d'abord interne seulement, et bornée à la paroi de cette cavité ; puis elle sembla cheminer à l'intérieur ; et, dès le lendemain, se développèrent les symptômes connus d'une pleuro-peripneumonie : point de côté, oppression, crachats sanguins, etc. L'*acmé* présenta du délire et un état sub-apoplectique, avec *stertor*, etc. Des sangsues, des vésicatoires avaient été appliqués envain, et la maladie s'était rapidement élevée au point que nous venons de signaler. Appelés alors, nous conseillâmes l'application de sinapismes, avec addition d'ammoniaque, sur toutes les articulations principales à la fois. Il n'y avait point, comme l'on dit, une minute à perdre : nous n'osions même espérer que ce malade serait rendu à la santé ; cependant, au moment où se déploya l'action de tous ces topiques, il s'opéra une diminution considérable de tous les accidens qui avaient lieu sur la tête et la poitrine, et l'on n'eut plus à traiter qu'une affection modérée qui se termina heureusement. — Ce fait, dont on peut rapprocher des faits semblables, doit nous apprendre que si la goutte interne est en général une maladie redoutable, d'autre part aussi, lors même qu'elle se présente avec un appareil terrible, et qu'elle existe comme maladie inflammatoire intense, et avec des symptômes qui présagent une terminaison funeste dans les cas ordinaires, on ne doit pas cependant renoncer à tout espoir ; car l'affection goutteuse , même inflammatoire , conserve jusqu'à la fin quelque chose de sa mobilité originelle , et souvent elle peut encore être entraînée, au moins en partie , loin de l'organe qu'elle dévore.

Goutte sous forme de phlegmasie du tissu cellulaire et des organes parenchymateux. — Je ne connais pas d'exemples de *phlegmons* goutteux, si ce n'est de ces phlegmons qui existent souvent dans le voisinage des tumeurs articulaires , et que déterminent, soit la présence des concrétions tophacées , soit la communication de l'inflammation des parties articulaires. J'ai vu de ces collections purulentes, dont ils sont ordinairement suivis, chez un goutteux qui depuis longtemps souffrait de la goutte fixe sur les pieds. Le pus de ces phlegmons contenait de la matière topheuse divisée en une multitude de petits grains.

La *phlegmasie des parotides* et des parties environnantes s'observe très - souvent dans le rhumatisme , et rarement dans la goutte. — Mais la *péripneumonie* goutteuse est fort commune. Elle succède au catarrhe pulmonaire avec cette facilité terrible qui transforme en pleurésie la simple pleurodynie, comme nous venons de le voir. — La goutte peut tourmenter encore les organes pectoraux sous la forme d'*asthme humoral*, de *catarrhe suffocant*, etc. On peut consulter, avec fruit, Barthez sur tous ces points. Il les a traités avec beaucoup de détails. — On a vu une pleurésie succéder à une simple pleurodynie; j'ai vu de même succéder à une douleur goutteuse sur les côtes qui recouvrent le foie, non pas une vive *hépatite*, mais une augmentation marquée des fonctions de cet organe, et un flux bilieux extraordinaire. Mais l'hépatite goutteuse intense a été observée. — On voit bien plus souvent l'hépatite chronique goutteuse ; c'est à elle qu'il faut rapporter cet état dont parle Stoll , dans lequel le malade devient d'une couleur *sub-ictérique ;* l'hypocondre droit et la région précordiale n'y sont pas durs, mais on dirait qu'ils ont gagné en épaisseur (*densa*); la couleur du visage est proprement celle de la cire. Un tel état est quelquefois précurseur des lésions *organiques* du foie ; Lieutaud fait mention de foies grumelés, chargés de concrétions , que l'anatomie a découverts chez les goutteux. —Qui voudrait approfondir l'histoire des hépatites arthritiques, aurait encore à méditer, entre autres observations, celle qui est rapportée par Bang, *Selecta diarii*, t. II , p. 65. Cette observation remarquable, avec autopsie cadavérique, offre la réunion d'une affection grave du foie à une longue attaque articulaire.

Aux affections goutteuses des organes génitaux , dont nous avons parlé plus haut, il faut ajouter la *métrite* goutteuse , ou *l'arthritis uterina* des auteurs ; toutefois, nous ne connaissons

point d'histoires bien faites de cette maladie; ce qui s'est présenté à nous à cet égard, dans nos lectures, est au contraire
vague et incertain; mais l'observation suivante nous paraît être
un exemple de cette affection :

Madame Esch..., femme dont on pouvait dire qu'elle avait
les formes goutteuses, de gros os, une grosse tête, une forte
charpente, éprouva fréquemment, pendant quinze années,
l'affection que je vais décrire. Cette dame avait eu de longs et
profonds chagrins; elle menait une vie extrêmement sédentaire; son habitation était humide. Cette affection était née à
la suite de son dernier accouchement. Fréquemment donc, et
plus particulièrement au printemps et à l'automne, après de
vagues frissons, elle était prise de fièvre avec douleur et tension dans le bas-ventre; le col de la matrice devenait dur et
douloureux, éminemment sensible au toucher; des élancemens se faisaient sentir dans les grandes lèvres et les aines; il
y avait même de la douleur dans l'urètre, augmentée par la
sortie des urines. La langue n'était pas chargée; elle était pâle
et décolorée, ainsi que le visage de cette dame. Lorsque l'inflammation de la matrice devenait très-intense, elle s'étendait
dans le voisinage, et alors il y avait une péritonite marquée;
le ventre tout entier devenait sensible au toucher, et tendu; le
pouls était petit et concentré. Quelque chose d'hystérique,
c'est-à-dire, des pleurs, des spasmes divers, quelques fantaisies, venaient à la traverse compliquer cette affection de l'utérus. Les applications émollientes, les acides et les émolliens
à l'intérieur, les bains, de grandes applications de sangsues sur
le ventre, ne soulageaient point la malade, ou diminuaient à
peine les vifs accidens qu'elle éprouvait. Il fallait venir à de
grandes saignées du bras plus ou moins répétées; alors la malade était vraiment soulagée; mais comme s'il y eût eu une espèce de déplacement de l'affection utérine arthritique, dès-lors
l'estomac rejetait tout ce qui lui était présenté. Le camphre
diminuait ou même effaçait ce symptôme. Les boissons frap-
pées de glace avaient aussi un bon effet. Au bout de huit ou
quinze jours, ces accès se terminaient en général; alors un
sédiment fort abondant se montrait dans les urines. Une montre
d'argent, que cette dame portait au col, devenait noire pendant l'accès, et s'éclaircissait sur la fin. Longtemps ces accès
se sont représentés périodiquement presque tous les mois.
Dans les derniers temps, ils ne se montraient plus guère
qu'une ou deux fois par an. L'extrait d'aconit, donné sur la
fin d'un de ces accès, semblait avoir éloigné le retour du suivant. A la suite de ces accès d'*arthritis uterina*, il restait quelquefois un engorgement sensible dans le corps de la matrice et
au museau de tanche. Cet engorgement, la gêne qu'y ressen-

tait habituellement la malade , la difficulté qu'elle avait pour marcher, et aussi la couleur de son teint, faisaient croire qu'il y avait sur cet organe au moins un squirre tendant au cancer. —A l'âge de quarante-cinq ans, à la suite d'une fièvre ataxique-adynamique avec parotide, qui avait succédé à une de ces attaques utérines ordinaires , cette dame mourut. L'autopsie cadavérique nous fit voir de faibles restes de phlogose au corps de la matrice , dans les tissus extérieurs seulement. Cet organe n'avait point subi d'autre altération; son volume était à peine augmenté.

Telle est l'affection que nous avons observée souvent pendant un certain nombre d'années , et que nous rapportons à l'*arthritis uterina* , à cause des formes de la malade , des causes occasionnelles, de la périodicité des accès, de l'espèce de transport partiel de l'inflammation à la suite des saignées, du mode de la terminaison , des heureux effets du camphre et de l'aconit, regardés , par des observateurs, comme des anti-goutteux spécifiques ; et enfin , si l'on veut remonter à la naissance de cette affection , à cause des rapports observés entre les maladies laiteuses et les maladies arthritiques. — Nous ferons sur la métrite goutteuse une dernière remarque , semblable à celle que nous avons faite sur les affections utérines en général, c'est que des affections telles que celles-ci dans leur origine , et à l'égard desquelles on n'a point osé pratiquer des saignées aussi abondantes , ont dégénéré , et sont devenues des affections organiques fort graves de l'utérus.

Considérons à présent la goutte sur les reins, ou la *néphrite goutteuse*. — Tous les auteurs qui ont traité de la goutte ont aussi traité de la néphrite goutteuse. Sydenham en a parlé plusieurs fois dans ses ouvrages (*Voy. De podag.,de miciu cruento*). Hoffmann , Musgrave et mille autres auteurs, offrent un grand nombre d'observations sur cette maladie. Les sources où le lecteur pourra puiser, pour étudier la néphrite goutteuse telle qu'on la conçoit ordinairement, sont donc extrêmement multipliées. Il ne sera point ici question de la néphrite envisagée sous ses rapports vulgaires ; mais on y trouvera quelques exemples de cette variété de la néphrite que nous avons signalée plus haut, qui semble s'adresser de préférence à *l'enveloppe fibreuse des reins* , précède souvent les accès de la néphrite goutteuse grave ou d'autres développemens considérables de la goutte , et est ainsi pour le médecin un avertissement important. Mettons-le à même de toujours comprendre un tel avertissement, en lui proposant des exemples de cette variété de la néphrite goutteuse, et le familiarisant en quelque sorte avec elle.

Un homme qui avait à peine atteint sa quarantième année,

d'un tempérament sanguin , d'une constitution médiocre et
u n peu maigre, qui jamais n'avait éprouvé de maladie , et
surtout point d'affections calculeuses , mais qui s'était livré
souvent au plaisir de la table et à la boisson, tout-à-coup fut
pris d'une violente douleur *dans la région lombaire*, avec horripilation et refroidissement des extrémités; ensuite une chaleur vive se développa avec le pouls fréquent et une grande
soif. Le ventre était dur et distendu par des vents. Quelques
personnes prirent ce mal pour *une espèce de luxation des ver-*
tèbres, à laquelle le malade n'avait pourtant point été exposé;
d'autres croyaient qu'il s'agissait seulement d'une fièvre inflammatoire; mais comme il y avait quelques efforts pour vomir, et des urines brûlantes et en petite quantité, je pensai,
dit le médecin qui raconte cette histoire, que cette affection
intéressait les organes urinaires. Je fis donner des lavemens, et
appliquer des fomentations convenables. La décoction d'orge
nitrée, des émulsions adoucissantes, d'autres boissons anodines
furent administrées, mais sans aucun soulagement. Les symptômes devenant de plus en plus urgens, je fis pratiquer une
saignée du pied. Peu après, en continuant d'ailleurs les autres
remèdes, l'urine coula abondamment, toutes les douleurs furent apaisées, la sueur arrosa tout le corps, et le septième jour
depuis l'invasion du mal, il sortit par les urines de petits grains
de sable brillans, et présentant de petites pointes, mais aucun
calcul proprement dit (Hoffm., t. ii, p. 304). — C'est la même
variété de la néphrite, et avec des circonstances essentiellement goutteuses, que nous reconnaissons dans le fait rapporté
par Van Swieten (§ 1273, p. 312, t. iv, *C. in Aph.*). J'ai vu,
dit-il, un homme fort gras, autrefois sujet à quelques douleurs néphritiques, qui fut pris, après une course fatigante
en voiture, d'une douleur *autour du rein droit* (*circà*), avec
nausées. L'urine était peu abondante, décolorée; il y avait
constipation. Lorsqu'il était couché, la douleur augmentait;
elle empêchait le sommeil. Comme on essayait divers moyens
qui avaient été utiles autrefois dans ses douleurs néphrétiques,
voilà que la douleur émigre subitement, se porte des lombes sur
l'orteil du pied droit, et y détermine le premier accès de podagre que le malade eût encore éprouvé, et un accès assez vif.

L'histoire suivante montre sensiblement que la néphrite-
goutteuse porte, dans ses premiers accès surtout, les caractères d'une lésion externe du rein, avant de revêtir des caractères plus graves. — Un fort brave homme, âgé de trente-cinq
ans, d'un tempérament bilieux, sanguin, prompt à toutes les
affections de l'ame et surtout à la colère, qu'il peut cependant,
comme à volonté, étouffer ou simuler habilement, ayant passé
les premières années de sa jeunesse dans les académies et à la

cour du prince, au milieu du luxe et des écarts de régime,
toutefois n'ayant été malade que d'une gonorrhée et d'une
fièvre épidémique, dans la convalescence de laquelle il but,
par le conseil de ses amis, deux mesures de vin rouge, fut pris
de vives douleurs qui se changèrent en podagre légère. Deux
années après, il eut des douleurs du *dos et des lombes*, qui
étaient suivies de l'excrétion de sables et de calculs par les
urines. Plus tard, les deux affections, la podagre et les douleurs néphrétiques, se succédaient exactement l'une à l'autre ;
mais, dans la suite de cette histoire, on voit une exaltation des
symptômes néphrétiques. La néphrite, autrefois légère et
prise pour une simple douleur du dos et des lombes, ne peut
plus être méconnue ; des vomissemens, des douleurs intestinales l'accompagnent ; des graviers et des calculs sont rendus
tous les jours ; de plus, les urines sont troubles, déposent un
sédiment muqueux, blanchâtre, mêlé de calculs rougeâtres ;
et à la suite du plus léger mouvement du corps, elles deviennent ensanglantées (Hoffmann, *Consult.*, p. 263).

Puisque les choses se passent ainsi dans la néphrite goutteuse, on ne peut qu'être frappé de la ressemblance qui existe
entre la goutte placée sur les reins et la goutte fixée sur les
pieds, entre la néphrite et la podagre. Que l'on se représente
la série des phénomènes qui composent ces deux affections,
ou plutôt, ce semble, ces deux modes d'une même affection,
ce que Sydenham en a dit, ce que nous en avons dit nous-
mêmes : que voit-on ? — Des deux côtés, c'est une irritation
placée le plus ordinairement sur un tissu fibreux. Quelquefois
cette irritation mobile se transporte ailleurs ou se résout d'elle-
même ; mais d'autres fois il s'ensuit, de part et d'autre, ou des
sécrétions d'apparence gélatineuse ou de vraies concrétions.
Que, dans la néphrite, les concrétions ne puissent être ex-
pulsées hors du rein ; que, dans la podagre, la tumeur goutteuse ne soit pas entièrement ou résorbée ou excrétée, et
qu'un tophus demeure : des deux côtés, l'irritation mécani-
nique, produite par ces concrétions, appellera respectivement
de nouveaux accès de podagre, de néphrite. Si l'on examine
les causes de cette double affection, c'est en général la bonne
chère et l'intempérance qui les constituent ; si de plus on examine chimiquement les concrétions engendrées par la néphrite
et la podagre, en général, c'est de l'acide urique uni à une
base qui peut varier selon les accidens avec lesquels il se trouve
en rapport. On pourrait ajouter bien d'autres traits à ce parallèle ; on pourrait remarquer que les affections néphrétiques,
vere et autumno plerumque moventur, ainsi que les affections goutteuses ; que des hommes qui paraissent destinés à la
podagre par leurs formes et certaines de leurs habitudes et de

leurs maladies antécédentes, sont assujettis seulement à la néphrite; que des remèdes anti-goutteux ont fait cesser des états
néphrétiques inquiétans, etc. On le pousserait beaucoup plus
loin encore en empruntant à Murray, en particulier, les résultats des recherches qu'il a faites à cet égard, et qui sont consignées dans ses opuscules; mais il suffit de ce qui vient d'être
dit pour n'être plus étonné que des hommes fort instruits aient
répété, à propos de l'arthritis et de la néphrite, cette sentence si fameuse : *Morborum unus et idem et morbus, locus
verò ipse differentiam facit;* et que des médecins aient osé
donner aux affections calculeuses urinaires le nom de *goutte
des voies urinaires.* Beaucoup d'auteurs se sont occupés de ces
rapports qui existent entre la néphrite et la goutte, et l'on
pourrait ajouter un grand nombre de noms à la liste, déjà
longue, que Ploucquet en donne dans sa *Litteratura medica
digesta.*

FASCH, *Ægrotus nephritico-arthriticus; Ienæ*, 1675.
HEIM, *De origine calculi quatenus est arthritidis effectus; Halæ*, 1772.
MURRAY, *De cognatione inter arthritidem et calculum;* Opuscules, vol. 1.

*Goutte sous forme de phlegmasie des tissus fibreux, mus-
culaires,* etc. —Nous voici arrivés dans le système nosologique
de M. Pinel, que nous avons suivi pour exposer méthodiquement les métamorphoses si variées de la goutte anomale;
nous voici arrivés aux phlegmasies des tissus fibreux, musculaires, etc., et dès-lors à même de faire connaître de plus en
plus la goutte fibreuse dont nous avons déjà parlé au commencement de cet ouvrage, dont nous venons de parler encore en
traitant de la néphrite externe ou fibreuse; mais les limites
dans lesquelles nous devons nous resserrer nous feront réduire à quelques mots seulement ce que nous pourrions ajouter pour montrer cette variété de la goutte dans tous ses développemens.

Les formes les plus vulgaires de la *goutte fibreuse* sont celles
que nous dépeint Nicolas Chesneau, dans l'histoire que nous
a laissée, de ses propres infirmités, cet excellent observateur,
histoire que l'on peut lire avec tous ses détails, p. 51 de ses
Observationes medicæ, et qui marque d'une manière particulière les rapports étroits qui existent entre cette variété de
la goutte et les affections catarrhales ou rhumatisantes auxquelles elle succède, ou dont elle se complique. Voici cette
histoire en abrégé:—Chesneau, dès ses plus jeunes années, avait
eu l'habitude de dormir la tête découverte et de répandre sur
elle de l'eau froide, même lorsqu'il était en sueur. Il eut donc
à souffrir de fluxions sur les dents. Il perdit presque toutes les
dents molaires; ensuite il éprouva des douleurs iliaques : en
un mot il fut sujet à des affections rhumatismales. Plus tard,

(65)

on reconnaît l'influence des causes goutteuses : entre ces causes, les veilles, les travaux d'esprit se montrent en première ligne. Chesneau se livrait alors aux études du doctorat ; il avait l'esprit tendu le jour et la nuit ; aussitôt après le repas, il s'appliquait à sa besogne. Son estomac en souffrit singulierement. De plus, Chesneau devint sujet à la *migraine*. Plus tard, il eut des *douleurs sur les côtes*, près de la mamelle. En vain il recouvrit sa tête d'une perruque pendant le jour, et la nuit, d'un bonnet ; il éprouva des *douleurs à la plante des pieds*, *autour du talon*, et par suite *à la main*, *à la région sciatique*, et enfin aux *articulations du pouce du pied*, où la goutte, dit-il, commence toujours. Il avait alors quarante-cinq ans. De nouveau, il fut pris de douleurs sciatiques, de douleurs *au coccyx*, aux *genoux* et aux pieds. Des sueurs, qui s'établirent habituellement sur la fin de la nuit, firent cesser toutes ces douleurs. Les sueurs ayant cessé à leur tour, il redevint sujet à des affections douloureuses *des lombes*, *du sacrum* ; il souffrit même dans *la région de l'uretère droit*, et éprouva presque tous les symptômes d'une néphrite calculeuse, excepté l'émission de graviers et de calculs. *Le muscle oblique du ventre* lui parut aussi affecté par une irritation qui gagna la cuisse. Enfin une cardialgie atroce le vexa cruellement ; il fut pris ensuite d'un rhume grave, et atteignit ainsi l'âge de cinquante-deux ans. Il porta pendant plusieurs années une *espèce de rhumatisme* au genou. La douleur des côtes revint par intervalles ; il provoqua artificiellement des sueurs qui lui furent utiles. A l'âge de soixante-six ans, plus sensible aux impressions d'une froide atmosphère, il éprouva des douleurs *à la tête*, *au vertex*, au muscle crotaphyte, au mastoïdien, sur *l'articulation de la clavicule au sternum*. En même temps il souffrit *des dents*, d'un coryza, d'un catarrhe pulmonaire, et ses souffrances n'en restèrent point là ; *l'épaule*, *le bras*, *la base de l'omoplate* et les côtes voisines furent successivement entrepris ; puis le coccyx, les régions sciatiques, *poplitées*, *les tendons qui se rendent au talon* ; plus tard, les douleurs remontent sur les parties supérieures, sur la tête, le cou, les épaules, le bras, les côtes, et vont et viennent sur diverses régions du corps. Jamais il ne souffrit autant des douleurs des côtes, jamais autant *sur la clavicule et au milieu du sternum*.

Rien de plus ordinaire, en effet, que de voir la goutte fibreuse se montrer sous l'aspect que nous offre cette histoire, soit chez des personnes assujéties d'ailleurs à des influences rhumatismales anciennes ou actuelles, soit chez des personnes bien vêtues, surtout bien nourries, qui ne quittent jamais le coin du feu, et mènent une vie extrêmement sédentaire ; mais on voit presque aussi souvent la goutte fibreuse sous la forme *de gonflement douloureux du périoste* le long du tibia, du cubitus, de la clavicule, etc. ; mais les *lésions des capsules viscérales* elles-mêmes ne doivent pas être regardées comme très-rares, et nous sommes convaincus qu'il ne manque, pour les observer souvent, que de les bien connaître. Pour nous, depuis que nous avons écrit ce qu'on a lu au commencement de cet ouvrage, nous avons revu plusieurs fois la goutte fibreuse des reins, celle des testicules, et, à côté de cette dernière, ces autres lésions des parties fibreuses des organes génitaux que Loubet, chirurgien et goutteux, avait fort bien reconnues, puisqu'il a dit, en parlant de la goutte sur les parties génitales de l'homme : « Les douleurs se font sentir à la tunique propre de la verge, qui est forte et tendineuse ; dans les corps caverneux, à la cloison de ces deux corps , au ligament suspensoire de Vésale, jusqu'au pubis où est son attache, etc. » (Loubet, *Lettres sur la goutte*, p. 58). — Combien encore elle est fréquente et douloureuse sous forme de *névralgie*, ou lorsqu'elle vient s'implanter sur le rachis, sur les lombes, et y développer cette affection connue sous les noms de *rachisagre*, *de rachialgie*, *de lombago !*

Les collections d'observations offrent aux lecteurs instruits une foule d'exemples de ces affections et de toutes les variétés de la goutte fibreuse ; toutefois, ce n'est pas aux mots *goutte*, *podagre*, *arthritis*, qu'il faut les chercher d'ordinaire, c'est bien plutôt dans la classe des affections *rheumatiques*, *catarrhales*, *spasmodiques*, c'est enfin sous une dénomination qui les tiendrait à jamais cachées pour des recherches superficielles, je veux dire sous le titre d'affections scorbutiques.—On lit dans Hoffmann (t. 2, p. 324), une observation de goutte fibreuse sur les reins et sur d'autres parties du même système, sous le titre de *Rheumatica.* L'histoire de Chesneau est rangée par ce médecin avec les observations de *catarrhes*. On reconnaît encore différens traits de la goutte fibreuse dans une des histoires rapportées parmi les consultations d'Hoffmann , et intitulée *de catarrhis in veram podagram terminatis ;* enfin, d'autres histoires de goutte fibreuse que nous avons sous les yeux, sont intitulées : *De affectu scorbutico*, etc. — La raison de tout ceci est facile à comprendre : on voit des exemples de goutte fibreuse, parmi les observations de rhumatismes ou d'affections rheumatiques , parce que , en particulier , la goutte fibreuse entreprend fort souvent des tissus que l'on voit plus souvent encore entrepris par le rhumatisme : l'habitude et le préjugé ont donc concouru à faire regarder les douleurs de goutte fibreuse comme purement rhumatismales. Ces douleurs ont été prises pour spasmodiques par des motifs à peu près semblables ; pour nous, au contraire, nous osons croire qu'une

foule d'affections prises vulgairement dans la pratique pour
spasmodiques, ne sont, en effet, le plus souvent, que des
accidens de la goutte fibreuse. Enfin, si l'on voit des exemples
de la goutte fibreuse rangés parmi les observations de catarrhes
et d'affections scorbutiques, c'est que la goutte fibreuse et celle
de la peau et des muqueuses se touchent de très-près, se
succèdent l'une à l'autre, avec une fréquence et une rapidité
qui peuvent induire l'observateur à penser qu'il n'a sous les
yeux qu'une seule et même affection ; ajoutons que des complications assez communes, les théories du temps, etc...,
viennent encore rendre raison de ces dénominations diverses.

Non seulement la goutte fibreuse s'échange ou se complique
souvent avec les affections des membranes muqueuses ou de
la peau qui viennent d'être indiquées ; mais elle alterne avec
toutes les phlegmasies de la peau, avec les dartres et l'érysipèle en particulier ; à l'intérieur, elle semble habiter de préférence, après les tissus entièrement fibreux, sur les nerfs,
les plexus nerveux et les autres organes où se trouvent quelques
traces de tissu fibreux, comme les artères, la matrice, etc. ;
elle détermine ainsi des hémorrhagies ou des palpitations, et
des douleurs ou même certaines altérations du tissu de la
matrice, etc.

C'est une remarque que nous avons faite plusieurs fois
que celle - ci : un homme est affecté de la goutte fibreuse, et
porte presque habituellement une douleur qui se réduit quelquefois à un simple sentiment de gêne sur les côtes, au-
dessous de la mamelle gauche ; cette affection qui paraît à
beaucoup de personnes de peu d'importance, rétrocède, en
tout ou en partie, et des palpitations surviennent : ceci se
renouvelle par intervalles ; et enfin, après plusieurs années,
se montrent les symptômes d'une affection *organique* du cœur
ou de ses gros vaisseaux. Ce qui n'est pas moins digne d'attention, et ce que nous avons souvent observé, c'est qu'à ces
mêmes douleurs costales succèdent fréquemment, à la suite
de semblables rétrocessions, des affections de l'estomac de
diverse nature ; chez les femmes, des phlegmasies de la glande
mammaire : chez celles qui portent des squirres de cette partie,
la dégénérescence cancéreuse de ces squirres ; et ailleurs des
pleurésies chroniques, des hydrothorax, etc. Les douleurs costales de la goutte fibreuse, telles que celles dont nous venons de
parler, sont donc à surveiller et à traiter plus exactement qu'on
ne le fait en général.

D'autres considérations, qui se lient à celles-ci, portent à
demander si les irritations goutteuses ne sont pour rien dans
le développement de ces fibro-cartilages, de ces espèces d'os-
sifications que l'on observe souvent sur les gros vaisseaux,

dans le développement de ces corps fibreux que l'on trouve souvent dans la matrice. Ceci n'est qu'une question adressée aux médecins observateurs qui ont dirigé leurs recherches de ce côté. — Mais il est encore digne de remarque que la goutte fibreuse exerce souvent ses influences douloureuses sous la forme d'un froid glacial que les malades disent ressentir ; dans ces deux derniers cas, cette variété de la goutte se confond avec la goutte vague et celle qu'on a appelée *froide*, dont nous parlerons bientôt.

Bien plus que tous les recueils d'histoires de maladies, bien plus que tout ce que nous pourrions ajouter, l'observation des goutteux eux-mêmes instruira le médecin attentif de tout ce qui regarde la goutte fibreuse. Qu'on suive donc avec attention des personnes destinées par leur constitution, leur genre de vie, etc., aux maladies goutteuses ; elles offriront des exemples fréquens de la goutte fibreuse avant de montrer les grands accidens de la podagre et de la goutte interne. Que l'on suive encore un goutteux qui l'est d'ancienne date, dans les intervalles de ses accès et dans ces temps où il n'éprouve que de légères infirmités, il montrera à l'observateur une suite d'affections du système fibreux, affections qui d'ordinaire prennent de l'accroissement et de l'intensité à mesure que le goutteux s'approche d'une attaque vive et considérable. Que l'on observe enfin, à l'époque appelée critique, les femmes destinées aux maladies goutteuses, et l'on reconnaîtra chez elles une foule d'accidens appartenans à la goutte fibreuse ; et ce que l'analogie indiquait se trouvera ainsi constaté, à savoir : que la goutte ab-articulaire offre à l'infini, pour ainsi dire, des lésions variées d'un système qui se montre principalement affecté dans la goutte des articulations.

Les lésions du système musculaire, par la goutte, sont plus rares que celles du système fibreux ; cependant elles sont loin d'être sans exemples, et les concrétions trouvées dans l'intérieur des muscles eux-mêmes, chez des personnes goutteuses, rendent témoignage à cet égard (Voyez *Annales de chim.*, t. XVI). On peut encore rappeler ici un fait observé sur un goutteux qui présentait l'affection évidente de certains muscles ; une ecchymose occupait la peau audessus de chaque muscle malade.

Nous voici arrivés à la dernière partie des transformations de la goutte anomale ; cette dernière partie contient toutes les affections qui ne sont point appelées des phlegmasies ou des névroses. Cependant, on peut raisonnablement penser que plusieurs de ces affections, ainsi que certaines névroses, seront tôt ou tard regardées comme de véritables phlegmasies, puisqu'elles en ont les caractères. Déjà certaines maladies, appelées fièvres par beaucoup de médecins, ont passé

tout doucement dans la classe des inflammations ou phlegmasies ; entre les affections qui vont être nommées, on peut dire
des hydropisies, en particulier , que le plus souvent la collec-
tion de sérosité qu'elles présentent n'est qu'un résultat ou un
accident d'une phlegmasie chronique ; les ouvertures du cadavre ne laissent point de doute à cet égard , et cette considération nous paraît-très-importante, comme on pourra en juger
à l'article du *traitement*, etc. Mais sur ce point, comme sur
beaucoup d'autres, nous nous bornons à avertir le lecteur ; le
but de cet ouvrage ne nous permet point d'entrer dans de plus
grands détails ; d'ailleurs , ces considérations mènent à de si
grands changemens dans la science , qu'il faut qu'ils soient
généralement convenus, avant d'en suivre toutes les conséquences.

Troisième espèce de goutte ab-articulaire. — On trouve
beaucoup d'exemples épars d'*épistaxis* , d'*hémoptysies*, et
surtout d'*hémorrhagies utérines*, par cause goutteuse ; — mais
tous les observateurs ont reconnu, comme de concert, la liai-
son qui existe entre le *flux hémorroïdal* et la goutte. Elle est
si intime, pour ainsi dire, que Grant a donné comme un
signe certain d'une constitution goutteuse , la présence des
hémorroïdes unies à des dispositions mélancoliques , et que
Stahl pensait que l'application fréquente des sangsues aux
veines hémorroïdales pourrait guérir entièrement la goutte ;
ils étaient inspirés par des faits semblables aux suivans, choisis entre mille autres pareils : Hofmann a observé que des hémorroïdes supprimées ont été remplacées immédiatement par
une attaque de goutte aux pieds , et Forestus a vu un goutteux délivré subitement de vives douleurs sur les articulations,
par la formation également subite d'une tumeur hémorroï-
dale. Cependant il ne faut pas croire que ce soit toujours un
échange avantageux que celui de la goutte articulaire contre
des hémorroïdes. Stoll nous a laissé une observation bien
propre à éclairer nos vues à cet égard : la goutte hémorroïdaire s'est offerte à lui sur un homme de quarante ans, brun ,
sec, grand buveur , qui d'abord avait éprouvé quelques douleurs articulaires, lesquelles effacées bien vîte, avait été remplacées par du ténesme et des coliques ; il s'y était joint de la
céphalalgie , une petite fièvre et un suintement de sang noir à
l'anus ; tous ces symptômes augmentaient vers le soir. Deux
saignées ne le soulagèrent point, et cette maladie se termina
par gangrène. Musgrave nous montre un état à peu près semblable causé par l'abus des alcooliques, chez un goutteux. En
général, il faut surveiller avec soin les tumeurs hémorroïdales
goutteuses ; elles se compliquent fréquemment de l'érysipèle
goutteux , dans ce cas éminemment susceptible de la dégénérescence gangréneuse. — Doit-on inscrire les anévrismes à la

suite de ces affections que produit la goutte dans ses écarts ? Stoll et Dehaën avaient dit : *Inter viscera delitescens aneurismata interna sæpè æmulatur arthritis*. Il est certain que beaucoup de goutteux portent des lésions organiques du cœur et des gros vaisseaux. Mais quelle est cette matière *tophacée*, trouvée par Scarpa et d'autres chirurgiens et anatomistes, dans les parois artérielles, principalement, ce semble, dans les cas d'une espèce de diathèse anévrysmatique ? Ces dégénérescences auraient-elles été produites sous des influences semblables à celles qui gouvernent la goutte ?

Pour les *hydropisies*, une foule d'observations autorisent à les placer parmi les transformations de la goutte. (*Voyez* en particulier, dans le Traité *De arthr. anom.* de Musgrave, le chap. IV, *De arthritide hydropi superveniente*). — La dernière maladie du roi de Prusse, que l'on a appelé le Grand Frédéric, a été un *hydrothorax* goutteux (*Voyez* l'extrait intéressant que M. Pinel en a donné dans la 3e édition de sa Nosographie).

Un fait très-remarquable est celui de Pott, qui a observé la guérison spontanée d'un *hydrocèle*, par la production d'un accès de goutte aux pieds. Nous avons vu aussi la guérison rapide d'un hydrocèle, chez un homme sujet à divers accidens de la goutte fibreuse, sans opération chirurgicale et sous la seule influence des sulfureux à l'extérieur et à l'intérieur.

L'*œdème goutteux du poumon* a été traité avec quelques détails par Barthez.

La plupart des historiens de la goutte et de la phthisie pulmonaire, ont distingué une *phthisie goutteuse*, soit pituiteuse, soit tuberculeuse (Stoll, Morton, Portal) ; — et des *squirres*, des *carcinomes*, ont semblé naître et se développer sous des irritations goutteuses (Hofmann, Richter). — Kortum (*De vitio scrophuloso*, t. 1, p. 271), rapporte, sur ce qu'on a appelé les *scrophules arthritiques*, un fait extrêmement intéressant.

La sagacité, et à côté d'elle la bizarrerie, se sont exercées sur de prétendus rapports qui existent entre la goutte et la *siphilis*. Pour nous, nous croyons devoir nous borner à remarquer que le périoste antécédemment affecté par des accidens siphilitiques, semble demeurer chez les goutteux, autrefois vénériens, éminemment susceptible des irritations goutteuses. On se méprend souvent sur les douleurs qui en résultent, et elles sont regardées comme vénériennes, de même que les douleurs de goutte vague, de goutte fibreuse, chez des individus autrefois rhumatisans, sont prises trop souvent pour de simples douleurs rhumatismales.

La goutte revêt la forme de *scorbut* lorsqu'elle se développe dans des circonstances propres à produire cette dernière maladie, en sorte que beaucoup d'auteurs ont fait une espèce particulière de goutte à laquelle ils ont donné le nom de goutte scorbutique, et qui a deux variétés, la *goutte scorbutique vague* et la *goutte fixe scorbutique.* — Enfin, Vicat et d'autres, ont cherché à établir l'identité qui existe, selon eux, entre la goutte et la *plique.*

HERZOG, *Dissertatio de morbo articulari, speciatim venereo; Helmstadii,* 1779.

DEPRÉ, *Arthriticus scorbuticus doloribus vagis gravissimis liberatus; Erfordiæ,* 1719.

MUSGRAVE, *De artritide scorbuticá fixá; In Tractatu de arthritide symptomaticá.*

Relativement aux *fièvres :* on a vu souvent des *fièvres intermittentes,* en particulier, alterner avec la goutte àrticulaire, la remplacer ou être remplacées par elle. Sénac, *de reconditá febrium naturá,* met la rétrocession de la podagre au nombre des causes de la *fièvre tierce.* Forestus a conservé l'histoire curieuse d'un homme sujet aux hémorroïdes, lesquelles s'étant supprimées, donnèrent naissance à une fièvre tierce, suivie d'un accès de goutte articulaire, qui le retint au lit pendant vingt jours. Small atteint par la goutte et la fièvre tierce à la fois, se trouve à la fois guéri de ces deux affections, en coupant la fièvre par le quinquina. Un homme robuste est atteint d'une fièvre tierce, au printemps; après le deuxième accès, la goutte se déclare aux pieds, et la fièvre ne reparait plus (Van Swieten, §. 1267, *aph.*). — Storck a reconnu la goutte comme une des causes de la *fièvre quarte,* etc. Musgrave nous a laissé deux exemples de cette fièvre terminée par un accès de goutte articulaire. — Ces faits divers et la ressemblance qui existe entre les phénomènes qui composent un accès de goutte et un accès de fièvre intermittente, ont singulièrement frappé Tavarès, médecin espagnol, qui a fait à cet égard des rapprochemens intéressans dans une dissertation qu'il a écrite sur l'efficacité du quinquina dans la goutte. — Point de doute que la *fièvre ataxique* ait été souvent produite par la rétrocesssion de la goutte articulaire. — Quant à la *fièvre bilieuse,* Stoll la comparant avec la goutte, trouve entre ces deux maladies, une ressemblance si entière, qu'il incline extrêmement à les regarder comme deux modes d'une seule et même affection.

Production d'une matière appelée crayeuse, *dans la goutte anomale, comme dans la goutte articulaire.* — En terminant cette esquisse rapide du tableau des anomalies de la goutte ab-articulaire, nous devons faire mention de certains phénomènes qu'elle présente quelquefois, et qui sont en harmonie avec d'autres, fort communément observés dans la goutte articulaire, je veux dire la production d'une matière qu'on a appelée crayeuse, tophacée, plâtreuse, gypseuse, etc.

Je lis dans Haller, que cette matière se trouvait en telle abondance, chez certains goutteux, qu'on l'a vue nager dans leur sang; et sur ce point il cite le *Comm. litt. Norimb.*, 1755, *hebd.* 21, qui offre le fait d'une saignée pratiquée à la basilique, laquelle saignée amena du sang mêlé de petits graviers. Zacutus, *Prax. admirand*, l. III, obs. 54, rapporte un fait semblable, à la suite duquel on vit des douleurs lombaires diminuer sensiblement; chez d'autres goutteux, on a observé de ces graviers dans la lymphe; on a vu leur urine, ce qui est très-commun, mais leur sueur même et leurs crachats, fournir une matière d'apparence calcaire; un autre goutteux rendit de ces concrétions par l'oreille, etc. (*Voyez* Haller, *Physiol.*, l. VI, s. 3, p. 365 et 366; *Voyez* encore Pechlin, Kerkringius, Gaubius, Reimar, Liger; Bartholin, *De sudore arenoso;* Viridet, *De pruritu ab arenulis in homine podagrico per cutem...*, et Dehaën *Ratio medendi*, p. 5, c. 5). — Plater, enfin, parle d'un goutteux qui l'était depuis longtemps, et qui de toutes les parties de son corps, sans en excepter les paupières, rendait une matière gypseuse, toute semblable aux tophus goutteux.

Morgagni rapporte, d'après Alberti, ep. 57, a. 9, l'histoire d'un orfèvre qui tous les ans était pris de la goutte articulaire, et qui l'ayant une fois répercutée, fut pris des accidens les plus graves, qui ne cessèrent que lorsqu'il eut rendu, par le rectum, une matière qu'il appelle goutteuse, et qui ressemblait assez à du gypse ou de la chaux. — Alph. Leroy prétendait que les goutteux rendaient souvent par le canal intestinal une sérosité grise ou de couleur de lin, et très-fétide, que ce professeur croyait être de l'urée.

Baglivi parle d'un goutteux qui, après avoir rendu une urine abondante et épaisse, laquelle se prenait bientôt en consistance de gelée, fut guéri entièrement de la goutte. Un fait assez semblable à celui-ci se voit dans les Mémoires de l'Académie des sciences (année 1747). Un homme de cinquante ans, légèrement affecté de la goutte articulaire, rendait des urines laiteuses, lesquelles, au bout d'une heure, devenaient transparentes; un sédiment était alors déposé au fond du vase; il était de consistance argileuse; mais deux heures après il se durcissait comme le savon. Après avoir rendu, pendant huit ou neuf mois, environ soixante livres pesant de cette matière, le malade ne fut plus affecté de la goutte. Les concrétions rendues par ce goutteux dont parle Casaubon (*Commentaires sur Perse*), étaient d'un poids plus considérable encore. C'était, il est vrai, de toutes les parties de son corps qu'elles étaient sorties; mais, dit le savant, elles en surpassaient le poids.

Ces faits deviennent facilement croyables lorsqu'on voit de ces

vieux goutteux dont les articulations sont toutes couvertes de
tumeurs et d'aspérités, dont la peau même, en particulier celle
de la face, est soulevée par des tubercules goutteux, et qu'on
les entend raconter tout ce qu'ils ont rendu de cette matière
topheuse à différentes époques de leur longue histoire. Tels
étaient ce *Babylas* et cet *Acragas*, célèbres podagres, représentés comme ensevelis vivans dans la craie, et à qui du moins,
après leur mort, on eût pu élever un tombeau avec le plâtre
sorti, pendant leur vie, de leurs mains, de leurs pieds et de
toutes les parties de leur corps; tel était ce *Gordius*, dont
toutes les articulations avaient été déformées par la goutte, et
qui composa lui-même, d'avance, son épitaphe, où l'on trouve
cette plaisanterie : *Nomine reque duplex ut nodus Gordius
essem.*

ADAMI (J. H. C.), *De materiâ calcariâ post diuturnam arthritidem per vias
urinarias eductâ; Luben.*, 1740.
HUNDERTMARK, *De urinâ cretaceâ; Lipsiæ*, 1761.

Il faut rapprocher de ces faits d'autres faits propres à les
éclairer peut-être, et qui sont dus à notre physiologiste Bichat. Cet habile homme, interrogé par plusieurs de ses amis
et de ses élèves, sur les maladies des lymphatiques, sur ce que
l'anatomie pathologique lui avait découvert sur ce point, leur
répondit en ma présence, que la seule qu'il eût remarquée
jusqu'alors, consistait dans le dépôt d'une matière comme
crayeuse, dont il avait trouvé plusieurs fois leurs principaux
troncs presque remplis. D'autres physiologistes avaient fait
mention d'altérations semblables. *Voyez* Poncy, Scherb, As-
salini, Mascagni, cités par Soemmering, *De morbis vasorum
absorb.*, §. 23. — Cruikshank rapporte que l'on trouve quelquefois des concrétions pierreuses dans les glandes lymphatiques (*Voyez* p. 170, de la traduction française). Haller a vu
un mésentère *tout pierreux*, mais *Voyez* Ploucquet, *Calculus
in glandulis; voyez* enfin ce qui sera dit bientôt sur la *nature
de la goutte.*

Telles sont les notions qu'il est permis de donner ici sur les
diverses migrations et tranformations de la goutte. Nous avons
renvoyé souvent le lecteur à Stoll, à Hoffmann, à Musgrave,
parce qu'il le fallait, et qu'on ne saurait trop recommander la lecture de leurs immortels ouvrages. Musgrave, qu'on
lit moins encore que Stoll et Hoffmann, est cependant très-
digne d'être consulté sur la matière de la goutte; on ne le fera
point sans fruit et même sans quelque agrément, car outre
que Musgrave a écrit en observateur qui a pratiqué longtemps dans un pays peuplé de goutteux, son style est à la
fois énergique et poli; il répand sur toutes ses pages ces
fleurs de la bonne littérature ancienne qu'on a tant de plaisir

à retrouver au milieu des ronces et des épines dont le vaste champ de la médecine est hérissé. S'il y a quelques vues subtiles dans Musgrave, il y a aussi beaucoup plus de choses réelles et importantes qu'on ne le croit communément; et, pour répondre à tous ses ennemis à la fois , si sa thérapeutique de la goutte n'est pas toujours irréprochable, il faut convenir aussi que les reproches qu'on est tenté de lui adresser s'affaiblissent lorsqu'on vient à considérer que certains procédés, douteux et particuliers, conseillés par lui en général, avaient pu lui réussir dans les circonstances locales de sa pratique, lorsqu'on fait attention qu'il écrivait *in aere anglicano , devoniensi.*

On pourra voir encore les auteurs que Stahl recommande à la fin de sa dissertation *De nova podagr. pathol.*, à savoir : Forestus, Pansa (*Consil. podagr.*) , Solenander (*Consil. podagr.*), Dœring (*Epist.*), Sennert., Arcissewski *ad* J. de Laët (*Epist.*).

Chap. III. *Goutte, considérée en général.* — §. I . ONOMASTICON *de la goutte ou des noms divers imposés à cette maladie. — Autres modes de la goutte considérée en général, tant sur les articulations que hors d'elles.* Les anciens avaient élevé un temple à la goutte, comme ils en avaient élevé un à la peur. La goutte a été conjurée sous le nom solennel de *podagra Diana* (*ex Sosibi, S. Clem. Alex. Protrepti,* p. 24). Or cette bizarre déesse a joui et jouit encore des honneurs d'une *polyonymie* fort étendue; nous devons donc énumérer ici, pour satisfaire à tous les genres de recherches, les principaux noms, les épithètes remarquables qu'elle a reçus, soit qu'ils se rapportent à de nouveaux modes de la même maladie qui n'ont pu être exposés encore dans les articles qu'ils précèdent, soit qu'ils désignent des états pathologiques que nous avons déjà fait connaître.

On a vu pourquoi la goutte, autrement l'*arthritis*, la *podagre*, le *morbus dominorum* et le *dominus morborum*, a été appelée *chiragre*, *omagre*, *péchyagre*, *gonagre*, *rakisagre*, *ischiatique* ou simplement *sciatique*. On a vu ce qu'il fallait penser de l'*arthritis bahamensis*, ou *americana*, ou *rachitica*, ou *syphilitica*, et aussi de la *goutte chlorotique*, de la *goutte des enfans*. Nous avons décrit la *goutte régulière* ou *aiguë*, la *goutte chronique irrégulière*, consécutive de celle-ci, et la *goutte asthénique primitive*, la *goutte fixe primitive*, et celle qui est consécutive de la goutte chronique, autrement l'*arthritis nodosa*, puis la *goutte anomale, interne, viscérale, ab-articulaire, remontée, rétrocédée, larvée* ou *masquée.*

Goutte chaude. Mais les auteurs parlent encore de la *goutte*

inflammatoire ou *sthénique*. C'est celle que nous avons décrite sous le nom de goutte régulière ; c'est la même qui a été
quelquefois appelée *goutte chaude*, lorsqu'on n'a pas entendu
par ce mot la *goutte estivale*, espèce de goutte qui se fait
sentir sur les articulations, dans le cours de l'été, et pendant
les chaleurs de cette saison (*Voyez* plus bas). —On a encore appelé de ce même nom de goutte chaude les douleurs articulaires vives avec chaleur, tumeur et rougeur, que l'on a quelquefois observées chez des hommes qui s'étaient livrés à des
marches longues et pénibles, et en général à des exercices du
corps qui mettent longtemps et violemment en jeu les parties
articulaires. Telle devait être la *goutte des athlètes*, dont Galien ne dit qu'un mot.

Goutte froide. Au contraire, on a désigné sous le nom de
goutte froide, soit la goutte fixe primitive, soit la goutte chronique privée, dans ses symptômes, de la rougeur qui accompagne souvent la tumeur goutteuse. La goutte froide prend le
nom *d'œdémateuse*, lorsque la tumeur articulaire se montre
avec ce caractère. Une variété de la même maladie, qui consiste plutôt dans des douleurs articulaires que dans une véritable tumeur de ces parties , a été encore appelée goutte
froide, et *goutte blanche* lorsqu'elle est sans rougeur aucune.
Mais il est une autre espèce de goutte froide fort remarquable :

Au lieu de cette chaleur brûlante qui accompagne ordinairement la goutte, le malade n'éprouve ici que le sentiment d'un
froid extrême. Nous connaissons des goutteux dont toute l'attaque consiste dans un sentiment de froid très-pénible, et qui
se rapporte, soit aux genoux, soit au sternum, à l'épaule ou
à la tête le plus ordinairement. Nous avons vu de ces céphal-
lalgies goutteuses, *algides*, marquées par un sentiment de
froid si considérable que les malades s'entouraient ridiculement la tête de couvertures, de peaux de bête, et de tous les
objets qui semblaient pouvoir leur apporter quelque chaleur.
Ce mode de la goutte, méconnu de la plupart des modernes,
ne l'avait pas été des anciens ; je lis dans Cœlius Aurelianus
ces paroles remarquables : *Aliquando plurimo fervore, aliquando frigore, ut alii refrigerantia, alii calida, desiderent
ægrotantes, et proptereà quidam alteram calidam, alteram
frigidam podagram putaverint nuncupandam.* lib. 5 *Morb.
chron.*, c. 2.—Cette goutte froide, que l'on observe quelquefois seule et conservant ce même caractère depuis le commencement jusqu'à la fin de l'attaque, se montre aussi quelquefois
comme simple accident, et, pour ainsi dire, en passant, dans
le cours d'une attaque de goutte chronique. MM. Hallé et Nysten l'ont vue, et avec des circonstances curieuses ; ils ont vu
la goutte aiguë sur les deux pieds à la fois, et causant, du côté

droit, une douleur brûlante, tandis que, du côté gauche, c'é-
tait le sentiment d'un froid glacial (*Rapp. cité*).

Goutte vague. Enfin on a donné les noms de *goutte imparfaite*, de *goutte vague*, etc., à un mode de la goutte fort
digne d'attention. Cette espèce de goutte débute indifféremment par des accidens articulaires ou internes. La voyons-
nous se montrer comme en passant sur les extrémités du corps,
avec des douleurs plus ou moins vives; tantôt la rougeur, tantôt la tumeur seront moins marquées, ou même n'existeront
point du tout; elle y offrira l'idée d'un accès de goutte comme
avorté. Mais hâtons-nous de saisir ces traits légers et fugaces.
A l'intérieur, ils seront plus indéterminés encore. Elle va traverser peut-être les membres sous forme de crampes, ou de tiraillemens, ou d'un trait de feu. Sur les viscères, mêmes sensations, et toutes celles que comprend la série si longue et si
variée des affections appelées nerveuses. Toutes ces lésions si
multipliées de la goutte ab-articulaire, elle peut les simuler
en un clin-d'œil et pour quelques instans; elle peut passer rapidement de l'une à l'autre, ou redevenir articulaire, en attendant qu'elle se présente tout-à-coup viscérale. C'est à ce mode
de la goutte que l'on a donné aussi le nom de *goutte nerveuse*,
vaporeuse, *vagabonde*, etc. Paulmier lui a consacré un chapitre de son Traité de la goutte. — Met-elle un peu moins de
vivacité dans sa marche, sans renoncer à ses mouvemens incertains et irréguliers, alors elle reçoit plus communément le
nom d'*irrégulière*, qu'elle partage chez les historiens de la
goutte, avec un certain mode de la goutte chronique. *Voyez*
plus haut.

La goutte imparfaite, dont quelques auteurs ont prétendu
traiter séparément, ne mérite point d'être distinguée de la
goutte vague ou irrégulière. C'est la même mobilité, la même
irrégularité dans les apparences. La goutte imparfaite des auteurs n'est autre que la goutte vague, mais considérée dans
l'absence de certains symptômes ordinaires de la goutte articulaire, tels que la tumeur ou la rougeur de l'articulation affectée. Comme la goutte vague, la goutte imparfaite entreprend plutôt les parties voisines des articulations que les points
ordinairement affectés par la goutte aiguë; ses accès sont
courts, interrompus, sans ordre. On la confond, à cause de
cela, avec des douleurs nerveuses, ou rhumatismales, ou scorbutiques, selon son siége et ses apparences. Quelquefois elle
produit sur les extrémités un simple gonflement sans douleur
ni inflammation; d'autres fois, sans phlogose ni tumeur sensibles, les malades exercés par cette espèce de goutte se plaignent de souffrir, au bras par exemple, comme si cette partie
avait été brûlée par la vapeur de l'eau bouillante; c'est ce que

Wasserberg a observé, c'est ce que nous avons observé nous-mêmes fort souvent. Cette douleur peut durer un ou deux jours, puis elle s'évanouit.et se porte ailleurs ou revêt une autre forme. D'autres fois enfin, et c'est ce que nous avons également vu, la goutte vague ou imparfaite, après avoir tourmenté le malade de mille manières, le frappe subitement sur la peau par une quantité plus ou moins grande de plaques qui ressemblent à autant de brûlures. Ces taches durent assez long-temps. En général, c'est sous ses influences que l'on observe sur la peau ces éruptions anomales, vaguement appelées *taches, efflorescences, sugillations, affections herpétiques et érysipélateuses*, etc.

Ce qui est assez curieux, c'est que par fois elle erre en quelque sorte au travers du tissu cellulaire, et y détermine des tumeurs d'apparence emphysémateuse, et des phénomènes d'une bizarrerie incroyable. Ainsi nous avons vu chez une dame atteinte, à l'époque critique, de cette espèce de goutte, nous avons vu de ces tumeurs emphysémateuses développées presque subitement autour des malléoles, se porter sur la main avec la rapidité de l'éclair, puis, dans l'espace de temps donné à la plus simple action, se transporter de cette main sur l'autre, comme si elle eût été escamotée pour ainsi dire. Une autre fois, chez la même personne, de semblables tumeurs se montrèrent appuyées sur les côtes. Toutes les parois de la poitrine étaient douloureuses, les mamelles le devinrent elles-mêmes, et ces parties, flétries depuis long-temps, vinrent à se relever, se distendre et se boursoufler. La malade, étonnée et inquiète, nous fit appeler pour nous consulter sur ce prodigieux retour de jeunesse. Cette tuméfaction d'apparence emphysémateuse se dissipa bientôt d'elle-même, ou plutôt ces accidens firent place à un flux bilieux assez considérable, puis à une leucorrhée arthritique, et enfin à de nouvelles tumeurs autour des malléoles, non plus emphysémateuses, mais semblables à celles qu'on observe souvent dans la goutte vague. Cette variété de la goutte, qu'on pourrait donc appeler *emphysémateuse*, me paraît être celle qui règne le plus communément à la Chine et au Japon, et qui a fait penser à W. Ten Rhyne que la goutte en général consistait *in flatu*.

Dans la goutte vague, irrégulière imparfaite, on observe rarement ces urines sédimenteuses que l'on voit dans la goutte aiguë. Mais ce qu'il est bien plus important de remarquer, c'est que, lorsque cette goutte a de l'intensité, elle peut, abandonnant son caractère de goutte vague, se fixer à l'intérieur, et y déterminer des accidens beaucoup plus graves que ceux dont on vient de parler, et d'autant plus graves qu'il est impossible de l'amener à l'état de goutte régulière. C'est d'elle que Barthez a dit : L'expérience m'a fait reconnaître qu'elle amène très-souvent à sa suite des attaques pernicieuses de la goutte interne, qui se porte sur les viscères. Les exemples suivans, que je rapporterai en peu de mots, serviront à éclairer encore l'histoire de cette espèce de goutte.

Un homme de moyen âge, destiné aux premières fonctions ecclésiastiques, fils, frère de goutteux, et lui-même affecté de vives céphalalgies, de flux hémorroïdal, de douleurs errantes sur diverses parties du système fibreux, de ces douleurs costales, rénales, etc., dont nous avons parlé, eut des chagrins profonds qu'il concentra, et fut soumis à un régime insalubre, consistant principalement en ce que, privé d'alimens une grande partie du jour, il prenait au soir, et pressé par la faim, un repas abondant. Alors, outre ces céphalalgies et ces autres douleurs, il fut affecté d'une vive névralgie des nerfs maxillaires ; une tumeur se manifesta subitement au palais, et s'effaça presque aussi promptement. Le malade souffrait d'ailleurs d'une soif inextinguible, contre laquelle les boissons acides, en particulier, étaient impuissantes. Il s'y joignait un état d'oppression qui inclinait à la syncope. Des pédiluves sinapisés changèrent cet état ; une tumeur rouge et douloureuse recouvrit une des malléoles, et des douleurs se firent ressentir dans la profondeur de la cuisse. Trop peu durables, elles furent remplacées par d'autres douleurs, qui occupèrent tantôt une partie, tantôt une autre. Pendant plusieurs jours, le bas-ventre fut seul douloureux, avec la région des lombes ; puis les accidens se cantonnèrent de nouveau sur la région précordiale. Toutefois l'estomac n'était point sensible au toucher. Des vésicatoires furent cependant appliqués sur cette partie ; des saignées à l'anus furent répétées plusieurs fois ; le malade fut mis à l'usage du lait ; en même temps on s'appliquait à exciter les articulations de manière à y attirer la goutte ; mais en vain, et la mort arriva, précédée d'expectorations et de vomissemens sanguinolens, et de vives douleurs qui traversaient le tronc dans tous les sens. L'autopsie cadavérique montra l'inflammation de toute la membrane interne de l'estomac, du duodénum et d'une partie des intestins grêles ; l'inflammation de la membrane interne des bronches et du poumon droit, au lieu où la bronche s'y insère ; la phlogose partielle du feuillet interne du péricarde, et quelques adhérences faibles entre les deux lames de cette membrane. Les parois du ventricule gauche du cœur étaient un peu plus épaisses que dans l'état ordinaire.

Les observations rapportées par Morgagni, ep. 25 , n° 6, et p. 29, n°. 10, nous montrent cette même maladie moins perfide dans sa marche, mais aussi terrible dans ses résultats. La dernière est surtout remarquable par la série des accidens variés qui

la composent. D'abord , migraine, accès de goutte articulaire
vagues , d'autres fois presque réguliers , douleurs néphrétiques,
accès de chiragre sans aucune tumeur, mais avec une légère
douleur, auquel succèdent promptement une néphrite et des
vomissemens très-fréquens, qui cessent lorsque la goutte vient
à se transporter à la partie inférieure de la jambe droite ; paralysie de cette partie, douleurs de podagre, pouls intermittent
et inégal du côté droit ; soif, mauvais goût à la bouche, perte
de l'appétit, vomissemens aqueux, puis jaunâtres ; fièvre ; pulsations, chaleur, douleur dans la région de l'estomac ; déjec-
tions noires et poisseuses : le pied devient très-douloureux , le
bras droit se paralyse ; suffocation, mort. L'abdomen étant
ouvert, on vit toute la substance des intestins, depuis l'estomac jusqu'au rectum, frappée d'inflammation ; la partie postérieure des poumons était enflammée ; le péricarde contenait
une petite quantité d'eau.

VESTI, *De arthritide erraticâ ; Erfordiæ*, 1700.
LEIDENFROST, *Arthritidis vagæ decursus ex recentibus exemplis ; Duisb.*,
1775.
DE LIMBOURG, Dissertation sur les douleurs vagues, connues sous le nom de
gouttes vagues ; Liège, 1763.
— Dissertation sur la goutte tant chaude que froide ; Paris, 1689.
   Si l'on voulait plus de détails sur les noms divers que la goutte a reçus, on
pourrait consulter l'*Onomasticon arthriticum* de Musgrave (*De arthritide
primigeniâ*).
   Feltmann a consacré à la goutte une dissertation sous son nom le plus
magnifique : *De Deâ podagrâ ; Brem.*, 1693.

§. II. Jetons en ce moment un coup-d'œil rapide sur les
principaux rapports de la goutte avec les âges, les sexes, les
tempéramens, etc.

Rapport de la goutte avec les âges. En général, la goutte,
même héréditaire, n'est point une maladie qui s'adresse à
l'*enfance*. Déjà nous nous sommes expliqués à cet égard ; on
ne l'observe avec tous ses caractères que vers la vingt-cinquième
année, et même plus tard. Cependant des excès vénériens
peuvent l'amener avant le temps ordinaire, et c'est peut-être
ce qu'Hippocrate a voulu exprimer dans son *Aphor. 30e, s. 6 :
Puer podagrâ non laborat antè veneris usum.*

Des accès de goutte comme avortés sont les premiers que
l'on éprouve, sont ceux de la *jeunesse* en général. Si le malade ne peut se mettre audessus de la maladie, et, au contraire, est dominé par elle, il en sera affecté pendant le cours de
l'*âge viril*, à des intervalles de plus en plus rapprochés, sous
forme de goutte régulière ; puis viendra la goutte chronique,
puis la goutte fixe , si ce n'est au contraire la goutte anomale,
et enfin la goutte viscérale grave, avec la froide *vieillesse*.

ALBERTI, *Dissertatio de podagrâ juniorum* ; 1723.
   ..... *Avec les sexes. Mulier podagrâ non laborat, nisi ip-*

sam menstrua defecerint (Hipp., *Aph.* 3o, s. 6). Cela est
vrai de la podagre, en tant que ce mot est borné à exprimer
la goutte régulière fixée aux pieds; car longtemps avant la
cessation des règles, on observe chez beaucoup de femmes des
accidens qui se rapportent à la goutte vague, que nous venons
de décrire. Cullen, en particulier, dit avoir vu la goutte chez
des femmes dont les règles étaient trop abondantes. Toutefois
il est certain que même la goutte vague est observée bien plus
communément, chez les femmes, après la cessation des règles. C'est surtout chez elles que l'on voit ce mode de la goutte;
c'est proprement la goutte des femmes. Au contraire, la vraie
podagre, la goutte topheuse, ne se rencontre guère que chez
les hommes. On ne la voit sur les femmes que par une exception fort rare, et seulement chez celles qui se rappro-
chent des hommes par leur constitution, chez les *viragines*.

La goutte asthénique primitive se rencontre sur des individus débilités des deux sexes. — La goutte anomale existe, chez
la femme, bien plus souvent sous forme nerveuse, et, chez
l'homme, bien plus souvent sous forme de phlegmasie.

STOCK, *Dissertatio de podagrá mulierum; Ienœ*, 1753.

..... *Avec les tempéramens.* La goutte a des rapports que
nous n'avons point vus exprimés dans les nombreux auteurs
que nous avons lus, et que cependant il est intéressant de remarquer. Selon nous, la podagre et ses suites sont plus particulièrement le partage du *tempérament sanguin*, dans le
sens du célèbre professeur d'hygiène de l'école de Paris. La
goutte vague, irrégulière, imparfaite, est celle du tempérament
nerveux. D'après ce qui a été dit plus haut de la goutte chaude,
il est permis de penser qu'une podagre éminemment inflammatoire a pu être la goutte des athlètes, ou du tempérament
musculaire par excellence. Enfin la goutte fixe primitive et
certaines gouttes froides semblent devoir être spécialement
attribuées au tempérament *lymphatique.*

Reconnaissons, de plus, que la goutte à l'intérieur menace
l'homme qui vit sous les influences du tempérament *sanguin,*
des phlegmasies en particulier; tandis qu'elle tourmente l'homme
nerveux, surtout par des névroses; ce serait sans doute le tétanos, l'épilepsie qu'elle ferait observer de préférence chez un
homme livré à un genre de vie *athlétique.* Par elle encore,
l'homme en qui prédomine le tempérament *lymphatique* est
spécialement assujéti aux flux muqueux, aux engorgemens
blancs et aux infiltrations séreuses. .

Rapports de la goutte avec les habitudes ou professions.
Outre ce qui sera dit à cet égard à l'article des causes, on peut
d'avance rapporter l'observation de Panarole, qui a remarqué

que plusieurs hommes fort adonnés à la danse dans leur jeunesse, furent sujets à la podagre dans leur vieillesse (obs. 31,
pentec. v); et celle de Pechlin (obs. 25, l. 11), qui attribue
aux souliers trop étroits dont se servent les petits-maîtres, et
les cors aux pieds et la détermination de la goutte sur ces tubercules.

Des observateurs extrêmement respectables, comme Musgrave, Stoll, Barthez, ont dit que la goutte ab-articulaire se
produisait principalement sur les voies intestinales, ensuite sur
les organes thoraciques ou cérébraux; mais ils n'ont mis ces
phénomènes en rapport avec aucune de leurs causes proba-
bles. Pour nous, il nous semble que les habitudes influencent
considérablement ces directions qu'affecte la goutte.

Si la goutte sur l'estomac ou les intestins est ce que l'on
observe le plus fréquemment, c'est sans doute parce que,
dans l'état actuel de ce que l'on appelle la civilisation, on fait
un abus énorme des alimens et des liqueurs excitantes. Mais
ce n'est point l'estomac qui sera entrepris chez ce goutteux extrêmement sobre, qui vit dans la retraite, tout occupé d'un
travail de l'esprit et de méditations scientifiques; c'est le vertige, le coma goutteux, les névroses des sens, des fonctions
cérébrales qui le menacent. Le chanteur, l'avocat, seront plus
sujets aux catarrhes goutteux, aux péripneumonies de même
nature, qu'à toute autre affection. L'homme sédentaire sera
bien plus tôt atteint par la néphrite goutteuse, que celui qui
fait tous les jours de l'exercice. Enfin les goutteux libertins seront châtiés de préférence sur les parties génitales. C'est en
effet chez eux que l'on observe surtout les lésions goutteuses
des testicules, que l'on retrouve néanmoins aussi chez des
hommes d'une continence extrême. Les femmes libertines, ou
celles qui ont eu beaucoup d'enfans, ou ont eu le malheur de
faire beaucoup de fausses couches, paraissent sujettes également aux affections goutteuses des organes utérins. Nous avons
observé de ces affections qui avaient été favorisées dans leur
développement par cette détestable mode qui consiste à être
excessivement peu vêtu, et à avoir la peau dégarnie de tissus
propres à en protéger les fonctions. C'est déjà faire pressentir
que les saisons ont aussi une grande influence sur la production des affections goutteuses.

Rapports de la goutte avec les saisons. — Hippocrate avait
reconnu les principaux : *Dolores podagrici vere et autumno
ferè moventur.* Parmi les modernes, plusieurs hommes de mérite d'ailleurs, ne considérant que la production des accès de
printemps, ont pensé que la goutte était le résultat de l'action
annuelle du froid pendant l'hiver. Giannini est de ce nombre.
— Cependant la plupart des auteurs ont reconnu une *goutte*

d'été, *arthritis æstiva*. C'était celle dont Sauvages était malade, et qui s'adoucissait lorsque, durant le cours de cette saison, la température venait à se refroidir accidentellement. Les exemples qu'indique Barthez, de la goutte d'été, ne se rapportent point à la goutte de Sauvages. Pour nous, nous l'avons observée telle que celui-ci l'a décrite, mais chez des personnes d'une constitution délicate, et tourmentées ordinairement, sur la fin de l'hiver, par la goutte anomale sous forme d'affections nerveuses et hypocondriaques. — Les exemples de goutte asthénique primitive que nous avons eus sous les yeux, se sont montrés à nous pendant l'hiver, et sous les influences du froid ; il en est de même de la goutte scorbutique ; ce sont là les gouttes *d'hiver*.

Mais il est d'autres considérations plus importantes, et qui justifient hautement ce précepte des maîtres de l'art, de faire attention : *quâ tempestate anni laboret æger*. En effet, les maladies que les saisons amènent sont aussi celles dans lesquelles la goutte a de la tendance à se transformer. Un goutteux est-il atteint, par suite de la goutte anomale, d'une affection viscérale même légère, il importe, en particulier, de l'en délivrer avant l'époque ordinaire du retour de ses accès articulaires. C'est un précepte de pratique qu'inspire la révolution annuelle des saisons, comparée à celle de la goutte, et qui est d'ailleurs fondé sur l'observation de Van Swieten entre autres. Ce médecin a vu souvent de simples catarrhes goutteux, négligés pendant l'hiver, se changer au printemps, époque ordinaire des attaques de goutte, en de graves et mortelles péripneumonies.

SAUVAGES (F. BOISSIER DE), *Arthritis æstiva*, tome 2 ; *Nosolog. method.* ; in-4°. *Amstelodami*, 1768.

Rapports de la goutte avec les peuples. — Ces rapports, dont on ne peut ici dire qu'un mot, méritent d'être étudiés. C'est en examinant les peuples chez lesquels on observe la goutte, et les comparant avec ceux chez lesquels elle est ignorée, que Grant a déterminé les causes les plus générales de la goutte, à savoir : une vie molle avec trop de nourriture et trop peu d'exercice ; des débauches, des passions ou une manière d'être triste et pénible. Les affections goutteuses devaient donc être fort répandues chez ces peuples qui, comme les Sybarites, passaient leur vie au sein de la mollesse et des voluptés. Les écrivains de Rome nous disent qu'elles devinrent extrêmement communes lorsque les mœurs romaines se corrompirent ; les femmes mêmes en étaient fort souvent attaquées, *ob varii generis debacchationes*, Senec., ep. 95. Au contraire, la goutte était bien rare chez les peuples anciens, aux temps où, sobres encore, ils se livraient tous les jours à des exercices gymnastiques. C'est ce même examen qui a fait remarquer, outre ces causes générales tout à l'heure énoncées, certaines circonstances particulières qui paraissent favoriser plus spécialement les affections goutteuses. *Voyez* plus bas les causes de la goutte.

On a dit, des Chinois et des Japonais, deux choses tout à fait opposées : la première, qu'ils n'avaient point la goutte, ce que l'on a attribué en partie à l'usage du thé (*Bontekoe*); la seconde, qu'ils avaient la goutte, et que la preuve en était diverses pratiques ou recettes conseillées par leurs livres de médecine, contre cette maladie. Ces deux assertions opposées s'expliquent et se concilient lorsqu'on a lu l'ouvrage de Wilhelm Ten Rhyne. On y reconnaît que la première est vraie en ce sens, qu'ils n'ont point la podagre ou la goutte régulière : la seconde l'est aussi ; car les Chinois et les Japonais sont extrêmement sujets à la goutte vague ; en particulier, à cette espèce de goutte vague qui n'est presque jamais articulaire, mais qui détermine des tumeurs subites avec ou sans rougeur, ce qui a inspiré à Ten Rhyne l'opinion que la goutte consiste *in flatu*. Cette doctrine est aussi celle des médecins japonais, dont la médecine consiste, comme l'on sait, à donner issue à ce *flatus* par une percée que l'on fait avec une aiguille.

Pour les peuples qui nous environnent, ce sont ceux qui habitent les contrées boréales, et principalement celles qui sont voisines de la mer ou coupées par de nombreux marais, qui sont le plus sujets à la goutte. Cette maladie est extrêmement commune en Angleterre, dans le nord de l'Allemagne, et elle est comme *endémique* dans certaines parties de ses régions. —Celles qui sont le plus humides offrent surtout des gouttes asthéniques, scorbutiques. — Les gouttes éminemment inflammatoires ou vagues, sont celles du midi. —Aussi c'est surtout dans le nord de l'Europe que les remèdes composés d'amers et d'aromatiques énergiques ont eu de grands succès Au contraire, en Italie, où d'ailleurs la goutte doit se trouver liée fréquemment à des inflammations intestinales, je vois sans étonnement que la simple décoction de graines de lin en boisson ait été prônée comme un spécifique infaillible contre la goutte, et même y ait eu de très-grands succès (*Opusc. scelt., letter.* 2; *Milano*, 1793).

w. ten rhyne, *Dissertatio de arthritide*; in-8°. *Londini*, 1683.
wierus, *De varenis, morbo endemio Westphalorum, Ap. Miscellanea Henrici Smetii*.

Rapports de la goutte avec d'autres maladies et avec elle-même. —On dirait que les différentes espèces de la goutte agissent les unes sur les autres, et s'influencent réciproquement. Ainsi nous avons vu que la goutte asthénique primitive, lorsqu'elle rétrocédait, donnait lieu spécialement à des affections spasmodiques ; la goutte aiguë, dans le même cas, produit des phlegmasies intenses ; la goutte vague simule le plus ordinairement les affections rhumatismales, ou alterne de préférence avec des hémorragies, des maladies cutanées, comme les dartres, l'érysipèle, etc. — Réciproquement, la goutte larvée sous forme de pleurésie, par exemple, trouvera sa crise plutôt dans un accès de podagre régulière que dans toute autre espèce de goutte. La goutte vague trouvera plutôt sa fin sous une application de sangsues, par exemple, ou de vésicatoires ; qui détermineront une maladie cutanée, artificielle, etc., que par cet ancien appareil de moyens dont on tourmentait les articulations, pour y produire une goutte régulière.

Ces considérations sont importantes. Une autre qui ne l'est pas moins, c'est que telle ou telle maladie, dans la jeunesse, semble pronostiquer telle ou telle espèce de goutte pour un âge plus avancé. Combien de goutteux, malades de la podagre, ont été tourmentés dans leur jeunesse par des migraines affreuses ou des tumeurs hémorrhoïdales énormes, ou ont eu des sueurs des pieds abondantes et très-fétides ! Ceux qu'atteint la goutte asthénique primitive, avaient été plus particulièrement sujets aux douleurs rhumatismales. Consultez ceux qu'afflige la goutte vague : auparavant ils étaient hypocondriaques, ou sujets à des hémorragies du nez, à des érysipèles, des dartres, ou à ce qu'ils appellent des pituites, etc.

Si, par une considération plus générale, nous examinons toute l'histoire d'un goutteux, la série et la progression des accidens auxquels il a été exposé, voici une remarque que nous aurons à faire presque toujours, ou du moins que j'ai faite bien souvent. — C'est que leplus ordinairement, après ces maux précurseurs dont nous venons de parler et qui sont comme la préface de son histoire, il éprouve des attaques de goutte sur les extrémités du pied, sur les orteils, sur les points les plus éloignés du centre de la vie, pour ainsi dire. Il en est ainsi pendant un nombre d'années plus ou moins grand ; mais la vieillesse s'annonçant, ou le malade étant accidentellement affaibli, les attaques de goutte se montrent sur des points moins extrêmes, sur les malléoles, le talon, le tendon d'Achille, ou même sur les genoux, les poignets, le coude..... A une époque plus avancée, on verra la goutte se cantonner plus près du tronc, par exemple, dans la région sciatique, et bientôt le mal se retirant de plus en plus vers le centre, les attaques tendront à revêtir les formes de la goutte anomale. Telles sont les périodes et la marche de la goutte en général. — Dans ce moment, j'ai sous les yeux un exemple remarquable de ce cours de la goutte. Le goutteux dont je veux parler, après avoir été sujet pendant sa jeunesse à des migraines qui le retenaient plusieurs jours au lit, à des gonflemens hémorrhoïdaux considérables, a été pendant huit années sujet à la podagre régulière ; pendant douze années ensuite, à une goutte qui affectait le genou, le coude et le poignet ; depuis un an, la goutte devient sciatique : je le regarde dès-lors comme peu éloigné des attaques de la goutte interne. — Sans doute le cours de la goutte n'est pas toujours aussi régulier. Quelquefois elle commence par entreprendre les malléoles ou le poignet, et ne se porte point sur les orteils ; mais on observe aussi qu'une telle goutte articulaire est plus près de la goutte viscérale que celle qui a la forme de podagre aux orteils. — En général, il semble que les hommes forts, et ayant audedans d'eux de grands moyens de résistance, soient ceux chez lesquels la goutte commence par occuper les orteils. Elle est en quelque sorte chassée par ces forces intérieures aux points les plus distans des foyers de la vie. Les hommes moins forts, ou ceux-là, s'ils viennent à être affaiblis par une cause quelconque, sont sujets à une espèce de goutte qui occupe des points moins éloignés de ces foyers vitaux. Les hommes plus faibles encore sont entrepris dans des organes plus ou moins voisins de ceux qui sont le plus importans à notre existence. C'est pour cela qu'à mesure que l'homme s'avance vers la vieillesse, car vieillesse et faiblesse sont ici même chose, on observe en même temps la goutte cheminant des extrémités vers le centre. C'est pour cela que certaines personnes ordinairement faibles et délicates, affectées de la goutte nerveuse pendant l'hiver et le printemps, n'éprouvent d'accès de podagre qu'au milieu des chaleurs de l'été (*Voyez* plus haut), et lorsque la puissance de cette chaude saison les a élevées audessus de leur état ornaire. — De telles observations doivent inspirer, ce me semble, des vues utiles et des moyens de traitement bien plus sûrs que ceux de l'empirisme. On pourra s'en convaincre en lisant l'article du traitement.

Non-seulement on peut reconnaître des *degrés* dans la goutte articulaire, il en est peut-être de non moins distincts dans la goutte ab-articulaire. — Il est rare en effet que les premiers accidens de cette goutte ne se rapportent pas à des lésions du système fibreux ou des parties les plus extérieures du tronc. C'est là le premier degré de la goutte ab-articulaire. Le second me paraît être en général des affections variées dès reins et des organes urinaires ; du moins, dans la plupart des histoires de goutteux, je vois placés des accidens néphrétiques et des voies urinaires en général, entre ceux de la goutte articulaire et ceux de la goutte viscérale, qui ont fini leur vie ou l'ont mise dans un grand danger.

D'autres considérations non moins intéressantes sont celles qui résultent de la comparaison de la goutte avec d'autres maladies.—Stoll trouve la plus grande ressemblance entre elle et la fièvre bilieuse ; Vicat reconnaît les plus grands rapports entre elle et la plique, tandis que Tavarès la compare avec la fièvre intermittente , maladie à laquelle il trouve la goutte assez semblable. J'ai lu ces divers parallèles, et j'ai admiré la sagacité de leurs auteurs. L'ouvrage cité de M. Alard, où ce médecin compare l'éléphantiasis avec d'autres maladies du système lymphatique, et en particulier avec la goutte, n'est pas moins remarquable.

Pour nous, nous sommes singulièrement frappés de l'extrême ressemblance qui existe entre la goutte et l'érysipèle. Arrêtons un moment nos regards sur ce point; considérons ces deux affections à leur naissance et dans leurs développemens : —De part et d'autre, un frisson se fait sentir ; une tumeur suit, avec chaleur et rougeur, et d'un aspect semblable des deux côtés; la douleur qui l'accompagne n'est point la même, il est vrai, dans les deux cas ; mais on sait d'ailleurs que, dans une même maladie, la douleur est très-variable selon le siége : mais l'une et l'autre tumeurs se dissiperont par un procédé tout semblable , par une espèce de desquamation. La goutte articulaire n'est pas toujours aussi régulière, et la tumeur goutteuse peut être plus ou moins considérable, et renfermer un liquide particulier qui s'épaissira ; l'érysipèle a des irrégularités correspondantes à celles-ci. Sennert a traité de ces érysipèles comme œdémateux, qui laissent après eux des tumeurs ; et beaucoup d'auteurs en ont parlé. Nous-mêmes avons donné, dans la Bibliothèque médicale, l'exemple d'un érysipèle qui laissait après lui des enflures consistantes, dignes, sauf quelques légères dissemblances tirées du lieu et des organes affectés, d'être mises en pendant avec les engorgemens observés dans la goutte. Si nous pouvions nous procurer les observations elles - mêmes que nous trouvons seulement indiquées dans les ouvrages qui sont à notre disposition, sous les titres de *erysipelas aqueum* (Acrel) , *erysipelas in scirrhum degenerans* (*Med. Siles. satyr*. spec. v.), sans doute elles viendraient à l'appui du parallèle que nous établissons en ce moment. Avec quelle terrible facilité, des topiques imprudemment appliqués sur une tumeur goutteuse, font rétrocéder la maladie qui produit à l'intérieur des ravages horribles ! C'est la même chose pour la tumeur érysipélateuse ; les mêmes topiques y produiraient des effets pareils, et les maladies déterminés à l'intérieur seraient semblables. Hoffmann et tous les observateurs qui ont vu de ces doubles rétrocessions, parlent dans les mêmes termes des phénomènes qui les suivent.

La goutte peut s'établir à l'intérieur sans rétrocession préli-
minaire ; c'est ce que nous avons appelé, avec Stoll, goutte
larvée. Mais il y a aussi des érysipèles internes et comme lar-
vés ; les anciens les avaient reconnus, et Frank en a parlé de
la manière la plus positive et la plus satisfaisante (l. III, p. 29,
De curandis hominum morbis). La goutte et de même l'érysipèle, sont souvent périodiques. Ces maladies sont dans leur
cours accompagnées, toutes deux, de lésions gastriques très-
marquées, au point que beaucoup de médecins ont regardé
l'érysipèle comme un résultat sympathique de l'état maladif
des voies digestives, tandis que Sydenham et d'autres avec lui
ont pensé que les mêmes parties étaient essentiellement et primitivement affectées dans la goutte. On a cru devoir distinguer une goutte asthénique, scorbutique ; mais on connaît
aussi des érysipèles qui sont vraiment asthéniques ; on a décrit des érysipèles scorbutiques (*Jacobi*, *Diss. de erysipel.
scorb.*, Erford, 1711). — Nous avons parlé de la goutte vague ;
les praticiens connaissent un érysipèle qui mérite le même
nom. Frank en a vu un exemple précieux : *In fœminâ... cui
erysipelas, ad decimam tertiam adeo morbi diem ex facie
ad pedem : ex hoc vero post paucum tempus ad coxam : mox
iterum ad vultum ; ex isto ad intestina; ex abdomine ad eum-
dem iterum pedem ; nunc ad costas ac pulmonem ; ultimò
vero ac lethali insultu, in cerebrum conversum est;* p. 38,
t. 3, ouvrage cité. Il n'est point jusqu'à la goutte fixe qui ne
trouve pour pendant l'*erysipelas habituale* (*Voyez* Frank,
p. 43). On voit enfin des érysipèles critiques, comme nous
avons vu la goutte articulaire critique, à l'article des mutations de la goutte. Mais que l'on considère aussi toutes les mutations de l'érysipèle, ses rapports avec les maladies qu'il rem-
place, qui le précèdent ou le suivent dans la vie de l'homme
malade, enfin toute son histoire, et que l'on compare : la ressemblance deviendra de plus en plus parfaite.

Serait-il vrai que la goutte fût *contagieuse ?* Des auteurs
fort considérables l'ont pensé, et n'ont pas manqué de citer
des faits à l'appui de leur opinion. Les curieux peuvent consulter à ce sujet Van Helmont, Pietsch, Riedlin, et Barthez,
qui se dit porté à le croire.

Est-il bien plus certain que la goutte soit *héréditaire ?* Il y
a des hommes qui paraissent être goutteux par cela seul que
leurs pères l'étaient, leur genre de vie n'admettant aucune des
causes connues de la goutte. Tous les observateurs s'accordent
à reconnaître la goutte comme héréditaire. Pour nous, nous
en avons sous les yeux un exemple et pour ainsi dire une
preuve remarquable. Un homme, père d'une nombreuse famille, avait eu huit enfans avant d'être affecté de la goutte,

et en particulier d'une sciatique, qu'il garda tout le reste de sa
vie. Pendant cette maladie, il devint père d'un neuvième enfant : c'est le seul de toute la famille qui soit goutteux ; c'est
d'ailleurs un homme sobre, tempérant, chez lequel on ne
trouve à redire qu'un genre de vie trop sédentaire. — Mais s'en-
suit-il que le fils d'un goutteux soit nécessairement et infailli-
blement destiné à endurer les douleurs de la goutte ? Le fait
suivant, tiré des lettres de Loubet, répond à cette question.
« Un père goutteux engendra deux fils jumeaux, qui devinrent, comme lui, grands et bien faits. Ces deux frères se ressemblaient, mais non d'inclination, et ils menèrent une vie
fort différente. L'un vécut avec son père ; il contracta ses goûts :
il fut bientôt attaqué de la goutte. L'autre, obligé de vivre so-
brement et de faire de l'exercice, en fut préservé toute sa vie. »
p. 152.

Voyons quelles lumières les sciences accessoires de la médecine ont répandues sur l'histoire de la goutte.

CHAP. IV. *Recherches diverses sur la goutte*. — §. I. *Recherches d'anatomie pathologique*.—L'anatomie pathologique
ne nous offre sur la matière de la goutte que des données in-
certaines, insuffisantes et fort éloignées encore de ce degré de
précision et d'exactitude qu'elles devraient présenter.

Sur la goutte articulaire. — Lieutaud s'exprime ainsi dans
son Précis de médecine : L'ouverture des cadavres nous
montre aux jointures des os, une substance comme crayeuse
ou topheuse qui environne et recouvre non-seulement les tendons et les ligamens, mais les os eux-mêmes, qu'elle déplace
quelquefois. Il ajoute cette remarque : *Notare tamen expe-
dit, quod nulla reperiatur in capsulis artuum ligamentosis.*
Bonet, dans son *Sepulchretum*, de concert avec l'allemand
Schneider et notre Fernel, avait dit à peu près la même chose.
C'est ainsi qu'ils s'expriment tous ensemble par l'organe du
laborieux compilateur : *Humor (arthritic.) non consistit eâ
cavitate quæ constituunt duo ossium extrema (quemadmo-
dum multi hactenus somniarunt), sed ferè semper in mem-
branis, tendinibus, ac vinculis externis.*

Ces faits sont très-propres à servir d'appui à une opinion
que nous avons exposée plus haut, à l'opinion de ceux qui re-
gardent la goutte articulaire comme une affection des tissus
fibreux qui environnent les articulations ; mais il est aussi quelques faits dont on pourrait faire usage, au contraire, pour défendre cette autre opinion qui place le siége de la goutte articulaire, en particulier, dans la séreuse synoviale.

M. Portal, dans son Anatomie médicale, p. 62 et 532, v. 1,
assure avoir vu chez des goutteux le suc synovial épaissi en
consistance de gelée. Il a vu encore la synovie si concrète,

qu'elle avait la consistance du plâtre. D'ailleurs il a observé, après des gouttes longues et cruelles, les os du pied écartés par des concrétions qui ressemblaient à autant de coins interposés entre eux. Cette dernière observation avait déjà été faite par Morgagni, sur un noble vénitien (*De sedib. et c. morb.*, ep. 57, a. 3), et par Dobrzenski (*In Miscell. curios.*, a. 1661, *obs.* 65).

Ce qu'on possédait de mieux en anatomie pathologique, sur la goutte articulaire, se réduisait à peu près à ce que l'on vient de voir, lorsque s'est offert à nous l'occasion de faire sur ce point des recherches cadavériques. Suivies avec tout le soin dont nous étions capables, elles nous ont présenté des résultats variés et importans qui jettent, ce semble, un grand jour sur les lésions qui dépendent de la goutte articulaire, et défendent d'adopter aucune opinion exclusive sur le siége propre de cette maladie. Nous nous sommes livrés à l'examen dont nous allons rendre compte, de concert avec M. Dallidé, jeune médecin fort distingué.

Le sujet, peu avancé en âge, était cependant depuis longtemps affecté de la goutte articulaire. Elle commençait à prendre le caractère de goutte topheuse, lorsque, sous les influences terribles d'un chagrin subit et profond, il périt au milieu d'un accès. — Les articulations malades se trouvaient au pied gauche et à la main droite. L'articulation métatarsienne du gros orteil se montra à nous environnée de cette substance topheuse, plâtreuse, teinte très-légèrement en rose. Cette matière s'étendait irrégulièrement sur les extrémités osseuses qu'elle recouvrait et enveloppait en quelque sorte (*Voyez* plus bas l'analyse chimique de cette matière topheuse). Au bord interne du pied, et près de cette articulation, était un petit abcès formé par du pus mêlé de cette matière plâtreuse, sous forme de petits grains extrêmement multipliés, et assez fins pour pouvoir, dans des circonstances favorables, traverser les pores de la peau. On reconnaissait autour de ces parties un plus grand nombre de petits vaisseaux rouges que l'on n'en voit autour des articulations saines. A l'intérieur de l'articulation, la synoviale était entièrement et légèrement injectée. Les surfaces articulaires osseuses, et non le reste de l'intérieur de l'articulation, étaient comme enduites d'une couche très-mince d'une matière très-blanche, différente dès lors de la précédente par la couleur, et aussi par le grain qui paraissait beaucoup plus fin : les surfaces articulaires n'en étaient pas moins lisses et polies : le reste de la surface intérieure de la synoviale portait une substance semblable à celle observée à l'extérieur de l'articulation, mais en fort petite quantité. — Dans le même moment, nous vîmes que l'articulation du poignet, dans lequel la main avait été amputée pour la commodité de la dissection, et qui ne présentait rien de remarquable à l'instant de cette amputation, avait pris, dans l'espace de quelques heures, quant aux surfaces articulaires, l'aspect que nous venons de décrire, c'est-à-dire, cet enduit blanc et poli, comme l'enveloppe d'un œuf à peu près. Nous examinâmes ensuite l'autre articulation du même orteil, qui avait été aussi atteinte très-légèrement par la goutte, et nous trouvâmes l'intérieur de cette articulation très - légèrement phlogosé. Cette phlogose était moins sensible sur les surfaces osseuses articulaires que sur le reste de la synoviale. — Cette première partie de notre dissection avait déjà cela de remarquable entre autres choses, que la substance topheuse de la goutte s'était montrée à nous et à l'extérieur et à l'intérieur d'une articulation. D'autre part, nous avions observé un certain enduit blanchâtre sur les surfaces articulaires, à l'apparence duquel l'état cadavérique semble avoir contribué.

Une espèce de ganglion existait sur le bord de la main, au point où se divise l'extenseur commun des doigts, pour former les tendons particuliers des doigts. La peau étant enlevée sur ce point, nous reconnûmes un petit kyste d'un rouge foncé, qu'on ne put séparer du tendon : il était rempli par un liquide sanguinolent, mêlé de petits grains semblables en tout à ceux qui étaient dans l'abcès du pied dont nous venons de parler. Le tendon lui-même, fendu dans sa longueur, laissa apercevoir entre les fibres qui le composent, et d'une manière très-sensible et assez abondante, de semblables petits grains d'une matière tophacée, interposée entre ses fibres, et pénétrant tout son intérieur dans l'espace d'un pouce et plus : les tendons particuliers dans lesquels se divise l'extenseur commun présentaient le même état. Enfin, sous ce tendon, on remarquait encore de ces petits grains réunis, en forme d'une plaque qui paraissait libre, ou du moins n'était pas liée au tendon. La main étant retournée, nous reconnûmes sous la peau, entre elle et le tendon fléchisseur du grand doigt, une concrétion topheuse de là même nature que les précédentes, mais tout-à-fait libre, environnée de graisse, distante de tout tissu fibreux ou séreux, et qui n'était en communication avec aucune autre concrétion. Cette face de la main ne nous en présenta aucune autre que celle-ci. En particulier, les tendons et les autres tissus fibreux de cette face de la main étaient dans l'état le plus sain, et ne portaient aucune trace de phlogose ni de lésion antérieure.

Après cette découverte, nous examinâmes les autres articulations malades de la main, à savoir, l'articulation de la phalange avec la phalangine de l'annulaire, et celle de la phalange

(91)

avec la phalangine du grand doigt. L'intérieur de ces articulations était dans un état tout-à-fait semblable à celui déjà décrit, même phlogose intérieure et extérieure, même état des
surfaces osseuses articulaires. — En comparant ces articulations malades avec celles qui ne l'étaient point, et qu'on ou-
vrit aussi pour établir un parallèle utile, on vit que les articulations non malades ne portaient aucune trace de cette phlogose externe et interne ; elles ne présentaient pas non plus sur
les surfaces osseuses cet enduit blanchâtre dont nous avons
parlé. — Il restait une articulation malade à observer, c'était
l'articulation métacarpienne de l'*index*. Elle nous présenta de
plus que les autres un peu d'une matière blanchâtre, comme
caséeuse, nageant dans le liquide synovial.

Tels sont donc les résultats importans de ces recherches cadavériques. — 1°. Lésions extérieures à la synoviale, consistant
dans la phlogose des parties articulaires externes, dans le
dépôt abondant d'une matière topheuse sur les tissus fibreux
environnans : —2°. lésions intérieures de la synoviale réunies à
celles-ci, et consistant dans la phlogose de cette membrane,
dans une altération particulière des surfaces osseuses articulaires, et même dans le dépôt d'une matière topheuse ; de
plus, altération de la synovie analogue aux altérations des
liquides séreux observées ailleurs : — 3°. sur des points non
ticulaires : dépôt de matière topheuse dans l'intérieur même
des tendons, ou seulement dans l'intérieur de leur gaîne tendineuse soulevée en forme de kyste ; ou dépôt de cette matière
au milieu du tissu cellulaire, soit mêlé avec du pus et formant
un abcès, soit sans aucune lésion circonvoisine.—Mais de plus
il faut voir que l'affection de telle articulation consistait seulement dans la phlogose synoviale ; que telle autre articulation
malade était surtout remarquable par l'abondance de cette
matière plâtreuse autour d'elle et sur des tissus fibreux, et
qu'enfin il existe dans cette observation des traces d'autres lésions isolées du tissu fibreux et même du tissu cellulaire.—Tous
ces résultats sont précieux. Ils attestent que la goutte articulaire n'est une affection propre ni du tissu fibreux, ni du tissu
séreux, non plus que du tissu cellulaire ; mais qu'elle peut les
entreprendre ou séparément, ou à la fois. Ainsi les questions
dont l'examen a été traité au commencement de cet ouvrage,
se trouvent éclaircies de plus en plus, et quelques faits semblables à celui-ci les décideraient sans retour.

L'histoire extrêmement intéressante de *Simorre*, dont tous
les os étaient soudés les uns aux autres à la suite d'une maladie
arthritique, en sorte que le *squelette d'airain consacré par
Hippocrate au temple de Delphes, ne devait pas être plus*

immobile; cette histoire, écrite par l'illustre M. Percy, en supposant qu'elle n'appartienne point à celle de la goutte elle-même, offre du moins un état que beaucoup de goutteux ont présenté, en sorte qu'il faut ajouter la charpente osseuse aux parties que la goutte peut offenser et altérer. *Voyez* sur les lésions du système osseux par la goutte, Cheselden, Ruysch, Albinus, Haller, etc., cités par Soemmerring, *De morbis vasorum absorbentium.*

WENZEL, *Dissertatio de ossium arthriticorum indole; Moguntiæ*, 1791.

Les dégénérescences morbifiques que nous venons de détailler ou dont nous avons fait mention, paraissent propres à la *goutte articulaire*, soit *régulière*, soit *chronique* et *fixe*, plus qu'à toute autre espèce de goutte.

Celles qu'amène la *goutte asthénique primitive*, simple ou compliquée, ont été exposées par MM. Pinel et Landré-Beauvais : l'ouverture des corps, dit ce dernier, fait voir que le tissu cellulaire, environnant les articulations, s'épaissit et s'endurcit; que les surfaces articulaires se gonflent, s'ulcèrent, se carnifient, que les extrémités des os se ramollissent, et que les articulations deviennent quelquefois des foyers de suppuration. Il paraît que dans cette espèce de goutte les tophus sont rares : on n'en trouve pas même dans les articulations dont la difformité extérieure semblerait les annoncer. — *Voyez* encore la Médecine clinique de M. Pinel, pag. 245, 246 et 481.

Ce sont des résultats semblables que présente la première ouverture de cadavre, exposée par Morgagni dans son Ep. *De arthr.*, et qui commence ainsi : *mulierem Ischiadici dolores... et claudicabat.* — *Voy.* plus haut *goutte sciatique.* —Une autre histoire qu'on trouve dans les lettres du chirurgien Loubet, se rapporte encore à la goutte sciatique. « Un infirmier de l'hôpital militaire de Landau traînait sa cuisse droite, par l'effet d'une goutte sciatique. Il avait un goût décidé pour l'usage de la viande. Malgré son infirmité, il était fort officieux par intérêt; il portait les cadavres sur les tables pour mes dissections. Enfin il tomba malade et mourut. Je le disséquai à son tour, dit Loubet. En examinant l'état de sa cuisse, je trouvai trois pierres blanches, une sous chacun des muscles fessiers; la première sous le grand fessier, de la grosseur d'un œuf de poule aplati ; sous le moyen fessier une seconde, et sous le petit fessier une troisième. » — Nous ne connaissons point d'examen cadavérique exact de la goutte *fixe primitive.*

Il faut mettre au nombre des observations rares celles de Plater et Rœderer, qui ont trouvé les os comme rongés et vermoulus chez des personnes qui avaient été longtemps tourmentées par la goutte. Ces personnes n'étaient-elles point aussi affectées du scorbut ou de la syphilis ?

Sur la goutte anomale. — Les ravages qu'amène la goutte *ab-articulaire*, sont aussi variés qu'elle-même : *Reperitur sanguis effusus in ventriculos cerebri, pulmones se sistunt humore viscido infarcti, inflammati, putridi et exesi. Obviæ fiunt lapidescentiæ in cerebro, corde, pulmonibus, etc. Deprehenduntur arenulæ et calculi in omnibus urinæ receptaculis. Oculis subjiciuntur renes contracti et corrugati : lien occalescens; hepar granulosum, inflammatum et putridum; lien obstructus et putris, pylorus occalescens, prostata tumida*, etc., dit Lieutaud (*Synopsis*, tom. i, pag. 95); et Lieutaud, en parlant ainsi, n'énonce que la moindre partie de ses ravages, comme il en convient lui-même : *ut de cæteris sileamus quæ ad omnes ferè morbos spectant.*

On peut dire, en général, que la goutte anomale se transformant en toute espèce de maladies, donne lieu à tous les désordres, à toutes les dégénérescences que celles-ci amènent. — Cependant il me paraît constant que, toute proportion gardée, c'est dans la goutte anomale que l'on observe le plus souvent les dégénérescences gangréneuses, soit après une phlegmasie intense, soit comme de prime-abord, et sans qu'elles aient été précédées de phénomènes sensiblement inflammatoires; car il est des gangrènes essentielles. — Plus de détails à cet égard nous meneraient trop loin; bornons-nous à renvoyer le lecteur aux observations d'anatomie pathologique les plus instructives sur ce point.

Il faut citer au premier rang celles que l'on trouve dans Morgagni : *De sed. et causis morb.*, epist. 40, n. 2, epist. 57, n. 10; puis viennent celles que l'on voit dans Dehaën, *Rat. med.*, pag. 5, c. 5; les Mémoires de l'Académie des sciences, an 1758, pag. 429; de Hahn, *Historia podagræ cardinalis a Sinzendorf*; et mieux, *Pommerische Nachrichten*, 1745, im. 21 Stück, pag. 258, Wolterus. *Voyez* encore Gaubius et Reimar, le *Sepulchretum* de Bonet, les Ephémérides des curieux de la nature, Watson, *in Medical communications*, i, n. 5, etc. — Dans son Anatomie médicale, M. Portal raconte qu'un homme âgé d'environ quarante ans, imprudemment guéri de la goutte aux pieds, par l'application d'une éponge imbibée d'eau froide et de vinaigre, éprouva, bientôt après, un grand resserrement dans la partie inférieure de la poitrine, avec rétraction des hypocondres, difficulté de respirer, fièvre aiguë, et périt en très-peu de jours. A l'ouverture du corps, on trouva l'aile droite du diaphragme et une portion du centre tendineux, très-rouges et gonflés : les poumons étaient ramollis, comme dans un commencement de gangrène. Cet homme n'avait pas éprouvé le rire sardonien. Le même M. Portal assure que dans deux personnes mortes d'apoplexie, à la suite d'une goutte répercutée, il a trouvé dans les ventricules du cerveau deux concrétions blanchâtres qui acquirent un surcroît de consistance, dès qu'on les eût jetées dans l'eau bouillante, tandis que d'autres qu'il a également plongées dans de l'eau un peu chaude s'y sont dissoutes, les unes en troublant la transparence du liquide, et d'autres sans la troubler (*Anat. méd.*, tom. IV, pag. 78). On doit regretter que ces concrétions n'aient point été soumises à l'analyse chimique. *Voyez* des exemples de lésions du cœur par cause goutteuse (*même ouvrage*, tom. III, pag. 91).

Enfin, nous voulons faire remarquer que la plupart de ces désordres, amenés par la goutte ab-articulaire, et dont nous venons de faire mention, paraissent avoir été observés surtout chez des individus originairement sujets à la *podagre*; d'autre part, les recherches cadavériques que nous voyons dans la Médecine clinique de M. Pinel, pag. 240 et 243, se rapportent à la *goutte asthénique primitive*. Nous avons indiqué des lésions observées à la suite de la *goutte vague*, et l'on trouve dans le *Sepulchretum* de Bonet, des notes sur les suites de la *goutte scorbutique*. — Ces remarques ont pour but d'encourager à pousser plus loin des recherches dont le résultat serait de comparer les différentes espèces de gouttes, avec les divers désordres organiques qui en sont la terminaison.

§. II. *Recherches de chimie pathologique. —Sur les concrétions goutteuses des articulations.*—Avant que la chimie se fût élevée au degré où nous la voyons aujourd'hui, elle avait déjà tenté diverses expériences sur ces concrétions: Leeuwenhoeck, Kerkringius, Schenckius, Hales, Whytt, Watson, Pinelli s'étaient livrés à des essais plus ou moins ingénieux sur ce point important. Mais on n'a commencé à avoir quelque chose d'exact, à cet égard, que par l'analyse que Tennant, chimiste anglais, a faite de certaines concrétions arthritiques. Il les a trouvées composées d'*urate de soude* (*Journal de physique*, XIV, pag. 399). Depuis, les docteurs Wollaston et Pearson, en Angleterre, et, en France, MM. Fourcroy et Vauquelin, ont obtenu de semblables résultats (*Système des conn. chimiques*, tom. X, pag. 267), lesquels sont confirmés par une espèce de synthèse chimique, que l'on peut faire en triturant ensemble de l'acide urique, de la soude et un peu d'eau chaude : il se forme une masse qui, après avoir été lavée pour séparer l'excès de soude, a toutes les propriétés chimiques des concrétions goutteuses (*Voyez* Chimie de Thompson).

Cependant, en considérant cette manière d'être si variée de

la goutte, et les différences notables que présentent entre elles
d'autres concrétions trouvées sur un même organe, les calculs
de la vessie, il nous semblait douteux que les concrétions goutteuses dussent constamment être les mêmes et composées des
mêmes substances, exclusivement à toute autre. Nous étions
dans ces pensées, lorsque M. Hallé nous communiqua une
analyse faite, à sa prière, par l'illustre chimiste qui a rendu de
si grands services à la chimie animale, et qui en aurait rendu
de plus grands encore, si tous les médecins, qui ont entre les
mains les matériaux d'analyses importantes, avaient appris
comme nous que M. Vauquelin accueille ceux qui lui présentent les moyens d'enrichir ainsi la science, avec une bonté
telle qu'elle a l'air de la reconnaissance.

Le sujet de cette analyse était des concrétions arthritiques
fournies par un malade affecté depuis longtemps de la goutte
fixe, qui a déformé ses mains et ses pieds, mais a laissé le
tronc parfaitement libre ; toute l'énergie vitale semble s'y être
concentrée ; une grande apparence de force s'y fait remarquer. Les concrétions offertes à l'analyse étaient sorties, avec
les circonstances que nous avons décrites en parlant de la goutte
fixe, d'une tumeur ulcérée au gros orteil, laquelle de temps
en temps livre passage à de semblables concrétions. Elles sont
d'une couleur blanche, légèrement brunâtre. Leur volume va-
rie depuis un grain de chénevi jusqu'à celui d'une noisette ;
leur forme est très - irrégulière, et leur surface raboteuse.
M. Vauquelin les a trouvées composées d'*urate de soude*, qui
en faisait la plus grande partie, mais aussi d'*urate de chaux*
et d'une petite quantité de débris cellulaires.

C'est avec le même empressement et le même soin que
M. Vauquelin a analysé, à ma demande, les concrétions goutteuses dont il vient d'être question dans la première partie de
ce chapitre. Le malade qui les avait fournies était goutteux
d'ancienne date, quoique jeune encore. Il vivait depuis longtemps sous les tristes influences de l'adversité ; il portait l'empreinte d'une faiblesse générale, et ne paraissait point avoir
jamais été d'une forte constitution. Par une suite d'expériences
intéressantes, M. Vauquelin a reconnu qu'elles étaient composées : 1°. de *sus-urate* de *soude*, qui de même en formait la
plus grande partie, mais encore, 2°. d'une petite quantité
d'*urate de chaux* ; 3°. de *phosphate de chaux* ; 4°. et d'une
matière fibreuse animale.

Les concrétions arthritiques sont en général molles et fria-
bles ; cependant je lis dans Rivière, *Obs. comm.*, qu'un goutteux en avait rendu plus de deux cents de la grosseur d'un
pois, et tellement dures qu'elles résistaient au marteau.

Il est d'autres concrétions articulaires renfermées ordinairement dans la synoviale elle-même, et que l'on trouve chez des individus qui ne paraissent point avoir été affectés de la goutte proprement dite ; ces concrétions diffèrent beaucoup de celles dont uons venons de faire connaître l'analyse ; elles sont tantôt molles et cartilagineuses, tantôt dures ; le phosphate de chaux y paraît uni, en grande proportion, à une très-petite quantité de matière animale.

Sur la synovie. — L'esprit de recherches a fait examiner la synovie chez les goutteux. Cajetan Tacconi a trouvé que tantôt elle rougissait et tantôt verdissait le sirop de violettes, d'où il a conclu que la goutte était tantôt acide et tantôt alcaline. Mais les expériences de Cajetan paraissent aussi superficielles que ses conclusions sont hasardées. Celles de Pinelli ne sont pas beaucoup plus satisfaisantes. Il manque donc à la science une bonne analyse comparée de la synovie chez l'homme sain et chez l'homme malade. La liqueur synoviale qui a été examinée par M. Margueron (*Ann. de chim.*, t. xiv), est celle du bœuf.

Sur les concrétions goutteuses non articulaires.—Rœring, dans les Mém. de Stockholm, 1783, nous apprend que des concrétions trouvées dans les poumons d'un vieillard goutteux, étaient formées de phosphate de chaux. C'est ordinairement de cette matière, ou avec association de carbonate de chaux, que sont composées les concrétions pulmonaires, même chez des individus non goutteux (*Voyez* en particulier l'analyse d'une de ces concrétions par M. Guilbert, pharmacien de Paris ; *Rapports à la Société philanthropique*) ; — toutefois on a trouvé de ces dernières composées, à ce qu'il paraît, seulement de carbonate de chaux (Thompson, t. ix, p. 506).

Il serait utile surtout d'examiner comparativement les concrétions articulaires et ces autres concrétions que l'on trouve à la fois sur le même individu goutteux ; mais il faudrait encore demander à la chimie pathologique l'analyse de ces *calculs musculaires* dont il a été question plus haut ; de ces *concrétions* que l'on trouve quelquefois *dans la membrane externe des reins* ; de cette *matière* tophacée qu'offrent souvent *les tuniques artérielles anévrysmatisées* ; de cette *matière* crayeuse dont on a vu *les glandes et les gros vaisseaux lymphatiques* engorgés, etc., etc.

Sur l'urine des goutteux. —M. Berthollet a trouvé autrefois un caractère particulier à l'urine des goutteux, à savoir, qu'elle perdait de son acidité quelques jours avant l'accès de goutte, et que cette acidité reparaissait vers la fin du même accès ; pendant son cours, l'urine ne contenait point d'acide phosphorique (*Journal de méd.*, juin 1786, p. 476). C'est au sujet de cette observation de M. Berthollet, que Fourcroy, dans ses leçons publiques, exprimait le désir qu'on recherchât si l'urine des goutteux était également privée d'acide urique pendant leur attaque de goutte.

Trampel (*Beobacthung.*, t. 1, p. 72) a fait à peu près les mêmes essais que M. Berthollet, et il assure avoir observé que l'urine ne teint point en rouge le papier bleu, dans la période où se prépare le travail de l'attaque de goutte, ni même durant cette attaque, avant qu'il ne se fasse des évacuations critiques, et que l'urine dépose un sédiment. M. Hufeland, de Berlin, ayant autrefois répété ces expériences, a obtenu de semblables résultats (note ajoutée au Mémoire cité de M. Ideler). Enfin ce dernier, M. Ideler, ayant observé, comme M. Berthollet, que l'acidité de l'urine reparaissait sur la fin de l'attaque de goutte, a prétendu en faire un moyen de pronostiquer la cessation prochaine de cette attaque, moyen de pronostic que nous avons reconnu peu fidèle, au moins dans la goutte chronique, où nous l'avons expérimenté. En effet, nous avons vu, durant une attaque de ce genre, le papier bleu accidentellement rougi par l'urine du goutteux, longtemps avant qu'elle devînt sédimenteuse et que l'attaque se terminât.

Ces *essais* que l'on fait de l'urine avec un papier colorié, pour offrir quelque chose de moins vague, ne doivent pas être pratiqués à toute époque de la journée; il faut préférer, pour ces expériences, l'urine du matin; mais il ne faut point qu'elle soit mêlée dans le même vase avec celle de la nuit et de la soirée précédente, comme il est si fréquent. Enfin ces *essais* doivent être faits immédiatement après l'émission de l'urine; car il y a, comme l'on sait, des urines qui dégénèrent et passent à l'état ammoniacal avec une extrême rapidité, en sorte que, donnant des signes d'acidité au moment de l'émission, elles pourraient peu après se montrer alkalines. Si l'on fait ces expériences dans le dessein d'éclaircir l'histoire de la goutte, il faudra d'abord examiner ce liquide dans les cas de goutte simple, et éviter la goutte compliquée de ces affections qui, à elles seules, modifient les urines, comme les maladies des voies urinaires, les hydropisies, etc. *Voyez* Nysten, *Recherches de physiologie et de chimie pathologiq.*; Paris, 1811, in-8°., p. 233 et suiv.

Il ne peut qu'être utile de mettre à l'épreuve d'expériences faites avec ces précautions, la théorie que vient de proposer M. Marie de Saint-Ursin, dans un ouvrage intitulé : *Etiologie et thérapeutique de l'arthritis et du calcul*, ou *Opinion nouvelle*, etc., où l'auteur, d'après l'examen présumé de l'urine des goutteux, divise la goutte en goutte *acide* et goutte *alkaline*, ainsi que l'avait autrefois prétendu Cajetan Tacconi.

7

Il est certain toutefois que dans la goutte et dans toutes les autres maladies, les urines n'indiqueront rien que de vague et d'insuffisant, jusqu'à ce que des analyses chimiques exactes en aient été faites comparativement dans toutes les maladies, dans leurs diverses périodes, et même dans les divers états de santé, jusqu'à ce que d'autres analyses comparatives des différentes excrétions aient été faites également, jusqu'à ce qu'enfin nous connaissions les *lois* des secrétions et des excrétions.

Sur les sueurs des goutteux.—Il serait en particulier important d'analyser comparativement avec les urines des goutteux, *les sueurs*, qui, pendant leur attaque, ont quelquefois une odeur aigre très-prononcée. M. Berthollet a ouvert la carrière à cet égard, en remarquant qu'un papier bleu appliqué à un membre, sous l'influence d'un paroxysme goutteux, devenait toujours rouge (*Journal de phys.*, t. xxviii, p. 275).

Toutefois il ne faut point se presser de rien conclure de cette expérience, car, dans l'état ordinaire de santé, les sueurs paraissent avoir quelque chose d'acide; leur odeur l'indique; les draps colorés dont nous nous servons habituellement se trouvent souvent altérés par la sueur, comme ils le seraient par certains acides; et en effet l'ammoniaque, convenablement étendu d'eau, rétablit dans son premier état ou à peu près le drap dont la couleur a été ainsi altérée. C'est ce qui a été anciennement et souvent expérimenté par un de nos confrères, auquel il a été donné de s'élever aux plus hauts degrés de la science et de ne pas négliger les plus petites observations. Mais ce qui est plus positif encore, M. Thénard a trouvé, par l'analyse, que la sueur contenait de l'acide acétique libre (*Ann. de chim.*, t. lix).

Un autre fait, qui se distingue de ceux-ci, est celui que l'on attribue à Antoine Petit. J'ai lu quelque part qu'il avait reconnu, par une expérience semblable à celle de M. Berthollet, que la sueur d'un certain goutteux était, au contraire, alkaline, et verdissait la couleur des violettes. — Mais il faudrait examiner, en particulier, *la sueur locale* assez abondante qui a lieu sur la tumeur goutteuse elle-même, sur la fin d'une attaque de goutte, sueur qui est en général d'une odeur forte, et qui, selon Coste, teint quelquefois l'argent en noir. Ce fait rappelle celui que rapporte Hoffmann, d'un homme sujet à la podagre, et qui avait au doigt un anneau composé de mercure, de soufre et de tutie. Quelques jours avant l'attaque de goutte, et pendant sa durée, cet anneau contractait une couleur noire livide qui se dissipait vers le temps du déclin de l'attaque, et faisait place à la couleur primitive.

On devrait enfin analyser cette *matière* si fortement *acide* que rendent quelques goutteux *par le vomissement*, et dont ont parlé tous les observateurs (*Voyez* en particulier l'histoire rapportée par Van Swieten , §. 1255, pag. 257, *C. in aphor.*, et *Med. observ. and inquiries* , v. 1, p. 41); — et les excrétions produites dans certains cas de goutte anomale, par exemple, dans les catarrhes utérins goutteux, les pyuries arthritiques, etc., etc. — Colbach a soumis le *sang* d'un goutteux à des expériences chimiques, qu'il faudrait, ainsi que toutes celles dont nous venons de faire mention, répéter, varier, comparer, etc., etc.

§. III. *Autres recherches relatives à la goutte.* — Il y a sur cette maladie quelques essais de *médecine statique*, mais si vagues encore, que j'ose à peine les indiquer ici. Il en est question, *aph.* 87 de Sanctorius, *De ponderatione*; Gorter, *aph.* 376. L'Anglais Barry aurait fait beaucoup mieux que ses devanciers, s'il était vrai qu'il eût constaté que le corps est sensiblement plus pesant à l'approche et pendant les premiers temps d'un accès de goutte, qu'à toute autre époque, et qu'il se fût assuré qu'en ramenant le corps à son poids ordinaire et l'y maintenant pendant le temps que l'accès aurait duré, en excitant d'ailleurs la transpiration au moyen des diaphorétiques, on empêche l'attaque ou on la rend moins forte. Je n'ai pu me procurer l'ouvrage de Barry ; j'en parle d'après une dissertation sur les causes de la goutte (Paris , 1805, Ant. Duchanoy).

Leeuwenhoeck a soumis les concrétions goutteuses à *l'examen de son microscope* ; les curieux pourront voir dans ses œuvres les résultats de ses recherches.

Il a d'ailleurs, relativement à la goutte, quelques *faits de pathologie et de physiologie comparées*, sciences extrêmement importantes pour l'art de guérir, et qui malheureusement existent à peine. Je rapporterai cependant ces faits informes, pour montrer surtout ce qui nous manque, et inviter les travailleurs à combler ces lacunes.

Fougeroux, de l'Académie des sciences (dans son Mém. sur les os, où il traite de ces expériences si connues, faites avec la garance, p. 95), choisit dans une basse-cour une vieille poule. La *goutte* et les infirmités, trop souvent compagnes de la vieillesse, dont elle lui parut attaquée, le déterminèrent sur son choix. En destinant à cette expérience une *poule goutteuse*, il espérait qu'elle donnerait lieu à quelques observations sur les concrétions qui sont si souvent une suite de cette maladie. Il donna à cette poule une pâtée mêlée de garance. Après l'avoir nourrie vingt-quatre jours de cette manière, il la fit tuer. Il examina l'extrémité de la patte où, dit-il, la goutte s'était portée. Il la trouva tuméfiée, œdémateuse, très-abreuvée de liqueurs ; les tendons et leurs parties voisines gonflés ; l'os était coloré par la garance, et les concrétions dont il était chargé étaient très-rouges et plus colorées que l'os lui-même. Mais la maladie de cette poule et ces concrétions articulaires qu'on trouve chez les vieux individus des gallinacées, chez les vieux serins, etc., ont-elles une exacte analogie avec la goutte ?

Nous dirons à ceux qui voudraient faire des recherches complettes à cet égard, et pour égayer en passant la matière, que les *Ephem. natur. curios.*, d. II, a. IV, obs. 174, offrent en particulier l'histoire d'un *chapon goutteux*, histoire sur laquelle jette des doutes l'autorité d'Hippocrate, qui a dit dans ses Aphorismes, *Eunuchi podagrâ non laborant.*

Les chiens domestiques, et surtout ceux qui ont été nourris avec la viande, sont sujets dans leur vieillesse à des engorgemens articulaires dont la nature n'a point encore été étudiée, que nous sachions. Connaît-on mieux ce qu'étaient ces *épidémies arthritiques* qui, de temps en temps, ont frappé toutes sortes de personnes et même des troupeaux entiers de chèvres ? (Morgagni, *De sed. et caus.*, ep. 57, n°. 4, d'après Marc. Donatus). — Cependant Végèce a sur ce point un morceau fort intéressant, où il décrit l'*arthritis vaga* des animaux. Vegetius, *Pecud. medic.*, lib. 1, cap. 6, éd. Gesn.)

Un fait assez curieux, et qui peut avoir sa place ici, est celui que de Hahn paraît avoir bien observé. Un goutteux, auquel il a fait prendre, matin et soir, pendant dix-sept mois, un gros de térébenthine de Venise unie au thym blanc des montagnes, n'émit jamais d'urines avec odeur de violettes; mais la saveur et l'odeur de térébenthine se manifestèrent ailleurs, dans les crachats en particulier; ils en furent entièrement et longtemps imprégnés, quoique le malade cessât l'usage de la térébenthine du moment où il commençait à rendre de ces crachats (*Voyez* pour les détails de l'observation, *Hist. podag. eminentiss.*, p. 13).

Enfin il existe aussi quelques faits de *chimie comparée* qui ne doivent pas être perdus pour l'histoire de la goutte :

Une concrétion articulaire, placée sur une des extrémités postérieures d'un mouton, et renfermée dans un petit kyste appuyé à l'articulation, s'étant offerte à nous, et M. Vauquelin l'ayant analysée, elle s'est montrée composée de phosphate de chaux principalement, de carbonate de chaux et d'une matière animale d'apparence gélatineuse.

Pearson, dans ses expériences sur les concrétions animales, après avoir analysé trois cents concrétions, tant de l'homme que des animaux, a reconnu que l'acide urique ne se trouvait jamais dans les concrétions des animaux, et en particulier des animaux herbivores, tandis qu'il se trouve presque toujours dans celles de l'homme, soit exclusivement, soit comme partie dominante. Doit-on en conclure, avec lui, que des hommes uniquement nourris de végétaux seraient bien moins sujets à ces dégénérescences calculeuses ?—Depuis les expériences du chimiste anglais, les chimistes français, après des travaux auxquels M. Vauquelin a eu la plus grande part, ont trouvé de l'urée, même dans les humeurs d'animaux herbivores, dans l'urine du lapin, dans l'urine du cheval, etc. Ils ont même trouvé de l'acide urique dans les humeurs de certains genres des gallinacées.

CHAP. V. *Complications de la goutte. — De la goutte articulaire.*—On a vu, dans ce qui précède, qu'un accès de goutte articulaire pouvait consister seulement dans la lésion de la synoviale ou des tissus fibreux environnans; que ces deux genres de lésions pouvaient s'y combiner, ou même se compliquer d'autres lésions encore. On ne reviendra point sur tous ces détails, mais on rappellera, parce qu'on n'a pas insisté sur ce point, que la goutte fixe, par l'effet de l'irritation que ses tophus exercent sur les parties circonvoisines, se complique souvent de phlegmons et d'abcès plus ou moins considérables, dans le pus desquels on a trouvé la matière topheuse suspendue sous forme de grains extrêmement petits.

Il n'est pas rare non plus de voir des dartres et d'autres éruptions cutanées compliquer les tumeurs goutteuses. —D'ailleurs on conçoit qu'une affection des tissus articulaires superficiels, déterminée par l'impression du froid, peut s'unir sur une même articulation à une inflammation des tissus profonds, déterminée par des causes internes, et constituer ainsi une complication du rhumatisme et de la goutte.

Les affections des os et des cartilages, que l'on observe si souvent à la suite de la goutte asthénique primitive, paraissent être tantôt le résultat direct de la goutte, tantôt de véritables complications amenées par le vice scrophuleux ou vénérien, ou des dégénérescences scorbutiques.

L'hydropisie articulaire, maladie fréquemment observée au genou, doit être encore inscrite au nombre des affections qui peuvent compliquer la goutte articulaire; mais il ne paraît point qu'on ait observé simultanément sur une articulation goutteuse, et les *tophus*, et ces corps cartilagineux que Reimar et Morgagni ont les premiers fait bien connaître.

Complications de la goutte ab-articulaire.—Ce qu'il ne faut jamais perdre de vue, c'est que la goutte, en même temps qu'elle attaque les articulations, peut attaquer les viscères internes, et se compliquer elle-même en quelque sorte. Le médecin doit donc s'appliquer, dans ces lésions intérieures, à distinguer les lésions légères et purement sympathiques qui subissent le sort de la maladie articulaire et sont des accidens ordinaires de son cours, de ces autres lésions qui sont essen-

tielles, qui souvent cachent des désordres profonds sous *de*
trompeuses apparences, et appellent un traitement particulier,
prompt et méthodique tout à la fois.

Il ne faut pas oublier non plus que la goutte, soit articulaire, soit viscérale, peut être accompagnée de lésions organiques : c'est, par exemple, une maladie organique observée
très-fréquemment chez les vieux goutteux que le squirre de
l'estomac, et l'on voit tout de suite de quelle importance il
est, dans un pareil cas, de modifier le traitement interne ordinaire, pour l'approprier à la situation particulière du malade.

CHAPITRE VI. *Causes de la goutte.* — Nous commencerons
par dire quelles sont les circonstances particulières au milieu
desquelles on a observé que la goutte se développait. Ce sera
spécifier par avance les moyens de s'y dérober.

Les *causes de la goutte régulière*, qui sont en même temps
les causes des principales espèces de goutte, seront traitées
avec quelques détails, et exposées dans un ordre que de sa-
vantes leçons sur l'hygiène ont pour ainsi dire consacré. Plus
tard, nous nous essaierons à rallier ces causes diverses à des
chefs principaux, et à réduire ainsi à un fort petit nombre,
des causes que l'on va voir très-variées et très-nombreuses en
apparence.

Nous ne répéterons point ici ce que nous avons dit de l'influence des âges, des sexes, des saisons, etc., sur la production de la goutte ; mais nous ajouterons, avec Cullen et Barthez, qu'il est des formes du corps qui annoncent communément une prédisposition goutteuse constitutionnelle : elles
consistent en général dans un corps plein et robuste, une
grosse tête, de gros os et une peau épaisse.

Circumfusa. Un air humide, les vents d'O. et de N., les
changemens de température du chaud au froid, une habitation
humide et froide. — *Applicata.* Des vêtemens trop légers et
trop bons conducteurs du calorique ; un mauvais coucher,
d'où résulte l'impression du froid pendant le sommeil ; l'emploi de cosmétiques dangereux qui tendent à supprimer la
sueur des pieds et d'autres parties ; l'usage inconsidéré de pédiluves froids, et en général de bains froids ; l'omission des
soins de la propreté, qui tendent à débarrasser la peau des
excrétions qui s'y amassent et en ferment les pores ; et enfin
l'application de répercussifs sur des éruptions cutanées, telles
que les dartres, l'érysipèle ; d'astringens sur des hémorrhoï-
des, etc., tout cela doit être mis au nombre des causes de la
goutte.

Toutefois nous ne pensons point que de telles causes, et en
particulier l'impression du froid humide suffise pour déterminer la goutte proprement dite. C'est ailleurs que se trouvent

les vraies causes de la goutte ; mais, il faut en convenir, beaucoup d'attaques de goutte, préparées et pour ainsi dire éla-
borées silencieusement sous d'autres influences que celles des
circumfusa et des *applicata*, sont développées actuellement
et se manifestent par l'action de celles-ci, sous l'impression
du froid. C'est même ce que l'on observe fort souvent ; c'est
ainsi qu'il faut entendre l'observation de Borrichius (*Act. Haff.*,
t. IV, p. 169), qui raconte avoir vu un homme atteint de la
goutte au poignet, pour avoir écrit, pendant quelques heures,
sur une table de marbre.

C'est dans la classe des *ingesta* et dans les classes suivantes
que se trouvent les causes les plus ordinaires de la goutte. Il
faut noter en particulier une nourriture abondante, tirée surtout des animaux, l'usage d'alimens gras, huileux, de ragoûts,
de viandes fumées et salées, et en général d'alimens de digestion difficile, l'abus de liqueurs spiritueuses et fermentées, etc.

On attribue encore à certaines substances alimentaires la
propriété de produire la goutte, par exemple, au fromage,
à ce que prétend Scaliger et quelques autres médecins avec
lui ; aux vins que l'on appelle légers, οἶνοι ὀλιγοφόροι des anciens, et aux vins recueillis sur des terres travaillées avec la
chaux, comme ceux de Crète. Au rapport d'Alexandre Bene-
dict, de Vérone, les étrangers les mieux constitués ne peuvent
boire du vin pendant quelques années, sans être affectés d'une
goutte articulaire, avec concrétions et difformités des articulations. De son côté, Musgrave a aussi remarqué que, dans
le Devonshire, la goutte ne s'était montrée que fort rarement
à une époque où la chaux n'était point employée pour la cul-
ture des champs, mais qu'à mesure que cet usage de la chaux
y était devenu commun, la goutte s'y était multipliée dans la
même proportion.

FRANCUS, *Dissertatio de morbo Ennii poetæ, sive podagra ex vino; Heidelbergæ*, 1694.
COUTHIER, *An à vino burgundico arthritis; Parisiis*, 1739.
NEUHAUS, *De arthritide vagâ in ducatu Westphaliæ cerevisiæ feculentæ
maximè tribuendâ; Giessæ*, 1752.

Excreta. Il est à remarquer qu'en général les excrétions ont
langui d'une manière notable quelque temps avant l'invasion
de la goutte ; les goutteux vous disent qu'ils ont été constipés
avant leur *attaque* ; les viscères de l'abdomen font mal leurs
fonctions chez eux. C'est d'après l'observation de ces faits,
envisagés d'une manière trop exclusive, que M. Ideler (*Mém.*
cité), croit que le siége essentiel de la goutte est dans le bas-
ventre. Les urines ont été aussi plus ou moins pâles et déco-
lorées avant l'attaque de goutte. Mais, surtout, les fonctions
de la peau, les sécrétions particulières des pieds, des aisselles

même , et toutes celles qui se rapportent à la transpiration insensible , se faisaient d'une manière incomplette. *Voyez* ce qui a été dit plus haut des recherches de Barry.

L'auteur d'une Dissertation sur la goutte , qui n'est pas faite avec beaucoup de méthode, mais qui renferme des choses qu'il ne faut point mépriser (Desault), a donné une attention singulière à cette dernière cause de la goutte , la diminution de la transpiration : il établit qu'elle est la cause principale de la goutte , et s'applique à faire voir que la plupart des autres causes peuvent rentrer, en quelque sorte, dans celle-ci. —L'auteur d'une Dissertation inaugurale sur les causes de la goutte , parle d'une goutte vague , qui paraissait due singulièrement à un défaut de sécrétion des membranes muqueuses.

Il faut ajouter à ces causes diverses de la goutte , la suppression d'un sédiment comme crayeux dans les urines qui en étaient ordinairement chargées. Hundertmarck a consigné , dans sa dissertation *De urinâ cretaceâ* , l'histoire d'un homme qui, depuis son enfance jusqu'à quarante-cinq ans , rendit constamment des urines blanchâtres, troubles et muqueuses , avec un sédiment comme de craie, et qui devint goutteux lorsque ses urines cessèrent de porter ce caractère. Un fait semblable a été connu de Vieussens, au rapport de Sauvages. Des médecins allemands ont prétendu que des urines de cette espèce, c'est-à-dire chariant abondamment un semblable sédiment, étaient par elles-mêmes une forte prédisposition à la goutte. Ils se sont servis de cette seule donnée pour pronostiquer avec succès que tel individu qui offrait ce phénomène deviendrait sujet à la goutte (*Voyez* d'autres faits qui concourent avec ceux-ci : *Comment. de rebus in Sc. nat. et méd. gestis* , t. II , p. 195).

Tout le monde sait que la diminution ou la suppression imprudente d'une hémorragie ou d'une évacuation médicamenteuse, comme d'une saignée habituelle, d'un cautère, etc. , pourraient être encore des causes déterminantes de la goutte , chez des individus qui y seraient d'ailleurs plus ou moins prédisposés.

NUNN, *Dissertatio de affectibus rheumatico-arthriticis ex emansione mensium; Erfordiæ* , 1761.

ALBERTI , *De hemorrhoïdum consensu cum calculo et podagrâ ; Halæ* , 1722.

Gesta. C'est ici qu'il faut faire mention de la vie sédentaire, cause très-commune de la goutte , surtout lorsqu'elle succède à une vie très-agissante , par exemple, à la vie militaire. Les anciens comptaient aussi, au nombre des causes de la goutte, et avec raison, les exercices violens et inaccoutumés (Paul d'Egine , Aëtius, Cœlius Aurélianus), ou même simplement

des exercices trop prolongés, par exemple, de très-longues
marches (Galien).

LEPNER, *Dissertatio cujusdam ex insuetâ equitatione podagrâ correpti ca-
sús; Regiomonti*, 1669.

C'est encore à la classe des *gesta* que se rapportent l'abus
des plaisirs vénériens, ou leur usage prématuré, la mastur-
bation, une trop grande application à l'étude, les veilles laborieuses, mais surtout la contention de l'esprit immédiatement après le repas.

Percepta. Entre les accidens du régime qui déterminent la
goutte des articulations, dans les sujets qui y sont disposés,
il n'en est pas, dit Barthez, dont l'effet soit plus soudain que
celui des violentes passions de l'ame. Stahl a vu des cas où
des mouvemens de terreur ou de colère ont déterminé, dans
l'instant, un accès de goutte dont l'action était si forte que le
malade ne pouvait aller jusqu'à son lit, et qu'il fallait l'y porter. Nous avons indiqué un fait de ce genre, dans la description que nous avons donnée de la goutte régulière.

Les inquiétudes, les peines, enfin les affections tristes, ont
aussi la goutte pour résultat; mais elles l'amènent plus lentement; au contraire, la méditation profonde paraît avoir sur
la production de la goutte une influence assez active. Van
Swieten a connu un mathématicien vivant d'une manière sage,
mais affecté d'une goutte héréditaire, dont il accélérait l'accès
comme à volonté; il lui suffisait de s'appliquer fortement à la
résolution d'un problème difficile.

Ce genre de causes suffit pour produire la goutte chez des
hommes dont la vie est frugale et tempérante sur tous les autres
points. Le pape Grégoire-le-Grand, l'homme le plus sobre de
son temps, et de la constitution la plus saine en apparence,
mais livré sans relâche à de laborieuses occupations, souffrit
de la goutte pendant trente années, et ne put écrire la plus
grande partie de ses œuvres, qu'avec deux doigts, les seuls
que la chiragre eût laissés libres.

Causes particulières des autres espèces de goutte articu-
laire. —Les causes de la goutte *chronique* et de la goutte *fixe*
ne sont autres que celles de la goutte régulière, mais modifiées par les suivantes : la faiblesse locale des articulations résultant des attaques antécédentes de goutte ; un traitement
qui a ajouté à cette faiblesse locale ou même l'a déterminée ;
un affaiblisssement général de la constitution qui entraîne avec
lui cette débilité particulière; l'absence d'un bon traitement
prophylactique; la présence de nodosités et de tophus, ou
même une simple roideur de l'articulation occasionée par les
attaques de goutte qui ont précédé. La goutte *fixe primitive*,
qui d'ailleurs est assez rare, semble ne devoir se rencontrer

que lorsque des causes éminemment propres à produire la
goutte agissent sur un individu d'un tempérament lymphatique, et dont les articulations sont faibles naturellement. Celles
de la goutte *asthénique primitive* et de *la goutte scorbutique*, assez différentes de celles qui déterminent les autres especes de
goutte, sont un mélange de certains accidens propres à produire la goutte régulière, et d'autres accidens propres à amener le scorbut, et en général les affections asthéniques. On
peut compter parmi elles, une constitution faible et spasmodique; une vie trop sédentaire; des évacuations anciennes qui
ont empêché le corps de se fortifier; une nourriture peu succu-
lente, insipide, indigeste; l'habitation des lieux froids et humides;
l'application de répercussifs, et les affections tristes de l'ame.

Causes de la goutte ab-articulaire. — On peut regarder
comme ses causes toutes celles de la goutte régulière jointes
à une faiblesse générale, à la lésion particulière d'un viscère,
enfin à des circonstances tendant à déterminer des affections
internes.

Les causes le plus souvent observées de la goutte *répercutée*, en particulier, sont : l'application d'astringens ou du froid
sur la tumeur érysipélateuse que forme la goutte articulaire,
ou au contraire l'application d'une chaleur trop vive sur les
pieds; ainsi, des pédiluves trop chauds : il en est de nombreux
exemples; d'ailleurs, de vives irritations internes provoquées
par des médicamens mal employés; la saignée du bras faite
dans le paroxysme de la podagre, etc.

De la goutte *remontée par elle-même* : la complication
d'une maladie interne qui s'accroît pendant le paroxysme de la
goutte, et opère des irritations, qui appellent en quelque
sorte la goutte articulaire sur le point où elles s'exercent; la
présence d'accidens propres à déterminer cette maladie à l'intérieur : exemples, ceux qui résultent des variations atmosphériques; une mauvaise nouvelle annoncée subitement; et en gé-
ral une affection morale à la fois vive et pénible.

Celles de la goutte *larvée* se réduisent aux causes propres à
produire la goutte, réunies à une irritation particulière, sur
un autre organe que les articulations, et vers lequel se tour-
nent alors les afflux qui devraient se porter sur les articulations. *Voyez* plus haut ce qui a été dit de la goutte larvée.

Pour la *goutte vague*, c'est encore les causes générales de
la goutte, mais exerçant leur action sur le sexe féminin, ou
des sujets nerveux, soumis eux-mêmes à des influences rhumatismales, ou chez lesquels languissent en particulier les
fonctions excrétoires de la peau.

Telles sont les causes les plus ordinaires et les plus généralement reconnues des différentes espèces de goutte. D'autres
se trouvent mentionnées dans le reste de cet ouvrage.

Terminons par l'indication de certains faits particuliers propres à exciter la vigilance et la circonspection du médecin. On a vu la goutte se transporter au cerveau chez des individus qui y étaient prédisposés, sous la seule excitation des sternutatoires ; un long usage des amers, administrés dans l'intention de faire cesser la goutte, l'a déterminée sur l'estomac ; une diète trop sévère, remplaçant immédiatement un régime succulent, a eu de semblables résultats. Enfin, disons qu'une femme goutteuse, qui devient enceinte, est par cela même très-exposée à une affection de la matrice, dont le résultat ordinaire est l'avortement, surtout dans les trois ou quatre premiers mois de la grossesse : *gravis observatio*, ajoute Stoll.

Vues sur les causes générales de la goutte. — Pourrons-nous, en effet, comme nous avons promis de l'essayer, rallier à un petit nombre de chefs principaux les causes multipliées de la goutte et de ses diverses espèces ? Oui, sans doute ; elles aboutissent toutes à un petit nombre de phénomènes principaux que voici : — 1°. état encore inapprécié, par lequel on est prédisposé, soit aux affections articulaires, soit aux affections internes : — 2°. vice de la digestion et de la respiration : — 3°. débilitation quelconque.

C'est à cela que se réduisent ces causes si nombreuses et si variées de la goutte, et tel est l'ordre dans lequel agissent sur l'individu qu'elles constituent goutteux, ces causes nouvelles dans lesquelles toutes les autres se confondent : les premières formant la prédisposition, les secondes accroissent, développent cette prédisposition, et préparent l'attaque de goutte ; les troisièmes la déclarent et la rendent manifeste. On peut donc appeler les premières *prédisposantes*, les secondes *préparatoires*, et les troisièmes *occasionnelles*. Voyons à présent comment se rangent sous ces trois chefs des élémens si nombreux et si variés.

Au premier, qui comprend les causes prédisposantes, se rapportent les transmissions héréditaires, les qualités organiques qui constituent la prédisposition à la goutte, qualités inconnues dans leur essence, mais qui révèlent souvent à l'extérieur leur existence par ces formes du corps que l'on a appelées goutteuses, par des urines qui charrient habituellement beaucoup de sels terreux, etc.

Le second ordre de causes, celles qui consistent dans la lésion de la digestion et de la perspiration, réunissent tout ce qui peut nuire à l'intégrité de ces fonctions. Elles admettent donc tout ce que nous avons signalé à l'article des *circumfusa*, des *applicata* et surtout des *excreta*, comme opérant la lésion de la perspiration : tout l'article des *ingesta* qui se rapporte à la lésion de la digestion ; et, dans les *gesta* et les *percepta*, la vie sédentaire et les affections tristes de l'ame, qui aboutissent encore à cette double lésion de la digestion et de la perspiration.

En troisième lieu, qu'une action débilitante quelconque vienne à agir sur un individu ainsi prédisposé, et préparé en quelque sorte à une attaque de goutte, cette attaque est produite aussitôt. Or, cette action débilitante appartient aux *circumfusa* et aux *applicata*, lorsqu'elle consiste dans l'impression du froid à un degré débilitant, ou avec des circonstances débilitantes : elle appartient aux *ingesta*, lorsque, par exemple, une indigestion l'amène ; aux *excreta*, lorsque les organes destinés aux différentes excrétions ont été directement ou indirectement affaiblis. Cette action débilitante peut même dériver des *gesta* ; car si des exercices modérés excitent et développent les forces, des exercices violens et inaccoutumés, ou des exercices ordinaires, mais continués d'une manière excessive, épuisent les forces au contraire et débilitent le corps. Ainsi s'explique l'espèce d'énigme que présenterait pour certaines personnes le titre de la dissertation de Lepner : *ex insuetâ equitatione podagra.* — C'est la même réflexion à faire à l'égard des *percepta*. Les affections douces et modérées de l'ame sont salutaires et fortifient le corps, tandis que les passions violentes nous affaiblissent rapidement, et quelquefois résolvent subitement toutes nos forces. C'est par l'effet de cette débilitation subite que des sentimens de terreur ou d'une extrême colère ont déterminé des accès de goutte, à l'instant même. Toutes ces causes si nombreuses, si variées de la goutte et de ses différentes espèces, peuvent donc se réduire à trois seulement : 1°. prédisposition à la goutte : 2°. vice de la digestion et de la perspiration : 3°. débilitation quelconque.

Ajoutons encore une réflexion sur ce point. Si l'on considère attentivement la prédisposition à la goutte, on voit qu'il faut y distinguer deux choses, la prédisposition aux affections goutteuses en général, et la prédisposition particulière à telle ou telle de ces affections. Or, il semble que celle-ci résulte soit d'une faiblesse, soit d'une irritation locales. Nous l'avons déjà vu, c'est parce qu'un organe est faible, ou actuellement irrité, qu'il devient le siége de la goutte, soit remontée, soit larvée. C'est par suite d'une irritation que l'abus des amers a développé la goutte sur l'estomac ; au contraire c'est la faiblesse qui a produit de semblables effets dans les cas où une diète trop sévère a remplacé brusquement un régime tonique. L'analogie peut ensuite faire penser qu'il n'en est point autrement pour la goutte articulaire, et que la débilité des articulations constitue peut-être la prédisposition à la goutte asthénique, à la goutte fixe primitive, tandis qu'une irritation, portée ou déjà existante sur les mêmes parties, y appelle la goutte articulaire aiguë, ou chronique, ou fixe consécutive.

Si des causes prédisposantes de la goutte, nous passons aux causes que l'on peut appeler préparatoires, et que nous avons dit consister dans un vice de la digestion et de la perspiration, nous remarquerons qu'un homme vraiment pléthorique présente cette double lésion ; que l'état de *pléthore* est nécessairement amené par elles ; qu'il en est le résultat infaillible et comme l'expression. — Ces explications données, on verra sans étonnement que l'on puisse réduire toutes les causes de la goutte, quelque variées, quelque nombreuses et multipliées qu'elles soient, à trois mots, *prédisposition, pléthore, débilitation.*

Ces vues, je me plais à le dire, m'ont été inspirées par un de nos plus illustres collègues. J'ai l'usage de communiquer au docte M. Hallé mes pensées et mes travaux en médecine, et il veut bien répondre à ces communications par des remarques dignes de son savoir et de son expérience. Ce qu'il y a d'essentiel et de fondamental dans les vues que je viens d'exposer, est une de ces remarques précieuses.

CHAP. VII. *Diagnostic de la goutte.* — Nous avons peu de choses à dire sur le diagnostic de cette maladie ; nous l'avons décrite avec soin.

Nous ajouterons seulement quelques réflexions, comme nous l'avons promis au commencement de cet ouvrage, sur les différences du rhumatisme et de la goutte.

Différences du rhumatisme et de la goutte. — Il nous semble que ce qui a été dit de mieux à cet égard, n'est point à l'abri de reproches même considérables. Par exemple, Héberden, l'un des médecins les plus distingués de ces derniers temps, répète, avec mille autres, à propos du diagnostic de ces deux affections : « Dans la goutte, la première attaque est entièrement bornée à la première jointure du gros doigt, ou à quelque autre partie du pied... Il n'en est point ainsi dans le rhumatisme.» Mais ce que l'illustre Heberden dit ici de la goutte en général, n'est vrai que de la podagre régulière, et ce n'est point d'après un tel signe qu'on distinguera le rhumatisme de la goutte vague, par exemple. Mille autres ont dit encore : « la goutte est héréditaire, et le rhumatisme ne l'est point. » Cela est assez généralement vrai ; mais il n'en résulte pas un moyen toujours sûr de diagnostic ; car tel est goutteux, dont le père ne l'était pas, et tel autre est rhumatisant, dont le père avait essuyé des rhumatismes. On ajoute : « le trouble des fonctions digestives précède la goutte, et les douleurs rhumatismales surviennent tout à coup et sans

aucun signe précurseur. » Ce moyen de diagnostic est un des
moins contestables. Cependant il n'est point parfaitement exact
que le rhumatisme ne soit précédé d'aucun signe précurseur,
en particulier le rhumatisme aigu ; on observe souvent pour
lui, comme pour la plupart des maladies aiguës, des préludes
de malaise, dont les lésions gastriques peuvent accidentellement faire partie. D'autre part, les accès de goutte vague arrivent fréquemment, sans être précédés de troubles bien marqués dans les fonctions digestives.

On a dit aussi que, dans la goutte, la tumeur succédait
toujours à la douleur, et que, dans le rhumatisme au contraire,
la tumeur et la douleur se montraient à la fois ; mais, dans la
goutte vague, souvent on n'observe aucune tumeur ; mais la
goutte fixe primitive est sans douleur, etc. D'ailleurs ce signe,
en le supposant exact, ne serait applicable qu'à la goutte articulaire.

Enfin on a proposé un autre moyen de diagnostic, qu'en
effet on peut mettre souvent en usage, et c'est celui-ci : dans
la goutte articulaire et quelquefois même dans la goutte interne, la douleur existe sous forme d'un point, d'un aiguillon
plus ou moins vivement enfoncé, tandis que, dans le rhumatisme, la douleur est étendue, large pour ainsi dire, et em-
brasse toute la partie affectée ; c'est ce que l'on observe très-
souvent, il est vrai, mais point généralement ; en sorte que
ce moyen de diagnostic, quoique préférable à la plupart de
ceux dont nous venons de parler, n'est point irréprochable.—
On a proposé encore d'autres moyens pour aider à distinguer
ces affections, si semblables dans leur aspect ; mais ils sont
évidemment infidèles, et indignes d'être énumérés ici.

Quelles sont donc les différences de la goutte et du rhumatisme, et le *vrai moyen de diagnostic* entre ces deux affections ?
— On les trouve dans la considération des causes qui les produisent. La cause du rhumatisme est l'application intempestive
du froid à notre économie, tandis que la goutte est le résultat
de ces causes diverses que nous avons exposées tout à l'heure.
Voyez Haygarth : sur soixante-huit malades affectés de
rhumatisme, soixante-quatre accusaient le froid de leur mal,
et les quatre autres l'ivresse, pendant laquelle ils avaient sans
doute enduré du froid ; et *voyez* ce que nous venons de dire
sur les causes de la goutte. C'est là que se trouve la grande
différence qui existe entre le rhumatisme et la goutte. — Ces
vues sont en harmonie avec celles de Chesneau, que nous
avons déjà cité, de Leidenfrost (*Opusc.*, vol. III, etc.), et
des plus habiles observateurs, en particulier avec celles de
l'immortel Stoll : *Discrimen inter rheumatismum et arthritidem* (*Rat. med.*, t. v, p. 465 et seq.).

Cependant il est vrai qu'on peut rencontrer des exemples de goutte ou de rhumatisme marqués par un mélange de ces causes ; mais il existe aussi des *gouttes rhumatismales*, des *rhumatismes goutteux*, affections mixtes, dont le caractère participe des élémens qui les composent, et dont le traitement doit recevoir des modifications qui leur correspondent.

Il est encore vrai que l'impression actuelle du froid peut amener immédiatement le développement d'une attaque de goutte simple et non compliquée de rhumatisme ; mais, dans ce cas, le froid n'est pas à l'égard de la goutte ce qu'il est à l'égard du rhumatisme ; il produit, il détermine le rhumatisme : il en est la cause directe ; mais il favorise seulement le développement de la goutte, il n'en est que l'occasion. Dans le rhumatisme, l'effet du froid c'est le rhumatisme lui-même ; dans la goutte, l'effet du froid est seulement de révéler cette maladie, qui était latente en quelque sorte, et de la manifester.

Si cette manière de considérer ces deux affections semble resserrer, pour ainsi dire, les limites du rhumatisme, toutefois il n'en reste pas moins à cette maladie un domaine fort étendu et de nombreuses attributions ; car il ne faut pas borner, ce semble, comme on le fait communément, le rhumatisme aux systèmes musculaire et fibreux, ou même au système synovial. Ne voit-on pas quelquefois le rhumatisme rétrocéder comme la goutte, et produire à l'intérieur des ravages presque aussi terribles ? Mais, dans les épidémies rhumatismales, ne voit-on pas, à côté des maladies auxquelles on donne ce nom, d'autres affections, nées dans les mêmes circonstances, ayant une marche analogue, une terminaison semblable, en sorte qu'elles mériteraient le même nom de rhumatisme ? Ne voyons-nous pas en effet, durant ces épidémies, la douleur bornée quelquefois à la peau, qui est devenue sensible au plus léger contact, après une horripilation marquée ? La sueur et des urines chargées terminent une telle affection ; n'est-ce pas là en quelque sorte un rhumatisme de la peau, comme Giannini le fait entendre ? N'est-ce pas de la même manière qu'il faudrait considérer ces affections des muqueuses, nées sous les mêmes influences, et qu'on a été forcé d'appeler des *rhumes*, ρευματα ?

Que l'impression du froid soit plus profonde, dès-lors on voit le rhumatisme proprement dit, c'est-à-dire, la lésion des tisssus fibreux, musculaire et synovial. Mais la même cause produit encore des névralgies ; et, cette même cause agissant avec plus d'intensité, le nerf sera atteint au-delà de son enveloppe, dans ses parties les plus intimes, et ses fonctions seront annulées. De là, la paralysie ; —de là encore cette affection compliquée, connue dans l'Inde sous le nom de *béribéri*, ou

vulgairement *barbiers* (*Voyez* Diss. de Rivaud, sur une affection rhumatismale aiguë observée dans l'Inde, 1811), affection que l'on range avec raison dans la classe des rhumatismes,
et qui se développe principalement dans ces régions où les
vents d'est, froids et rapides, viennent à succéder subitement
à une température chaude et molle. Subitement aussi, les
plantes mêmes éprouvent des changemens remarquables, la
végétation est suspendue, et des arbustes, des arbres très-
vigoureux et d'une belle verdure, se fanent aussitôt, et ne présentent en peu de temps que le spectacle d'une destruction
complette. Chez les hommes, ce sont des douleurs dans toutes
les articulations, avec fièvre et paralysie, quelquefois irrémé-
diable, des extrémités inférieures, ou tremblement des membres et même de tout le corps. D'autres fois, les mêmes impressions s'adressant à d'autres organes, ce sont des vomissemens cruels (*Lind.*) ou des lésions diverses des organes pectoraux, perte de la voix, oppression, espèce d'angine de poitrine (*Bontius*).

Giannini nous donne encore un exemple de ces rhumatismes
profonds, dans son Traité des fièvres ; il raconte que, soumis
lui-même à l'action du froid dans une longue traversée sur un
lac, en même temps qu'il était dans un état de malaise et tourmenté par ce besoin de vomir qu'excite la navigation, au lieu
de douleurs articulaires, il éprouva des douleurs abdominales
et une jaunisse. — Mais la colique de Madrid n'est autre qu'une
affection rhumatismale... (*Sur les causes et la nature de la colique dite de Madrid*, par Morthereux, Diss. inaug., 1816).
Le *morbus colicus damnoniorum* de Huxham est marqué de
la même empreinte.

Je traiterai toutes ces questions dans un autre ouvrage consacré à l'étude du *rhumatisme* et des affections rhumatismales.

Il est important de chercher à reconnaître dans les tumeurs
articulaires goutteuses, si la phlegmasie de la synoviale,
l'*arthritis* de Boerhaave et de son école, existe, et surtout
existe à un haut degré. En effet, la phlegmasie de la synoviale
est susceptible de terminaisons quelquefois très-fâcheuses ;
tantôt c'est par résolution qu'elle finit, mais d'autres fois, c'est
par un épanchement séreux et puriforme, quelquefois par adhérence ou altération consécutive des os et des cartilages.

M. Moffait (*Diss. sur la phlegm. des membr. synov. des
articulations*) a fait à cet égard des recherches dans lesquelles
il paraît avoir été dirigé par M. Recamier, l'un des médecins
les plus distingués de cette capitale. On peut déduire de ces
recherches, qu'un moyen de constater si la membrane synoviale est fortement affectée dans une tumeur articulaire, est

d'exercer un effort tendant à augmenter les points de contact entre les deux extrémités osseuses, en portant directement l'une de celles-ci contre l'autre. La douleur devient très-grande si la synoviale est malade. Elle est beaucoup plus faible si les ligamens sont seuls affectés.

CHAP. VIII. *Pronostic de la goutte.* — Beaucoup de notions particulières sur le pronostic de la goutte sont répandues dans le cours de cet ouvrage. Il ne sera question ici que des règles les plus générales.

Relativement à l'espèce de goutte. — Supposé des circonstances ordinaires, les premières attaques de *goutte articulaire aiguë* dureront deux ou trois semaines, quelquefois plus : leur terminaison ne sera point fâcheuse. La cessation des accidens gastriques, et mieux encore peut-être le retour d'un sommeil paisible, en présagera communément la fin.

La goutte *chronique* aura une durée plus ou moins longue, elle est exposée à subir beaucoup d'irrégularités et à recevoir la teinte de goutte *vague*. Il est encore plus à craindre qu'elle ne tende à devenir *fixe*, qu'il ne survienne contracture ou ankylose, et que la tumeur goutteuse ne laisse des concrétions ou des nodosités. Cela est surtout à redouter s'il en existe déjà. La résolution d'une tumeur goutteuse, disposée à former concrétion, ne s'observe que bien rarement. Dans cet état de choses, le pronostic ne s'exerce guère que sur le mode de difformité qui surviendra.

Dans la goutte *asthénique primitive*, il faut toujours être en garde, par rapport aux rétrocessions si fréquentes dans cette espèce de goutte, et à ses diverses terminaisons, et n'énoncer un pronostic que de la manière la plus circonspecte : l'inflammation grave de la synoviale et la carie des extrémités osseuses, ou le ramollissement sarcomateux des cartilages, sont si souvent la suite de cette affection !

Dans la goutte *fixe*, soit *primitive*, soit *consécutive*, outre ce que l'on sait des divers accidens articulaires qui peuvent la compliquer, et dont l'appréciation est facile, on doit regarder le goutteux comme plus ou moins voisin de la goutte viscérale.

Les notions que nous avons données plus haut sur les *degrés* de la goutte, sur les périodes par lesquelles elle décline vers la goutte viscérale et des affections internes de plus en plus fâcheuses, sont à rappeler ici. Elles ne sont pas moins importantes sous le rapport du pronostic que sous le rapport du traitement.

Dans la goutte *anomale*, *rétrocédée* ou *remontée*, si la goutte n'est point évidemment et exclusivement fibreuse, le pronostic est grave, et d'autant plus que l'organe affecté est chargé de plus importantes fonctions ; mais il l'est, dans tous les cas, jusqu'à ce que la goutte soit revenue habiter les extrémités, et en général jusqu'à ce qu'elle ne donne plus aucun signe de sa présence sur les organes internes ; il est, dis-je, toujours grave, car la goutte conserve dans cet état de métastase une grande mobilité, et telle goutte remontée ne se fait voir actuellement au médecin que sous forme de simples douleurs intestinales, par exemple, et légères peut-être, qui tout à coup va se transporter sur le thorax et les organes principaux qu'il recèle, ou sur la tête, de manière à produire la mort presque subitement, et malgré tous les secours de l'art. *Quæque ipse miserrima vidi.* La vieillesse, une débilitation accidentelle, des affections morales pénibles, favorisent terriblement ces funestes résultats.

Le pronostic de la goutte *larvée* n'est pas seulement celui que l'on porterait de la maladie que la goutte simule ; elle présentera dans son cours des irrégularités dignes de son origine, ce qui doit inspirer la plus grande réserve. Ainsi j'ai observé, sur la fin de l'hiver dernier, une péripneumonie goutteuse qui, sur son déclin et alors même qu'elle semblait guérie, le malade étant, dans le jour, parfaitement bien, sans fièvre, exempt de toute oppression, de toux, etc., présentait encore, la nuit, par une extension perfide, comme des accès d'asthme convulsif extrêmement pénibles, lesquels ne cessèrent que lorsqu'il survint de vives douleurs le long des *tibias*.

Il faut se souvenir que la goutte interne semble souvent se composer d'accès, comme la goutte articulaire, et ne pas croire qu'on est à la fin de la maladie lorsque peut-être on est seulement à la fin d'un de ses accès, lequel pourra être suivi d'un accès plus violent et plus terrible. *Voyez* ce qui a été dit plus haut de l'apoplexie goutteuse.

Il est rare qu'on ait d'assez bonnes raisons pour pronostiquer à coup sûr la conversion prochaine de la goutte viscérale en goutte articulaire ; mais, supposez cette heureuse transformation, il est une remarque éminemment importante qu'il ne faut jamais oublier, c'est que la goutte ramenée aux articulations peut laisser des traces de son passage sur l'organe qu'elle avait envahi précédemment, traces quelquefois funestes, nonobstant ces apparences d'amélioration ; l'organe antécédemment blessé peut rester malade, et la mort survenir au moment même où l'on se réjouissait du retour de la goutte sur les articulations.

Quant à la goutte *vague, irrégulière, imparfaite,* chez un homme jeune, sain d'ailleurs et soumis à un régime salutaire, longtemps elle peut exister sans donner lieu à des dangers graves, lorsqu'elle est légère et bornée aux systèmes fibreux et nerveux. Au contraire, chez un homme qui se livre à des excès, que des soins importans inquiètent et tourmentent, ou

qui est exposé à souffrir sans abri suffisant toutes les révolutions atmosphériques, qui est prédisposé à quelque maladie,
et en particulier porte quelque germe d'une lésion *organique*, etc., surtout si les accès de cette goutte ont pris de l'intensité, elle devient viscérale et mortelle avec une facilité affreuse.

Relativement aux complications.— Elles rendent en général le pronostic de la goutte plus sérieux ; il se compose alors et
du pronostic de la goutte en général et de celui des maladies
qui forment les complications. — Quant à la réunion, sur le
même sujet, de la goutte articulaire avec la goutte anomale
ou avec des affections internes d'une autre nature que la goutte,
on peut dire en général qu'elle est fâcheuse, l'irritation articulaire se montrant comme sollicitée, par les irritations internes, à se déplacer et à venir aggraver les désordres intérieurs.

Relativement aux causes. — On conçoit aisément qu'elles
doivent être pesées pour déterminer sûrement la durée plus
ou moins longue et le mode de terminaison de l'attaque de
goutte ; on conçoit que cette attaque sera plus longue, en
général, si les causes qui l'ont amenée durent encore et continuent leur influence pendant qu'elle parcourt ses périodes,
ou si l'action de ces causes est d'une date plus ancienne, ou si
elles sont multipliées et frappent en masse l'individu malade.
Les retours en seront plus obstinés si elle est héréditaire. Elle
peut offrir des accidens, et la terminaison en être difficile, si
les circonstances au milieu desquelles s'est développée l'attaque de goutte sont propres à déterminer d'autres affections,
lesquelles pourront arriver à la traverse et modifier plus malheureusement encore une situation déjà pénible.

Mais mille choses sont à considérer dans une attaque de
goutte quelconque, pour en porter un pronostic assuré, parce
que mille choses peuvent faire varier l'idée qu'on doit se former
de son cours et de sa fin ; entre elles on peut désigner surtout
les *maladies antérieures*, les *prédispositions* à telle ou telle
affection interne ; l'*âge*, le *sexe*, le *tempérament*, la *profes-
sion*, les *habitudes*, les *saisons* principalement : c'est sur ce
point que Musgrave a dit ces paroles remarquables : *paroxysmus autumnalis immanior, vernalis optabilior, hyemalis
periculosior, æstivus lenior ;* mais il faut considérer en général
toutes les *circonstances* au milieu desquelles vit le malade,
toutes les influences auxquelles il se trouve soumis.

Je terminerai par un beau passage d'Hippocrate, qui a sa
place marquée en cet endroit, et complette assez bien cet article ; en effet, il est une réponse exacte à cette question si
souvent proposée : peut-on guérir entièrement la goutte, ou

comme l'on dit, radicalement ? et dans quelles circonstances pourrait-on l'espérer et le prouostiquer ? — *Qui in senectute tophos aut callos* (επιπωρώματα) *in articulis induratos habent, aut laboriosè vitam tolerant, cum alvo siccá, ii sani omnes, ut sentio, humaná arte sanari nequeunt... Juvenis verò qui necdum circùm articulos calli induruerunt, cuique victûs ratio curæ est, ad laborem est impiger, alvumque habet vitæ instituto probè cedentem, is sanè prudentem nactus me-dicum, sanus evadet* (Foës, lib. 11, *prædict.*).

CHAP. IX. *Nature de la goutte.* — Nous voulons, sousce titre, dire un mot des théories les plus remarquables entre celles qui ont été inventées pour rendre raison des phénomènes de la goutte, des opinions les plus distinguées sur l'*essence* de cette affection, sur son *siège* propre, sur sa *nature*; eufin, sur ce qu'on a appelé aussi sa *cause prochaine* en langage scolastique, et autres questions abstruses faites pour exciter la sagacité du médecin, et auxquelles il est difficile de répondre de manière à satisfaire pleinement la raison impartiale et désintéressée. Nous ne nous proposons point d'exposer ces opinions diverses dans leurs détails, encore moins de les discuter, de montrer ce qu'elles peuvent avoir de plausible, ou de les combattre. Nous n'en dirons qu'un seul mot; cependant il serait facile de parler longtemps sur cette partie de l'histoire de la goutte. C'est une vérité indubitable et humiliante à la fois, que l'on ferait un gros livre des erreurs de l'esprit humain sur la ma-tière unique de la goutte; et pourtant, au risque de grossir en-core ce volume, nous oserons présenter quelques réflexions et hasarder quelques vues sur le même sujet, sur la partie in-time de cette affection et les ressorts secrets qu'elle met en jeu. Mais avant de parler de nous, et d'exposer nos propres erreurs peut-être, parlons de celles de nos devanciers.

Hippocrate avait regardé le transport de la *pituite* et de la *bile* sur les articulations, comme la cause essentielle de la goutte : Galien adopta et commenta cette opinion du prince des médecins, et en fit sortir une théorie brillante comme toutes celles dont il est l'auteur : l'humeur pituiteuse, essen-tiellement froide dans son système, est la cause des gouttes appelées blanches, œdémateuses, froides : la bile, au con-traire, dont la chaleur est l'attribut, est la source de la goutte aiguë, inflammatoire. Cette théorie a été longtemps en hon-neur, et, dans les derniers siècles encore, quelques auteurs l'ont adoptée; ou du moins, eu égard au trouble des fonctions digestives si communément observé dans la goutte, plusieurs hommes de mérite, d'ailleurs, ont pensé que la bile et même l'atrabile devaient être la cause intime de cette maladie.

Après avoir accusé la pituite et la bile de la production de

la goutte ; on accusa les autres humeurs de l'économie, existantes ou supposées : ainsi l'on a osé accuser le *fluide nerveux*,
mais vicié, sans doute, et devenu, disait-on, *âcre* et *visqueux*.
Mauduit a pensé que le *sang vicié* pouvait déterminer la goutte,
et Piestch est venu assurer que la cause de la goutte était l'*iné-
laboration* et la *résorption de la liqueur séminale*.

Stahl a nié, comme on le pense bien, qu'il existât une matière morbifique déterminante de la goutte. Il a mieux aimé
attribuer la goutte à un *certain ordre de mouvemens vitaux*.
D'autres médecins ont exprimé à peu près la même pensée, en
disant que la goutte était le résultat de certaines dispositions
corporelles, et qu'il existait une espèce de *tempérament goutteux,* de même, disent-ils, qu'un certain état du corps amène
la phthisie pulmonaire. Barthez s'est rangé dans cette classe,
en prononçant qu'il existe un *état goutteux spécifique.*

On peut donc réduire les différentes théories de la goutte,
que nous venons d'indiquer, à deux grandes classes, celles où
les humeurs du corps humain figurent comme cause essentielle de la goutte, et celles où les solides et leurs mouvemens
pervertis deviennent cette cause essentielle.

On peut encore reconnaître une troisième classe de théories
de la goutte : ce sont celles où l'on fait jouer le même rôle à
des substances que l'on trouve également dans le corps humain
et hors de lui, ou plus généralement à des *agens chimiques.*
Ici se rangent les théories où l'on attribue la goutte à des alkalis se trouvant en excès dans l'économie, ou au contraire à
l'acide phosphorique surabondant : à côté de ces théories bril-
lent les noms de Hérissant, de Fourcroy, et leurs spéculations
ingénieuses. D'autres auteurs moins célèbres, réunissant ces
deux systèmes en un seul, veulent que l'on distingue une
goutte acide et une goutte alkaline.

Mais on doit faire une quatrième classe de ceux qui ont
écrit que la cause essentielle de la goutte était un *miasme*,
un *âcre* particulier, ou, comme Ten Rhyne, un certain *flatus.*

C'est à l'une de ces quatre classes de théories, ou enfin à
une cinquième dont nous allons faire mention tout à l'heure,
qu'appartiennent les systèmes plus ou moins connus de
Cheyne, Jacobi, Willis, Sylvius, Bergius, Bellini, Lister,
Bonnet, Ingram, et de Giannini, Desault, Weikard, Jaeger,
Humboldt, etc.

Quelles ont été sur le même sujet les vues de Sydenham,
de Hoffmann, Haller, Cullen, de ces hommes qui ont été et
qui sont encore l'honneur de la médecine? Les opinions qu'ils
ont émises pourraient former, dans une histoire philosophique.
des théories de la goutte, une cinquième classe qui comprendrait les opinions *mixtes.* — On peut dire que ces grands hommes

se sont plus ou moins approchés de celle que nous avons exposée en parlant des causes générales de la goutte. Cullen,
entre les autres, l'a presque désignée exactement ; mais, par
une bizarrerie trop commune chez les hommes, on le voit laissant échapper cette opinion fondée et qui résulte des faits, pour
courir après une autre beaucoup moins solide, et même en
partie imaginaire.

Les considérations que nous allons offrir ne sont qu'une
suite et une extension pour ainsi dire de ces vues exposées plus
haut ; nous reconnaissons, avec tous les observateurs que nous
venons de nommer, que la digestion et la perspiration ont été
altérées chez le goutteux quelque temps avant l'invasion de la
maladie ; ou, comme le dit Sydenham en particulier, il y a eu
défaut de coction des humeurs, occasioné par la *faiblesse des
solides* qui les travaillent et les élaborent ; les excrétions ont
langui chez l'homme que la goutte va saisir, et un état de *pléthore* s'en est suivi ; les secrétions ont été troublées en diverses
manières : or, nous savons que le système lymphatique joue
le plus grand rôle dans ces opérations de notre écouomie ; il
nous est donc permis de croire que le système lymphatique
sera principalement affecté, ou du moins principalement mis
en jeu dans la maladie qui va s'offrir à nos regards. Cette maladie paraît ; elle nous montre tous ces phénomènes que nous
avons décrits, et l'examen de ces phénomènes confirme nos
conjectures : développons nos pensées à cet égard.

Si nous jetons un coup d'œil rapide sur le tableau qui a été
déroulé devant nos yeux, et d'abord sur la goutte articulaire,
comme plus facile à concevoir dans ses phénomènes, nous
voyons que, fréquemment placée sur le système fibreux, la
goutte n'est point une affection propre à ce système ; qu'elle
attaque non-seulement les tendons, les ligamens, les aponévroses, le périoste, mais aussi les synoviales, les gaînes tendineuses qui appartiennent au système séreux, et les cartilages,
les os eux-mêmes et le tissu cellulaire ; nous voyons qu'elle
envahit tous ces organes différens, soit séparément, soit réunis
en plus ou moins grand nombre : elle n'est propre à aucun de
ces systèmes, et semble ne leur appartenir à tous que parce
que, sans doute, elle affecte essentiellement un autre système
qui entre comme élément dans chacun d'eux.

La goutte articulaire, puisqu'il ne s'agit que d'elle en ce
moment, ne serait-elle donc pas une affection des vaisseaux
lymphatiques qui environnent ou pénètrent les articulations,
soit de ceux qui se distribuent au tissu fibreux, soit de ceux
qui se répandent sur les membranes séreuses, soit enfin de
ceux qui pénètrent le périoste et les os eux-mêmes, et qui
servent à la nutrition de toutes ces parties, aux secrétions, aux

excrétions multipliées qui s'exercent au milieu d'elles ; car il faut se garder de ne voir dans les vaisseaux lymphatiques que le système des vaisseaux absorbans.

Avec cette manière d'envisager la goutte, je conçois bien plus facilement comment le tissu fibreux si difficilement irritable, les irritations par *distension* exceptées , devient subitement le siége d'une douleur si vive ; c'est sur les lymphatiques qu'il reçoit que se passent ces phénomènes : je conçois comment se voient à la fois, hors des synoviales et dans leur intérieur, ces *tophus* produits de la goutte, et toute autre théorie aurait de la peine à le faire comprendre : ce sont les bouches lymphatiques qui en versent la matière , soit dans les séreuses, soit hors d'elles , selon que les lymphatiques affectés se rendent dans les séreuses ou dans les tissus qui leur sont extérieurs , et je m'explique aussi facilement cette espèce de soudure observée sur les os de certains vieux goutteux, par l'action augmentée des lymphatiques qui alimentent les os, action augmentée sous l'influence du stimulus de la goutte, etc.

Que ces vues soient exactes ou ne soient que spécieuses, elles ont cet avantage d'avoir été indiquées par d'excellens esprits, et d'être partagées par des hommes recommandables. Musgrave, l'auteur chez lequel j'ai trouvé le plus de lumières sur la maladie qui nous occupe , Musgrave la plaçait dans ces petites glandes lymphatiques, si abondamment multipliées autour des articulations et dans leur intérieur (*De arthritide primigeniâ*, p. 41 et 49), et que Clopton Havers , qui les a découvertes, a appelées glandes mucilagineuses. Après avoir cherché et reconnu ces glandes mucilagineuses sur les points où la goutte articulaire se montre le plus souvent, il conclut que la goutte est plutôt une maladie des glandes qu'une maladie des articulations. Ce morceau très-curieux, mais très-long, doit être lu dans l'auteur. Il est terminé par ces paroles faites pour étourdir tout à fait ceux qui seraient étonnés des vues que nous proposons en ce moment : *concludimus ergo* ARTHRITIDA *non minùs quàm* SCROPHULAM.... GLANDULARUM *in artubus esse morbum.* Cette opinion de Musgrave , fondée sur de très-fortes analogies, mériterait d'être examinée, à l'aide d'injections et de dissections convenables.

Fréderic Hoffmann (*Fund. pathol. spec.*, p. 343), et d'autres après lui , avaient senti que les altérations de la synovie, du tissu des os , les effusions du liquide qui forme les tumeurs goutteuses, les dépôts tophacés, etc., découlaient nécessairement d'une lésion des vaisseaux lymphatiques , dans laquelle ils ont vu soit une inflammation , soit une simple rupture des lymphatiques , ou toute autre lésion , selon le genre de phénomènes auquel ils ont donné une attention plus particulière.

Je regrette extrêmement de n'avoir pu me procurer un mémoire de M. Ficinus, inséré dans le quatrième volume des
archives de Horn, et dans lequel ce médecin paraît établir
que la goutte consiste dans l'inflammation des vaisseaux lymphatiques destinés surtout à la reproduction de nos parties.

Examinant la goutte hors des articulations et dans toutes
ses anomalies, ce ne sont pas moins les mêmes idées, la même
opinion sur la nature de la goutte qui se représentent, appuyées de témoignages également remarquables : *ex quibus
cunctis liquet*, dit Boerhaave, *causam proximam hujus mali
esse vitiatam indolem minimorum , adeoque nervosorum ,
vasculorum...* Mais, si l'on y réfléchit, on verra que c'est la
considération des phénomènes qui constituent la goutte une
maladie lymphatique, qui a fait dire aux observateurs, à
Boerhaave que nous venons de citer, à Cullen, etc., que la
goutte *était une maladie de tout le système.*

M. Alard, dans son ouvrage sur l'éléphantiasis, ouvrage
plein de vues ingénieuses et peut-être fort importantes, dans
lequel il s'est occupé des maladies lymphatiques, n'a pas
manqué de parler de la goutte comme d'une affection qui mérite ce nom. Mais Soemmerring, dans un traité *ex professo*,
De morbis vasorum absorbentium, montre, par des faits
semblables à ceux que l'on a vus dans le cours de cet ouvrage,
que non-seulement la goutte suppose l'action des vaisseaux
lymphatiques dans la production des phénomènes qui la composent, mais encore que la solution de cette maladie s'opère
souvent par une action sensible de ces vaisseaux. Les recherches
que ce savant a faites, l'autorisent à penser que la goutte est
une inflammation des vaisseaux lymphatiques, et à dire :
dubium amplius eâ de re mihi nullum, p. 29.

A quel autre système appartiendrait une maladie, mobile
comme une affection nerveuse, et qui en est si différente dans
ses principaux résultats, maladie qui amène dans ses mutations et transformations infiniment variées, non-seulement
des névroses, mais des phlegmasies, des fièvres, etc., etc.?
Ce caractère comme universel de la goutte n'est-il point fait
pour révéler son siége propre et l'espèce d'organe qu'elle affecte essentiellement, quelque part qu'elle existe ? On ne la
voit ainsi partout, sous toutes les formes, sur tous nos organes, que parce qu'elle est propre à cet ensemble de vaisseaux répandus partout dans notre corps et pénétrant tous
nos organes dans leurs replis les plus intimes, quels qu'en
soient et le tissu et la structure. Dès lors il n'est point éton-
nant qu'on ait trouvé dans le sein même du système lymphatique, dans ses principaux troncs, de cette matière topheuse
observée si souvent dans la goutte, bien plus souvent que

dans toute autre maladie, et avec des circonstances en apparence si différentes. Tous ces phénomènes se confondent en ce seul et unique, la lésion des vaisseaux lymphatiques, de ces vaisseaux employés à porter les sucs nutritifs destinés à réparer nos divers organes, ou à charrier les résultats des différentes sécrétions, etc.

La goutte, considérée soit dans le frisson qui précède ses accès, soit dans ce mode qui l'a fait appeler *froide*, vient encore éclairer ces vues, si l'on se rappelle ces expériences d'Hewson et de Cruikshanck, par lesquelles ils ont reconnu que l'on déterminait du frisson à volonté, en déterminant, par la piqûre d'une épingle, une lésion des lymphatiques. *Voyez*, dans l'ouvrage déjà cité de M. Alard, les faits d'où il conclut que le *frisson* n'est autre chose que la *manifestation du mode de sensibilité des lymphatiques.*

Pourquoi tant d'analogie entre l'érysipèle et la goutte ? C'est parce que l'érysipèle est une maladie essentiellement lymphatique, comme Soemmerring l'a reconnu, comme M. Alard nous paraît l'avoir démontré en quelque sorte.

Entre les maladies évidemment lymphatiques avec lesquelles la goutte a de même et nécessairement les plus grands rapports, on peut encore distinguer les maladies appelées *laiteuses*, marquées comme elle par des métastases et des transformations multipliées, par des endurcissemens, des engorgemens articulaires, *arthritis lactea*, des engorgemens actifs des extrémités, dont l'invasion, le cours et la terminaison ont leur correspondance exacte dans un accès de goutte, ou bien par un caractère vague, tout semblable à celui de l'espèce de goutte qui porte ce nom. Avec un peu de hardiesse, on irait même jusqu'à reconnaître une pareille source à ces deux genres d'affections, dans une espèce de superflu, de pléthore lymphatique qui les précède toutes deux. Encore une fois, pourquoi tant de ressemblance entre la goutte et les maladies laiteuses, si ce n'est parce que celles-ci sont éminemment lymphatiques, ce que l'on reconnaît sensiblement, ce que l'on touche au doigt dans certains *engorgemens laiteux* des extrémités en particulier ?

Ici pourrait s'élever une objection plus spécieuse que solide, basée sur ce que les glandes lymphatiques principales ne sont point affectées dans la goutte, tandis qu'elles le sont, en général, dans les maladies réputées lymphatiques. Mais les maladies qui ont cette réputation sont-elles les seules qui soient lymphatiques ? Faut-il, pour qu'une maladie soit lymphatique, qu'elle entreprenne ces glandes nécessairement ? Devrait-elle porter un autre nom, si elle était bornée aux petites glandes de ce système, comme Musgrave l'a pensé de la goutte ? Mais

quand les scrophules, maladie incontestablement lymphatique,
se montrent sur le dos du pied, sur le genou, sur les yeux, etc.,
sans engorgement des glandes inguinales, axillaires et maxillaires, ce qui est extrêmement commun, cessent-ils d'être une
maladie lymphatique? D'ailleurs on n'est point sans observer
souvent dans la goutte l'engorgemeut de ces glandes lymphatiques; mais enfin l'anatomie et la physiologie nous montrent
que le système des vaisseaux lymphatiques et celui des glandes
du même nom, j'entends les principales, comme les inguinales, les axillaires, etc., ne sont point un seul et même système; elles nous indiquent, au contraire, qu'ils peuvent être
affectés indépendamment l'un de l'autre et dans des circonstances différentes, puisqu'elles ont reconnu aux glandes lymphatiques un tissu distinct et une *vitalité* différente. *Voyez* Bichat, *Anatomie générale*, t. 1, p. 608. *Voyez* l'opinion de
Hunter, dans la traduction française de Cruikshank, p. 172.

Il est donc permis de prétendre que le système lymphatique
est essentiellement affecté, essentiellement mis en jeu dans la
goutte, d'après les faits exposés plus haut. —Cette affection semble s'adresser le plus communément aux parties de ce système
qui environnent les tissus fibreux; c'est dans ce sens qu'il faut
entendre ce que nous avons dit plus haut de la goutte sur le
tissu fibreux. — Désirons que bientôt les progrès de l'anatomie
et de la physiologie nous mettent à même d'être plus positifs
sur tous ces points intéressans.

Ajoutons un seul mot. Dans la supposition que nous venons
de faire connaître, que serait-ce, en particulier, que ces sensations internes dont les goutteux vous parlent sans cesse, et
qu'ils prétendent vous dépeindre en disant qu'ils ressentent
dans l'intérieur de leurs membres comme du mercure qui che-
minerait dans un tube capillaire (l'*aura arthritica* des anciens)? Que serait-ce, sinon la sensibilité organique de certains tubes lymphatiques élevée au degré de sensibilité animale
dans le sens de Bichat, c'est-à-dire, à un degré de sensibilité
dont on a la conscience? *Judicent sapientes.*

Si les considérations qui nous portent à voir dans la goutte
une affection des lymphatiques, venaient à être justifiées complétement, elles pourraient nous élever plus haut, et jeter de
vives lumières sur la nature de beaucoup d'autres maladies,
en particulier, sur la nature de celles qui sont mobiles comme
la goutte, et, comme elle, susceptibles de déplacement. Disons plus : si la goutte est une affection lymphatique, cette
grande variété de transformations, si différentes en apparence
les unes des autres, et que nous avons vu naître, non sans ad-
miration, sous l'unique irritation de la goutte, se ralliant à un
centre commun, cette célèbre sentence, *Morborum unus et*

idem est modus , locùs verò ipse differentiam facit , cesserait
d'être un aperçu ingénieux , et l'on reconnaîtrait au moins un
morbus in morbo , comme on a reconnu un *alimentum in ali-
mento.* Mais ces vues ne doivent point être développées ici ;
elles sont indiquées seulement à la méditation philosophique.

Les réflexions que nous venons de proposer sur la nature
de la goutte , sans doute il ne serait pas difficile de les présenter avec plus d'art et sous un aspect plus séduisant ; mais nous
nous refusons à prendre un tel soin , et à poursuivre nos réflexions sur cette matière. Dans l'état où nous les offrons , la
vérité se fera bien apercevoir aux bons esprits , si elle s'y trouve ;
et si , au contraire , nous nous sommes trompés , nous aurons du
moins cet avantage de ne pas nous être appliqués à faire briller
une erreur. Des théories de la goutte , plus ou moins ingénieuses , sont exposées dans les ouvrages suivans :

ALBERTI , *Podagra sinè sale ; Halæ* , 1713.

DETHARDING , *Scrutinium caussæ materialis podagræ quæ abstrusissima habetur ; Hafniæ* , 1736.

BOEHMER , *Arthritidis sedes et caussa proxima vera ; Francofurti-ad-Via-
drum* , 1784.

GOETTLER , *Disquisitio ætiologiæ arthritidis præsertim causæ ejus proximæ ;
Altdorfii* , 1798.

LALLOUETTE (Achille) , Réflexions sur la nature de la goutte , sur ses causes ,
etc. ; Paris , 1815.

On peut voir enfin les Archives de médecine de Horn , ouvrage périodique
allemand , 1er. b. , p. 35 *et seq.* , où la plupart des opinions qui ont eu lieu
sur les diverses causes de la goutte sont énumérées et passées en revue.

Nous reviendrons sur ce point à la fin de cet ouvrage , et
peut-être essaierons-nous , en résumant ce qu'il contient de
marquant , de déterminer la théorie qui résulte naturellement
des faits et des observations qui le composent.

En ce moment , nous allons nous occuper de la partie la plus
importante de l'histoire de la goutte , c'est-à-dire , de son traitement.

SECTION II. *Traitement de la goutte.*

La simple liste des remèdes qui ont été employés contre la
goutte , depuis les anciens jusqu'à nous , suffirait pour former
un énorme volume , dont la plus grande partie nous montre-
rait des remèdes inefficaces , ou dangereux , ou bizarres , indigestes , monstrueux. Nous nous bornerons à faire connaître
celle que Lucien nous a donnée sur le ton plaisant , dans sa
Tragopodagra , des remèdes usités de son temps contre la
goutte. Elle est fort curieuse , en ce qu'on y voit à peu près
tous les remèdes vantés encore de nos jours , et l'équivalent de
beaucoup de découvertes prétendues nouvelles ; elle pourrait
donc remplacer divers *Manuels des goutteux.*

Terunt plantagines , et apia. . . . . .
Et folia lactucarum et sylvestrem portulacam.

Alii marrubium; alii potamogeïtonem;
Alii urticas ferunt; alii symphytum;
Alii lentes afferunt ex palustribus lectas;
Alii pastinacam coctam; alii folia persicorum,
Hyosciamum, papaver, cepas agrestes, mali punici cortices,
Psyllium, thus, radicem ellebori, nitrum,
Fœnum grœcum cum vino, gyrinum, collamphacum,
Hyparissimam gallam, pollen hordeaceum,
Brassicœ decoctœ folia, gypsum ex garo,
Stercora montanœ caprœ, humanum oletum,
Farinas fabarum, florem asii lapidis;
Coquunt rubetas, mares-araneos, lacertas, feles,
Ranas, hyœnas, tragelaphos, vulpeculas.
Quale metallum non exploratum est mortalibus?
Quis non succus? Qualis non arborum lacryma?
Animalium quorumvis ossa, nervi, pelles,
Adeps, sanguis, medulla, stercus, lac.
Bibunt alii numero quaterno pharmacum:
Alii octono; sed septeno plures.
Alius vero libens hieram purgatur:
Alius incantamentis impostorum deluditur, etc.

Nous venons en effet de passer en revue la plupart des remèdes antigoutteux, depuis le remède de Pradier (*fœnum grœcum cum vino*), dont nous parlerons tout à l'heure, jusqu'au magnétisme animal inclusivement (*incantamenta*).

La liste des médicamens proposés par Alexandre de Tralles est bien plus considérable encore, et celles qu'on peut voir dans Lazare Rivière, dans Adrien Spigel, etc., ne le sont pas moins. On ne retrouvera point ici ce luxe inutile, et les personnes qui voudront faire des recherches sur les *pharmacopées arthritiques*, devront s'adresser à ces auteurs eux-mêmes et à quelques auteurs que nous allons indiquer:

ALEXANDER TRALLIANUS, *De arte medicá;* J. Guinterio Andernaco *interprete, cum medicis principibus Halleri;* tome VII, pages 68 *et seq.*
LAZ. RIVERIUS, *Opera universa,* in-fol. *Lugduni,* 1738; pages 412 *et seq.*
ADRIANUS SPIGELIUS, *De formato fœtu; De arthritide; Opera posthuma;* in-fol. *Patavii,* 1626; pages 77 *et seq.*
SCHNEIDER (CONR. VIC.), *De catarrhis;* in-4°. *Wittembergœ,* 1664.
SCHNEIBERGER (Ant.), *Catalogus medicamentorum adversus dolores articulorum;* in-8°. *Francofurti,* 1581.
GEHEMA, *De arcanis podagricis;* in-4°. 1586.
THIEBAULT (JOS.), Trésor des remèdes préservatifs, etc.; Paris, 1544.
CNEUFELIUS, *In Ephemerid. naturœ curiosorum; D.* 1, *A.* VI et VII.
QUERCETANUS (JOS.), VATER, etc.

Nous ne manquons pas non plus de prétendus spécifiques antigoutteux, et nous ne parlerons point de tous ceux qui nous sont donnés comme tels, bien que les merveilles qu'ils opèrent se présentent à nous étayées de nombreux certificats; car on ne doit pas s'arrêter, a dit avec sagesse un homme de mérite, à des témoignages trompeurs ou aux sermens mêmes d'hommes respectables et désintéressés, espèce de preuve que rejettent tous ceux qui entendent le sujet, et qui savent que les attestations et les sermens en faveur d'un fait médical sont toujours plus imposans et plus nombreux en raison de ce que le fait est douteux ou faux, et que le nombre des spécifiques et l'*évidence* en leur faveur se multiplient exactement en proportion de l'incurabilité de la maladie. Voyez, par exemple, l'inflammation ordinaire : pour diminuer cette affection, il y a peu de remèdes bien prônés, tandis que pour l'inflammation scrofuleuse, qui est beaucoup moins traitable, le nombre des remèdes vantés est fort grand; pour la goutte et l'inflammation cancéreuse, les spécifiques infaillibles sont innombrables. Une découverte vraie n'a pas besoin de l'aide des sermens ni du témoignage zélé de personnes officieuses... On ne voit jamais un homme prendre la peine de jurer qu'il n'a pas vu de *tophus* dans le pied d'un marin, d'un soldat ou d'un journalier; de même que personne ne jure que l'abstinence des boissons fermentées, l'abandon de la nourriture animale et l'usage de l'exercice ont rendu des martyrs de la goutte à la force et à la santé (Moore, ouvrage cit.).

Nous nous bornerons ici à examiner seulement quelques-uns de ces spécifiques que nous distinguons entre les autres; ce sont le *cataplasme de Pradier*, le *remède de Paulmier*, l'*eau d'Husson* et le *remède de Tavarès*, ou mieux celui de *Held*. Il en sera question dans l'article suivant, qui comprendra le traitement empirique de la goutte; nous passerons ensuite à son traitement méthodique.

Traitement empirique de la goutte. — Les spécifiques antigoutteux sont ou employés à l'extérieur ou administrés intérieurement; commençons par les topiques, et signalons d'abord divers genres d'applications, qui sont en général d'un effet dangereux dans la goutte articulaire; ce sera déterminer le jugement qu'il faut porter d'un certain nombre de prétendus spécifiques antigoutteux que nous passons sous silence. En effet, beaucoup d'entre eux sont des applications astringentes, ou huileuses, ou narcotiques, ou camphrées, ou purement émollientes; or, de telles applications ne sont point sans de notables inconvéniens.

La plupart des praticiens, et Stoll à leur tête, s'accordent à regarder les topiques astringens comme décidément dangereux dans la goutte. Les exemples ne manquent point, malheureusement; les ouvrages de médecine en sont pleins, et l'on en trouve encore ailleurs. Ainsi Pline rapporte qu'Agrippa, cruellement tourmenté de la goutte aux pieds, plongea ses jambes dans du vinaigre chaud, et qu'elles perdirent tout sentiment et tout mouvement. Il faut donc penser qu'il ne serait

pas toujours sûr d'employer le cataplasme de Riolan, dont
parle M. Chaussier dans son rapport au ministre de l'intérieur
(*Bull. de la faculté*, n°. 1, 1813, 11ᵉ. partie, p. 274), cataplasme composé de farine de fenu-grec, de miel et de vinaigre, et dont Riolan dit : *Fiat hoc triduo, et miraberis effectus;*
ces effets admirables ne seraient pas toujours des effets salutaires.

Stoll recommande aussi d'éviter les applications huileuses
sur les parties affectées de la goutte. En effet, Duret raconte
qu'un prince de Namur perdit la faculté de marcher, par l'abus
qu'on lui fit faire de l'huile distillée de cire, appliquée sur ses
pieds goutteux.

De même, les topiques narcotiques ont eu en général des
résultats fâcheux; Barthez en cite plusieurs exemples. Des topiques, dans lesquels les narcotiques n'entrent que pour une
faible partie, n'ont pas été sans danger, et Barthez a observé
des accidens très-graves produits par l'application de la thériaque sur des orteils entrepris par la goutte. On n'a donc
point de bonnes raisons pour approuver l'usage de l'emplâtre
de jusquiame, proposé par Thilenius, et d'autres emplâtres du
même genre, proposés par Musgrave.

Hoffmann veut que l'on mette au nombre des applications
dangereuses, dans la podagre, les topiques camphrés. Il parle
fréquemment de leurs inconvéniens, dans le cours de ses ouvrages; on peut voir, en particulier, ses consultations : *ca-
sus* 169, p. 376, *De topicis imprimis camphoratis in podagrâ
et erysipelate noxiis.*

Les applications purement émollientes, sur les articulations
affectées de la goutte, en particulier les cataplasmes émolliens, n'ont été utiles que dans certains cas, et l'on a vu que
l'usage trop prolongé de ces topiques donnait lieu, en général,
à des engorgemens fixes. Baglivi l'avait observé; Barthez l'a
reconnu, et il dit fort bien qu'entre les topiques émolliens
qu'on emploie pour les douleurs de goutte, il faut choisir
ceux qui sont résolutifs et propres à dissiper la matière goutteuse par la transpiration locale. C'est à ce genre de cataplasme
qu'appartient celui dont il va être question.

Cataplasme de Pradier.—La *recette* de ce remède, telle que
nous la tenons de la commission des remèdes secrets, est la
suivante : ℞ baume de la Mecque, ʒvj; quinquina rouge,
ʒj ; safran, ʒs ; sauge, ʒj ; salsepareille, ʒj ; alcool rec-
tifié, ℔iij. Faites dissoudre, à part, le baume de la Mecque
dans le tiers de l'alcool; faites macérer, dans le reste de l'alcool, les autres substances pendant deux fois vingt-quatre
heures; filtrez et mêlez les deux liqueurs. Pour l'usage, on
mêle la teinture obtenue avec deux ou trois fois autant d'eau

de chaux ; on agite la bouteille au moment de s'en servir, afin de mêler le précipité qui s'est fait.

Emploi du remède. On prépare un cataplasme de farine de lin, qu'on étend bien chaud, et épais d'environ un doigt, sur une serviette, pour en envelopper la partie. Il faut que le cataplasme soit très-visqueux ; quand on le prépare pour en envelopper les deux jambes et les pieds jusqu'audessous des genoux, il doit employer trois livres de farine de graine de lin. Lorsque le cataplasme est dressé et aussi chaud que le malade pourra l'endurer, on verse à sa surface deux onces environ, sur chacun, de la liqueur préparée ; on l'étend sur tout le cataplasme, de manière à ce qu'elle y soit également répartie sans être imbibée ; on passe le cataplasme sous le membre, et on l'en recouvre complétement ; on enveloppe le tout avec des flanelles ou des taffetas gommés, pour conserver la chaleur de l'appareil, et on l'assujettit avec des bandes. On ne change ordinairement ce cataplasme qu'au bout de vingt-quatre heures.

Sous le rapport de sa composition, ce remède n'est autre, comme l'on voit, qu'un cataplasme en partie émollient et en partie tonique ; c'est à cela qu'il se réduit. Considéré de ce côté, ce remède est loin d'être nouveau et inconnu dans la pratique de la médecine, comme nous l'avons indiqué déjà, comme nous le montrerons bientôt. Sous le rapport de son emploi, il y a quelque chose de plus remarquable. Il est étendu à une assez grande partie de la surface du corps ; c'est là le caractère qui le distingue, selon nous, d'autres cataplasmes semblables qui ont été employés dans la goutte. Ces cataplasmes augmentent la transpiration locale dans une mesure qui est en rapport avec la surface qu'ils recouvrent. Celui-ci doit donc exciter une assez grande transpiration, propriété d'où résultent des avantages et des inconvéniens.

Ce remède serait encore d'un emploi assez incertain, si des médecins tels que MM. Hallé, Nysten et Chaussier, ne s'étaient appliqués à en apprécier tous les effets. Nous allons les exposer d'après ces observateurs (rapp. cités) ; nous y joindrons ce que nous avons observé nous-mêmes, qui avons souvent fait usage, dans la goutte articulaire, de cataplasmes d'une composition analogue à celle-ci. Nous parlerons d'abord des effets qu'il produit également sur les personnes saines et sur celles qui sont affectées de la goutte, de ses effets qu'on peut appeler généraux ; ensuite nous verrons ses effets particuliers, ou ceux qu'il produit exclusivement chez les personnes goutteuses.

Le premier effet de ces cataplasmes, lequel est assez ordinaire et suit presque immédiatement leur application, c'est une espèce de calme. Ces cataplasmes, qui s'élèvent jusqu'au genou, agissent d'abord comme des cataplasmes purement émolliens, comme un bain d'eau chaude qui s'éleverait jusqu'au même point et qui serait longtemps prolongé. Le malade était-il fort tourmenté par de l'agitation, de l'insomnie? l'agitation s'apaise, et souvent il s'endort. A son réveil, il recueille le fruit du sommeil dont il a joui; il se sent bien plus à son aise. Ainsi MM. Hallé et Nysteu ont observé que « si le remède était appliqué dans un accès de goutte parvenu à sa plus grande intensité, un effet ordinaire de ce remède était alors une prompte modération de la douleur et le rétablissement du sommeil. »

A la levée de l'appareil, la peau est amollie, humectée; la peau de la plante des pieds ou, selon le lieu de l'application, la peau de la paume des mains est ridée; une exsudation humide, blanchâtre, se trouve, soit à la surface de la peau, soit à celle du cataplasme. En ratissant légèrement la peau avec une lame de couteau, on enlève de la même matière qui paraît être plus profondément accumulée dans ses pores. Cette matière est épaisse, blanche, et a quelque ressemblance avec du suif amolli par la chaleur; elle est formée des débris accumulés de l'épiderme humectés par le cataplasme, et s'observe surtout à la plante des pieds, où ces débris sont plus abondans que partout ailleurs.

Un simple cataplasme émollient, fait avec la farine de lin toute seule, produit les effets que nous avons décrits jusqu'à présent. Dans les applications suivantes, l'exsudation devient plus humide, et en continuant le remède, elle se change en une sérosité plus ou moins abondante et quelquefois excessive. De tels phénomènes peuvent avoir lieu sous un cataplasme de farine de lin seule; mais il a paru qu'ils étaient plus marqués lorsque le cataplasme était chargé de la teinture alcoolique.

L'exsudation dont nous venons de parler, d'abord comme sébacée, et ensuite simplement séreuse, se montre aussi chez les personnes qui ne sont point goutteuses et qui ont bien voulu se soumettre aux expériences propres à constater un tel fait, comme chez celles qui sont atteintes de la goutte; mais chez ces dernières, il a semblé aux observateurs qu'elle répandait une odeur plus nauséabonde. Pour nous, plusieurs fois nous avons remarqué une fétidité singulière à la levée de ces appareils chez des goutteux, et, ce qui est surtout digne d'être noté, c'est qu'une amélioration sensible s'est constamment présentée à nous à l'époque du développement de cette odeur fétide, a constamment concouru avec elle; en particulier, chez un goutteux que nous traitions par ce moyen, cette fétidité se fit sentir vers la huitième application, et ce fut l'époque où l'af-

fection goutteuse s'améliora notablement. Cette fétidité se re-
présenta à la neuvième, la dixième et la onzième application,
puis elle disparut, et les cataplasmes ne présentèrent plus cette
odeur très-distincte que j'ai entendu comparer, non sans jus-
tesse, par une mère de famille qui était présente, à l'odeur
qu'exhalent quelquefois les couches des petits enfans, lorsqu'elles sont chargées d'évacuations alvines. Chez deux autres
goutteux, cette fétidité particulière ne s'est montrée de même
qu'après plusieurs applications ; elle a été de peu de durée, et
de même son développement s'est trouvé en correspondance
avec l'amélioration de l'affection goutteuse.

Un autre effet de ces cataplasmes, que tout le monde a
remarqué, mais que personne n'a décrit aussi bien que
M. Hallé, c'est une douleur caractérisée par la sensation d'une
chaleur brûlante qui, dans les applications inférieures, se
porte spécialement à la plante du pied et au talon. On l'observe non-seulement chez les goutteux, mais encore chez ceux
qui n'ont point la goutte. Les expériences que MM. Hallé et
Nysten ont faites à cet égard, et [qui sont rapportées pag. 10
du rapport cité, les autorisent à attribuer le développement
de cette douleur spécialement à la réunion de la liqueur au
cataplasme : et ils pensent que le cataplasme y contribue
beaucoup moins que la teinture aromatique dont il est recouvert.

« Cette douleur se déclare souvent à la seconde ou à la troisième application ; les malades en rapportent le sentiment dans
l'épaisseur de la plante du pied et du talon, et rien extérieurement ne l'annonce. On ne voit ni rougeurs, ni phlyctènes, ni
aucun signe apparent d'inflammation. Quand la douleur est
très-forte, elle occasionne ordinairement une tuméfaction dans
la partie, et la peau du pied, au lieu où elle joint celle de la
plante, est alors quelquefois un peu rouge. Cette douleur est
souvent tellement forte, qu'elle surpasse de beaucoup l'intensité
des douleurs ordinaires de la goutte articulaire ; et elle devient
insupportable, au point que plusieurs goutteux ont mieux aimé
renoncer au remède, que de continuer à l'éprouver. Cependant on la modère facilement et sûrement, en interposant,
entre le cataplasme et la plante du pied seulement, un linge
fin, ou une mousseline pliée en deux ou en quatre. Cette
douleur est quelquefois au contraire légère, et se borne à un
sentiment désagréable dans les mêmes parties, avec chaleur
et battement, ou à un simple picotement. Quelques malades
ne s'en plaignent pas ; mais ils sont en petit nombre. Souvent
elle ne s'étend pas au-delà du talon. Dans les applications
faites aux bras et aux mains, le même genre de douleur se

fait sentir dans la paume des mains. Son siége me paraît être spécialement dans le tissu fibreux dont est rempli le tissu cellulaire sous-cutané de ces deux parties ; car rien de semblable n'a lieu dans aucune autre partie de la peau. » (*Rapport de M. Hallé*, pp. 8 et 9)

Il est encore d'autres effets du même remède qui paraissent être consécutifs de ceux-ci. Ce sont la faiblesse des jambes et leur émaciation, qui résultent, ce semble, de l'exsudation abondante qui en est sortie ; une sensibilité de la plante des pieds qui rend la marche pénible, et qui dépend sans doute du genre de douleur dont il vient d'être question, et enfin, chez quelques personnes, après les premières applications, de l'agitation, de l'insomnie, quelquefois une activité augmentée qui rend souvent leur digestion plus rapide, ce que l'on est tenté d'attribuer, avec M. Chaussier, soit à la résorption de la liqueur alcoolique et aromatique dont ces cataplasmes sont arrosés, soit à l'accélération des autres fonctions consécutivement à l'accélération de la perspiration cutanée.

Tels sont les effets que produit ce remède sur les personnes saines et sur les personnes goutteuses également. Nous allons voir ceux qu'il produit exclusivement sur les personnes attaquées de la goutte ; — mais auparavant disons que les effets que nous avons décrits et que nous allons décrire, nous les avons observés semblablement, et en nous servant de la teinture en question, et en n'employant qu'une teinture beaucoup moins composée. C'est donc moins les effets du cataplasme de Pradier, qui se trouvent énoncés ici, que ceux de tout cataplasme composé d'une manière analogue.

Les effets de ces remèdes sur la goutte sont, dans la goutte *régulière*, lorsqu'elle est *imminente*, d'en provoquer et d'en réaliser l'attaque. Dans ce cas, « rarement à la première application, plus souvent à la seconde, ordinairement à la troisième, il se forme une attaque de goutte sur l'articulation d'un des pieds sur lesquels l'application a été faite. En même temps, ou plus tard, ou même sans que ces articulations soient prises, la douleur du talon, de la plante des pieds, ou de la paume des mains dont nous avons parlé, se déclare ; d'autrefois au contraire la douleur articulaire se développe seule, et la douleur plantaire est ou nulle, ou faible » (p. 15). — Ce que M. Hallé ajoute, exprime les effets de ces remèdes, soit dans l'attaque de goutte commençante, soit dans toute autre période de la goutte régulière. « La durée de l'accès de goutte ainsi provoqué, est moindre que ne serait celle d'un accès ordinaire, soit que l'application ait été faite l'*accès commencé*, ou avant les premiers signes de son développement. Dans ce

dernier cas, l'accès provoqué parait tenir lieu de l'accès naturel, et n'être que cet accès avancé et accéléré. La même
accélération a lieu quand le remède est appliqué dans un *accès
de goutte parvenu à sa plus grande intensité.* »

Ainsi, provoquer l'attaque de goutte et la rendre plus rapide,
tels sont les effets particuliers de ces remèdes sur la goutte. — Il
est donc évident qu'ils doivent être employés avec avantage dans
les gouttes *chroniques* et *irrégulières*, en rendant l'attaque
moins lente, et en dirigeant sur les pieds toute la matière
morbifique. Le rapport de M. Hallé contient plusieurs observations qui le prouvent.—Par les mêmes raisons, de tels moyens
ne pourraient avoir un effet salutaire dans ces accès arthritiques où l'inflammation est vive, les afflux sanguins considérables, et qui sont en quelque sorte *hypersthéniques*. — Il n'est
pas moins certain que, dans la goutte *asthénique primitive*,
dont les attaques tendent à se terminer par la carie des extrémités osseuses, un tel remède pourrait avoir des résultats funestes.—Mais, dans la goutte *fixe consécutive*, il semble qu'administré avec intelligence, il pourrait être utile pour certains
cas. On voit dans le rapport de M. Hallé que des *œdèmes
goutteux* et des *nodosités* ont été dissipés à la suite de l'application de tels cataplasmes ; toutefois il n'en est pas ainsi
constamment, et, quant à l'œdème goutteux en particulier,
nous l'avons vu, sous l'influence du remède de Pradier, se
transformer en une vaste infiltration. Des accès aigus, qui
venaient compliquer la goutte fixe consécutive, ont été au contraire heureusement dissipés par ce moyen : il n'en en a pas
été ainsi des *concrétions* goutteuses, ni des *ankyloses* anciennes, comme on le pense bien. —Enfin, dans la goutte *fixe
primitive*, ces cataplasmes ne paraissent pas avoir eu jusqu'à
présent de succès bien démontrés.

Quant à la goutte existant hors des articulations, soit *larvée*,
soit *rétrocédée*, il faut faire observer que c'est au moment où
se fait sentir la douleur, l'un des effets généraux de cette espèce de remède, que se développe l'accès de goutte sur les
extrémités : dès lors, un tel moyen n'est pas à employer dans
ces cas où il s'agit d'irriter actuellement les extrémités pour y
rappeler la goutte, puisque cette douleur ne se fait sentir ordinairement que vers la troisième application, c'est-à-dire,
au bout de soixante-douze heures. Mais l'application de ces
cataplasmes pourrait succéder, par exemple, à un sinapisme
qui aurait eu l'effet d'appeler la goutte sur les extrémités, et
concourir à l'y fixer, ou bien encore on pourrait appliquer simultanément un sinapisme sur les genoux, par exemple, et
ces cataplasmes sur les pieds. — Enfin on conçoit facilement

que, dans certaines gouttes *vagues*, *imparfaites*, ce moyen peut être parfaitement utile.

Les effets particuliers de ce remède sur la goutte dérivent eux-mêmes des effets généraux qu'il produit et qui ont été exposés. Il est intéressant et facile de le reconnaître : — c'est parce que ce remède amène en général de la douleur sur les parties fibreuses que la goutte affecte de préférence, qu'il détermine en même temps une attaque de goutte chez celui qui y est prédisposé. C'est à la fois par cette douleur et l'abondante transpiration qu'il excite, qu'il accélère l'attaque et dissipe les afflux goutteux. C'est cette même douleur qui rend ce remède dangereux dans les gouttes violentes, ou au contraire dans celles qui inclinent à déterminer la carie des extrémités osseuses articulaires ; ces dégénérescences semblent d'ailleurs favorisées par la faiblesse locale qui suit l'excessive transpiration que ce remède opère. Mais, en d'autres cas, ces inconvéniens se changent en succès ; c'est en rendant la perspiration cutanée surabondante et en excitant les tissus vasculaires situés sous la peau, qu'un tel remède efface certains engorgemens, etc. — M. Chaussier a porté beaucoup plus loin ces considérations dans son rapport ; il y indique comment ces différens effets généraux et particuliers dérivent eux-mêmes de la composition du remède.

Mais j'ai promis de montrer que cette composition était loin d'être nouvelle et inconnue dans l'art de guérir, ou du moins d'y être sans analogue et sans équivalent.—En effet, sans compter le cataplasme de Celse, dont M. Hallé fait mention dans son rapport (la racine d'*hibiscus* cuite dans le vin), sans compter une multitude de vieilles pharmacopées, où l'on trouve des prescriptions de cataplasmes plus ou moins semblables à celui-ci, on lit dans Rivière, p. 415, la recette suivante d'un cataplasme émollient-tonique : ℞ *farinœ fabarum* ℔ *s. decoquantur in vino, quibus addendo aquœ vitœ et butyri parùm, Fiat cataplasma.* — Le cataplasme, dont parlent les médecins de Breslaw (*Hist. morb.*, *Wratislaw.*, p. 307), qui a guéri en si peu de temps des douleurs de goutte si vives, paraît avoir été du même genre. — Adrien Spigel, dans son traité *De arthritide*, donne diverses prescriptions qui sont à mettre sur le même rang que celles-ci ; telle, par exemple, celle dont il se servait communément dans sa pratique, et dont il dit : *communiter in omni ferè arthritide, à quacumque causâ oriatur, soleo feliciter uti (si quando potest applicari) cataplasmate ex vino et panis medullâ facto,* p. 86.

Ce qui m'a paru plus curieux encore, c'est un passage d'Alexandre de Tralles, qui fait voir que non-seulement ce médecin antique a prescrit des cataplasmes semblables à celui dont il s'agit, mais que peut-être il a connu quelque chose des effets observés à la suite de l'application de cette espèce de cataplasme, et constatés dans ces derniers temps ; je veux dire cette douleur immodérée et intolérable qui est quelquefois plus forte que celle de la goutte. Voici comme il compose le cataplasme qui a un tel effet : des farines de fenu-grec, de semences de lin, de l'ivraie et un peu de miel; mais il veut avec raison que la quantité de l'ivraie soit très-faible ; il n'en permet qu'une partie sur trois de farine de fenu-grec; d'ailleurs, on peut y ajouter de la farine de pois chiches. On doit cuire tout cela dans un vin chaud et léger, avec des substances qui contiennent des résines, *nardinum unguentum.* (*Voyez* Diosc. et Pline). Il conseille encore, principalement en hiver, d'y joindre des plantes plus *chaudes :* le topique en sera d'autant plus efficace, dit-il. Les plantes qu'il désigne sont pour la plupart toniques et aromatiques. — On voit donc dans ce cataplasme, comme dans celui de Pradier, des farines émollientes qui en sont la plus grande portion ; une substance alcoolique, c'est le vin chaud et léger; une partie résineuse , ce sont les substances qui entrent dans l'*ungaentum nardinum*, et enfin une partie aromatique tonique. C'est ainsi qu'Alexandre de Tralles composait un cataplasme qu'il employait dans certaines espèces de goutte; et il paraît avoir observé que des douleurs vives pouvaient être la suite de son application; car il ajoute : *at si æger dolorem , quum cataplasmata imponuntur, immoderatum esse et intolerabilem dicat , necesse est tunc ,* etc. Il propose une médication particulière qu'il est inutile d'apprécier ici.... Ces rapprochemens m'ont paru assez intéressans pour en faire part au lecteur. On trouverait encore dans Alexandre de Tralles d'autres compositions analogues , p. 96 en particulier.

Toutefois, dans les différentes préparations dont nous avons parlé jusqu'à présent, on ne voit point figurer l'eau de chaux qui existe dans la teinture dont nous avons donné la recette; mais cette substance est fort inutile ; d'ailleurs, il est facile de la trouver dans d'autres prescriptions du même genre ; en particulier, on la rencontre dans une teinture qu'employait souvent Musgrave à l'extérieur et à l'intérieur, et que l'on voit prescrite, p. 41, *De arthritide symptomaticâ.* Elle ressemble considérablement à la teinture de Pradier. J'en transcris les caractères les plus remarquables : — ♃ *Calcis vivæ* ℔ *s. ; solve in aquâ pluviæ* ℔ *xxiv ad xij coquendo evaporatis. Post clarificationem leniter, detrahe liquorem ; eique adde rad. sarsæ , chinæ , L. sassafr. ras. ãa* ℥ *iij , etc. Infundè clausa balneo arenæ, per noctem; colaturæ adde tinct. aurant.* ℥ *js....* F.

infusum per se, vel cum exiguo canarini... usurpandum.—Je ne finirais point si je voulais rapporter toutes les recettes de remèdes analogues à celui de Pradier. Il est donc bien vrai que ce remède n'est pas un remède nouveau ; il n'est pas moins facile de montrer qu'il est trop composé, et peut être simplifié heureusement.

En général, il suffit d'une teinture aromatique tonique, comme nous l'avons dit, pour opérer les effets que nous avons fait connaître. Pour nous, nous nous sommes servis, avec un succès complet, d'une simple teinture de gentiane et de safran, dont nous avons recouvert un cataplasme émollient. Ce médicament a eu tous les effets généraux et particuliers observés après les applications du remède de Pradier. Divers médecins recommandables en ont été les témoins, et le rapport des travaux de la société philanthropique, pour l'année 1809, a fait mention d'une guérison opérée entre nos mains par un moyen aussi simple. Nous en pourrions citer beaucoup d'autres : une des plus remarquables est celle que nous avons obtenue sur M. Decroix, ancien officier au régiment Royal-Italien. Ce militaire était affligé de nodosités et de contractures goutteuses que ce moyen fort simple a dissipées entièrement. Mais peut-être suffirait-il, pour opérer de tels effets, de l'alcool seulement uni au cataplasme, et déjà plusieurs faits très-bien observés nous en donnent presque l'assurance.

Nous avons dit plus haut que ce qui distinguait le remède de Pradier de ceux qui l'avaient précédé, c'était la surface assez considérable du corps sur laquelle il doit être étendu ; mais il n'est pas sans inconvénient, comme on l'a vu, de recouvrir ainsi une grande surface de notre corps, et d'y déterminer, pendant plus ou moins longtemps, une abondante transpiration. On a remarqué que si la goutte était dissipée par ce moyen, ce n'était pas sans émaciation et faiblesse des parties qui avaient été recouvertes par le cataplasme. Il serait donc fréquemment convenable de modifier ce remède dans ses applications ; et, en particulier, sur la fin de l'attaque de goutte, il faudrait resserrer l'étendue de la peau qu'il doit recouvrir, et même, chez des individus faibles, on ferait bien, dès le commencement, de n'appliquer ces cataplasmes qu'avec des intermissions, ou seulement sur la moitié inférieure de la jambe et sur le pied ; c'est ce que nous avons fait avec succès chez un vieillard dont les forces devaient être ménagées avec soin.

Dans la seconde édition de son rapport, M. Hallé a considéré, avec beaucoup d'attention, cette faiblesse qui résulte trop ordinairement du remède de Pradier, lorsqu'il est employé par

une aveugle routine. Lorsqu'elle n'est pas locale seulement,
lorsqu'elle est devenue générale, elle produit une disposition
qui facilite les récidives; elle favorise même, dit cet illustre
praticien, ces accidens intérieurs que la goutte déplacée produit si souvent et d'une manière si funeste. De là la nécessité
de surveiller, dans l'emploi de ce remède, la faiblesse qui
en est quelquefois le résultat, et de s'y opposer dans les
temps et par les moyens convenables.

En satisfaisant à ces indications, et en mettant à profit les
diverses réflexions qui viennent d'être faites, ce remède n'ap-
partiendra plus à la médecine empirique, et, au contraire,
il deviendra un des moyens les plus actifs du traitement méthodique de la goutte.

Il faut ajouter aux notions que l'on vient de donner de ce
cataplasme émollient alkoolisé, un mot assez important sur
un moyen propre à modifier utilement les cataplasmes en général. Ce moyen est emprunté aux anciens, et recommandé
par M. Hallé comme d'un emploi qui peut fréquemment être
fort avantageux; il consiste à faire pratiquer une onction
(ἄλειφας) sur la région qui doit porter le cataplasme, immédiatement avant son application. Ce moyen a évidemment l'avantage de s'opposer au refroidissement qu'éprouve le malade
chaque fois que l'on change le cataplasme; ce qui est très-
précieux. Il me paraît convenir dans tous les cas où l'on ne se
propose point de donner lieu à l'absorption des substances appliquées en cataplasme. Peut-être cette pratique pourrait-elle,
dans l'emploi du cataplasme dont nous venons de traiter, remplacer ces tissus de mousseline que l'on est obligé d'interposer
entre le membre et le cataplasme, lorsque celui-ci excite de
trop vives douleurs.

Remède de Paulmier.—Il n'a sa place ici que parce que son
auteur pensait qu'il pouvait être employé seul, et qu'il suffisait
dans beaucoup de cas de goutte articulaire; d'ailleurs Paulmier
était médecin instruit : il ne se refusait à y joindre aucun des
moyens qu'il peut être convenable d'y associer, et reconnaissait
que son remède n'était point applicable à toutes les espèces de
goutte.

Ce moyen que nous avons expérimenté avec succès, est l'application des sangsues sur les parties affectées de la goutte.
Cette application doit être faite en se conformant aux précautions que recommande Paulmier, et qui consistent d'après lui
à faire choix d'abord de sangsues saines, de moyenne grandeur,
ayant la tête petite, et sur le dos des raies de couleur d'or : il
rejette les sangsues petites, rondes et noires; à les appliquer
dans le temps précis où l'on aperçoit la moindre rougeur et la
moindre tumeur; à ne pas craindre de réitérer les applications

jusqu'à ce que tous les symptômes de la goutte soient dissipés, et que la douleur en particulier ait cessé, ou soit au moins beaucoup diminuée.

Quant à la quantité des sangsues, elle doit varier selon l'étendue et l'intensité de l'affection. Paulmier en a fait appliquer jusqu'à vingt, trente et même plus, à la première fois; il faut en diminuer la quantité à mesure que les accidens diminuent. Il arrive quelquefois, après la première application, que la tumeur augmente au lieu de diminuer : c'est un signe, dit Paulmier, que l'humeur goutteuse est attirée sur ce point : continuez sans crainte l'application des sangsues, jusqu'à ce que la tumeur et les autres symptômes de la goutte soient dissipés entièrement. Lorsque les sangsues sont détachées, on laisse couler le sang, jusqu'à ce que les petits vaisseaux ouverts n'en fournissent plus, puis on met sur la partie une compresse pliée en plusieurs doubles. Paulmier défend, comme une pratique dangereuse, d'arrêter le sang avec des astringens, ou le liége brûlé, ou autres moyens quelconques; il a vu des accidens fâcheux en résulter.

C'est aussi, selon lui, une *indiscrétion bien grande* de mettre dans l'eau tiède le pied ou la main où l'on aura appliqué les sangsues; il a remarqué que la faiblesse locale qui reste après l'accès de goutte en devenait beaucoup plus considérable et durait bien plus longtemps. Il a observé enfin que le lieu des piqûres des sangsues devenait quelquefois le siége d'une démangeaison très-vive et très-importune : il la regarde comme un bon signe, comme un *messager fidèle* qui annonce la cessation entière de l'accès, et défend d'y mettre aucun topique gras ou huileux.

On a objecté à Paulmier que cette application de sangsues était quelquefois suivie de faiblesse locale; en réponse à cette objection, Paulmier fait observer que l'attaque de goutte est elle-même suivie de faiblesse, et d'une faiblesse beaucoup plus grande que celle qui est occasionée par l'application des sangsues; d'ailleurs il rapporte huit observations où l'on voit cette application suivie d'excellens effets; une de ces observations est sa propre histoire : à l'âge de soixante-quatorze, puis de soixante-dix-huit ans, il éprouva des accès de goutte inflammatoire sur les orteils, sur les genoux; des applications réitérées de sangsues le guérirent. Lorsque les *morsures* des sangsues furent cicatrisées, des embrocations toniques le mirent en état de marcher au bout de quatre jours aussi librement que s'il n'avait jamais été affecté de la goutte.—D'ailleurs Paulmier n'a jamais prétendu s'attribuer la découverte de ce mode de traitement, il a prétendu seulement marcher dans la voie que les anciens lui avaient frayée : *ad hoc tanquam ad sacram anchoram ve-*

tères necessitate quâdam coacti accedebant (Zac. Lusit., de medic. princ.). Il y a été guidé par Arétée, par Cœlius Auré-lianus en particulier, qui a dit : *in omni arthritico dolore fidissimo experimento confirmatum est hirudines super affec-tam partem imponere* (lib. 5, *tard pass.*). — Il s'est servi de ce moyen avec une hardiesse rare et qui a été couronnée par des succès remarquables, principalement dans la goutte appelée inflammatoire, régulière, sthénique, aiguë, et même dans la goutte chronique et irrégulière, lorsqu'elle était accompagnée de symptômes inflammatoires : quelquefois dans la goutte to-pheuse, c'est ce qu'atteste l'observation septième rapportée par Paulmier. L'expérience dira quels seraient les effets de ce moyen dans certains cas de goutte asthénique primitive. Nous parlerons encore du remède de Paulmier à l'article du traite-ment méthodique de la goutte.

L'eau d'Husson, autrement dite l'eau médicinale de M. Hus-son, ancien officier au service de France, est encore réputée un *secret*. Ce qui est certain, c'est qu'elle agit à la manière des purgatifs drastiques. — Quelques personnes ont cru que cette eau médicinale était la teinture de colchique; mais cette tein-ture et l'eau d'Husson ne se comportent point de la même manière sous les réactifs chimiques; la teinture de gratiole a bien plus de rapports avec ce remède secret : toutefois on n'y trouve point une certaine odeur assez semblable à celle du ca-cao qui existe dans l'eau médicinale d'Husson; cependant une personne digne de foi m'a assuré avoir produit avec la teinture de gratiole des effets en tout semblables à ceux de l'eau médi-cinale. On a dit la même chose, dans les journaux de médecine anglais, de la teinture de colchique. Voyez *Bibliothèque mé-dicale*, tom. LI, pag. 260.

Quoi qu'il en soit, il nous suffit, pour porter un jugement sur ce médicament, qu'il agisse d'une manière déterminée, facile à constater, qu'il agisse ainsi que les purgatifs drastiques. Ces moyens ont quelquefois réussi dans la goutte, mais dans des cas fort particuliers, et en général ils ont été nuisibles; ce qu'on peut dire de plus favorable pour l'eau d'Husson, est donc ce que Arétée a dit de l'ellébore, autre médicament drastique : — *podagricis veratrum mirificè; sed in primis morbi invasioni-bus succurrit; quod si multis jam annis inveteravit, vel à ma-joribus per successionem descendit, ægrotum ad mortem usque comitatur.* — En effet, on conçoit qu'un homme qui n'est goutteux que depuis peu de temps, qui est encore jeune, fort et jouissant de beaucoup de moyens de résistance, dont toutes les parties intérieures sont libres et exemptes de tout vice, de toute disposition morbifique; on conçoit, dis-je, qu'un tel su-jet puisse faire tourner à son profit un moyen aussi énergique.

Mais il ne sera pas moins vrai, en général, que les purgatifs drastiques sont nuisibles aux goutteux ; Sydenham l'avait expérimenté, et il a dit de tous les purgatifs dans la goutte : *etenim tam mei ipsius, quam aliorum, periculo compertissimum habeo, catharsin, quovis horum temporum administratam, ità parùm votis respondisse, ut malum, quod debuerat averruncare atque avertere, accerseret.*

Mais il est des observations particulières qui attestent les dangers de l'eau d'Husson elle-même, et ces résultats que Sydenham attribuait aux purgatifs dans la goutte. On peut lire dans le *The London medical surgical and pharmaceutical repository*, janvier, 1814, une observation de J. Hunter qui nous montre la goutte se renouvelant avec une violence et une fréquence inquiétantes sur un homme de trente-deux ans, qui se servait de l'eau médicinale comme d'un spécifique anti-goutteux. Il en prend deux fois avec apparence de succès, c'est-à-dire que la tumeur articulaire s'efface ; revenue une troisième fois, le malade reprend une troisième dose d'eau médicinale ; alors il éprouve des vomissemens, une sueur froide, une superpurgation qu'on est obligé d'arrêter à l'aide du laudanum ; la faiblesse est extrême et les douleurs de la goutte restent cruelles et opiniâtres. De telles observations ne sont pas rares en Angleterre où cette eau médicinale est aujourd'hui en grande vogue ; *Hæc tu, Romane, caveto !*

Plus tard, nous dirons dans quels cas très-particuliers, et avec quelles précautions, certains purgatifs peuvent être administrés dans la goutte ; mais, dès à présent, à cause des faits dont l'exposé suit, nous devons faire connaître que les purgatifs unis à certaines substances toniques, telles que le quinquina, n'ont pas eu les effets fâcheux qui résultent en général des purgatifs seuls. Barthez avait remarqué que l'on obtenait par ces moyens dans la goutte des effets analogues à ceux que l'on produit dans les fièvres intermittentes par une pratique semblable. Cette pratique, dit-il, a une analogie sensible avec celle où l'on parvient, en évacuant et en fortifiant les organes digestifs, à changer une fièvre continue dont les redoublemens sont irréguliers, en une fièvre périodique régulière (tom. 1, pag 138). Un pas de plus, et Barthez touchait à une pratique plus importante et plus complette, que nous allons exposer.

Remède de Held.— Ce remède est le quinquina administré à hautes doses. Sydenham avait entrevu que ce moyen pourrait être fort utile dans la goutte ; Held l'a employé, et avec des succès si remarquables, qu'il n'hésite point à regarder le quinquina comme un spécifique anti-goutteux ; c'est ainsi qu'il s'exprime à cet égard : *sine topicis tumor et dolores brevi re-*

miserunt, febris in paroxysmo cum calore præsens mitigata, et appetitus ciborum aliàs imminutus vel planè abolitus, resuscitatus et integer servatus, imò paroxysmus omnis brevi sublatus : uno verbo, cortex peruvianus in podagrâ divinum est remedium, quod multijugâ experientiâ edoctus sum et firmissimè asseverare non nequeo (Eph. curios. nat., 1714, c. 3 et 4, obs. 170, pag. 373).

Il faut le dire à la honte des médecins, ces résultats obtenus par Held ont été trop longtemps négligés. Cependant on trouve, dans les *observations* d'Alex. Small, plusieurs faits qui concourent à établir les assertions de Held : « il doit être à la connaissance de beaucoup de médecins de Londres, dit Small, que Bernard Bayne, apothicaire dans la rue de Corck, avalait, aux premières atteintes qu'il éprouvait de la goutte, le plus promptement qu'il lui était possible, autant de quinquina en bols que son estomac pouvait en supporter, prenant en même temps de fréquentes et petites doses d'un opiatique pour empêcher que le quinquina ne passât par les selles, et il continuait jusqu'à ce que toute apparence de goutte fut passée. » Small lui-même avait été guéri de la goutte par le quinquina, et en quelque sorte sans le vouloir : déjà nous avons indiqué ce fait ; Small le raconte ainsi : « En novembre 1777, je fus pris tout à la fois de la fièvre tierce et de la goutte. Le paroxysme de la fièvre étant passé, je pris trois grains de tartre stibié et un léger purgatif. Ensuite j'eus recours au quinquina, dont je pris deux gros toutes les deux heures, jusqu'à la dose de deux onces. Ces moyens me débarrassèrent et de ma fièvre et de ma goutte.

Au grand étonnement des médecins espagnols, Lemnos et Tavarès, qui paraissent avoir ignoré le fait de Small, un chirurgien barbier guérit presque subitement en 1793, une vive attaque de goutte qui faisait jeter les hauts cris au malade : il lui suffit pour cela de faire prendre un purgatif au goutteux, et immédiatement après l'effet du purgatif, un gros de quinquina en poudre toutes les heures, de manière à lui faire consommer deux onces de quinquina. — Les docteurs Lemnos et Tavarès ont répété cette expérience sur divers goutteux et avec succès ; Tavarès a consigné les résultats de leur pratique à cet égard, dans une petite dissertation dont Alph. Leroi nous a donné la traduction. —Alph. Leroi a employé le même traitement auprès de divers goutteux, mais en combinant avec le remède de Tavarès celui de Paulmier, c'est-à-dire qu'avant de donner le purgatif, il faisait appliquer quelques sangsues sur la tumeur goutteuse.

Giannini, médecin italien, porté par des considérations particulières, que nous n'apprécions point en ce moment, à employer dans la goutte des immersions dans l'eau froide, et ayant de plus remarqué, en lisant les observations de Small dont nous avons rapporté quelques fragmens, que ce chirurgien goutteux laissait constamment exposées au froid et même à un froid asssez rigoureux les parties de son corps affectées par la goutte; Giannini conseille, au lieu de l'application des sangsues et du purgatif, les immersions dans l'eau froide pour les parties affectées de la goutte, en même temps que l'on donne et à très-haute dose, le quinquina à l'intérieur ; ce qu'il a pratiqué souvent avec succès. — D'ailleurs, on trouve dans l'ouvrage de Giannini une observation remarquable qui montre une attaque de goutte guérie en trois jours sous les influences du quinquina seul. De même, dans la dissertation de Tavarès, on lit plusieurs observations de guérison de la goutte, par l'usage du quinquina seulement, ainsi que Held l'employait.

Outre ces faits divers, quelques faits particuliers de notre pratique et les vues qu'inspire l'analogie nous font penser que le remède de Held peut être un excellent moyen contre la goutte. Mais pour l'employer dans tous les cas avec sécurité, il faudrait que ce remède fût soumis dans sa simplicité, dans ses modifications, à des expériences dirigées et accomplies avec tout l'art, toute la circonspection, la sagacité et la patience que M. Hallé a mis dans l'examen de la gélatine, comme remède, du cataplasme de Pradier, etc., et à l'aide de tous les secours qui ont été à sa disposition, lors de ces examens.

Mais il faudrait que beaucoup de remèdes non pas seulement nouveaux, mais des remèdes anciens et vulgaires, fussent ainsi expérimentés ! Quel est le médecin éclairé et de bonne foi qui n'ait formé un vœu semblable? Au lieu donc de rêver pour les écoles de médecine en France, des changemens puérils et profitables à quelques individus seulement, il faudrait créer auprès de ces écoles une commission chargée de suivre de telles expériences; alors on donnerait de solides et véritables fondemens à la thérapeutique, et l'humanité verrait avec joie s'accomplir un projet dont l'exécution est depuis si longtemps réclamée par les tâtonnemens des médecins et les cris des malades, pour ne pas dire le silence des morts !

En attendant que ce vœu soit réalisé, on pourrait dès à présent, ce semble, dans les essais particuliers qui seront tentés, apporter quelque amélioration dans l'administration du remède de Held : ne devrait-on point, à l'imitation de ce qui se fait dans les fièvres intermittentes, le donner de préférence hors d'un paroxysme goutteux, dans un intervalle de rémission ? Ne conviendrait-il point d'associer le quinquina aux amers qui l'empêchent d'agir sur les intestins à la manière des purgatifs, à la racine de colombo, au *quassia amara*, qui paraissent bien

avoir de tels effets, ou même à de petites doses d'opium ?
C'est ce que propose Giannini qui a remarqué, dans le cas où
le quinquina avait l'effet purgatif, que l'attaque de goutte
n'était point arrêtée avec autant de promptitude qu'à l'ordinaire. Mais puisque le quinquina doit être ici donné à de
très-hautes doses, à deux onces pour les deux premiers jours,
en substance, selon Tavarès, une drachme pour chaque heure,
dit-il ; et puisque bien des personnes, dans les grandes villes
au moins, ne peuvent recevoir dans l'estomac, sans une gêne
considérable et même sans vomir, une telle quantité de quinquina en poudre ; il faudrait varier les formes sous lesquelles
on applique ce médicament à l'économie ; et, par exemple, en
confier une partie à l'estomac sous forme de poudre et d'infusion, et une autre partie aux gros intestins, au moyen de lavemens, etc. On pourrait encore remplacer le quinquina en
substance par des préparations de ce médicament qui semblent avoir les mêmes vertus et produire les mêmes *effets*, à
des doses beaucoup moindres. En général, on devrait ici employer les meilleures méthodes suivies dans le traitement des
fièvres intermittentes.

D'autres prétendus spécifiques anti-goutteux seront mentionnés dans le cours de cet ouvrage.

Les dissertations que nous venons d'indiquer, sont :

PAULMIER, Traité méthodique et dogmatique de la goutte ; in-12. Angers,
    1769.
HELD, Éphémérides des curieux de la nature ; 1714, cent. 3 et 4, obs. 170,
    page 373.
SMALL, *Medical observations and inquiries* ; volume VI.
TAVARÈS (François), Observations et réflexions sur l'usage salutaire du quin-
    quina dans la goutte ; Lisbonne, 1802. — Traduit de l'original portugais et
    latin, dans l'opuscule ci-dessous.
ALPHONSE LEROY, Manuel des goutteux et des rhumatisans, ou Recueil de re-
    mèdes contre ces maladies ; 2ᵉ édition, in-18. Paris, 1805.
GIANNINI, De la goutte et du rhumatisme. — Traduit de l'italien par Jouenne.
    — Extrait de l'ouvrage de Giannini, intitulé : Traité de la nature des fièvres ;
    in-12. Paris, 1810.

Traitement méthodique de la goutte. — Mais hâtons-nous
de passer au traitement méthodique de la goutte. Les prétendus spécifiques ne peuvent être utiles qu'en les employant
méthodiquement, en les modifiant selon les indications variées qui s'offrent au médecin dans une même maladie, etc.

D'ailleurs, il n'est point probablement de véritables spécifiques
anti-goutteux, et Plenciz a fort bien dit : *Desunt enim argu-
menta sufficientia, quæ naturam individuam materiæ poda
gricæ demonstrarent, sed vicissim variæ caussæ podagram
producentes, diversissimaque natura sua auxilia, quibus hinc*

*inde podagricum sanatum legimus , naturam variam poda-
grœ et podagrœ evincunt , ut adfirmare audeam , insanabili-
tatem podagrœ exinde potissimum pendere , quod medici
specifico credito morbo specificam semper quœsiverint me-
delam, sicque naturœ tramitem deseruerint (Acta et observ.,
pag. 94).*

En effet, nous avons vu qu'il est différentes espèces de
goutte, et que chacune de ces espèces, outre qu'elle a ses périodes distinctes, procède encore des causes variées . revêt des
formes différentes, subit des complications diverses, etc. Il
est donc évident que ces remèdes qu'on appelle anti-goutteux,
et qui ont à ce titre une réputation, ne peuvent la justifier que
dans certains cas qu'il est utile de distinguer ; c'est ce que nous
avons déjà fait et que nous allons continuer de faire en même
temps que nous énoncerons les principales indications à remplir dans chaque espèce de goutte et chacune des périodes qui
marquent son cours, etc. ; —mais comme la goutte demande à
être traitée non-seulement pendant l'attaque et au moment des
douleurs, mais encore lorsqu'elles ont cessé, afin d'empêcher
les récidives ; après avoir établi le traitement de la goutte
pendant les attaques, nous déterminerons le traitement préservatif de cette maladie.

Aurons-nous le bonheur d'établir le traitement de la goutte
d'une manière qui nous mérite l'approbation des médecins
éclairés ? C'est ce que nous désirons et ignorons encore. Mais
ce qui est certain, c'est qu'il résulte de tout ce qui a été écrit
jusqu'aujourd'hui sur le traitement de la goutte, le chaos le
plus inextricable et le plus ténébreux qu'il soit possible d'imaginer : c'est qu'il est peu d'opérations aussi difficiles que celle
de mettre de l'ordre et de la clarté en une pareille matière, la
plupart des auteurs parlant toujours de la goutte en général,
là où il faudrait parler de telle ou telle espèce de goutte , de
telle ou telle période de l'affection, de telle variété , de tel
symptôme, etc. Barthez a fait de généreux efforts pour débrouiller ce chaos; et nous devons déclarer qu'ils nous ont
été utiles; heureux si, en joignant tous nos efforts aux siens,
nous avons amélioré son ouvrage !

CHAP. I. *Traitement de la goutte articulaire.* — §. I. *Traitement de l'attaque de goutte appelée régulière, aiguë,* etc.
—Pour éloigner autant qu'il est en nous le vague et l'obscurité
d'une matière si importante, traçons séparément les règles du
traitement qu'il convient de suivre au moment où la goutte
est *imminente,* au *commencement,* au *milieu* et sur le *déclin*
de l'attaque.

Quand se montrent les *signes précurseurs* de la goutte, si
le goutteux appelle l'hygiène à son secours, elle lui conseillera

de se dérober au froid humide, de prendre des vêtemens plus épais et plus chauds, d'éviter les alimens gras, butireux, indigestes ; de se borner à des alimens de facile digestion et pris en petite quantité, d'exciter toutes les excrétions, en particulier celles de la peau, de régler ses exercices et son sommeil, de renoncer aux veilles laborieuses, comme à celles que les plaisirs prolongent ; elle lui dira de tenir son ame en paix et libre de toute affection triste; enfin de se dérober à toutes les causes insalubres qui l'ont influencé trop longtemps. —Cependant, s'il existe des signes bien certains de *saburres*, on pourra donner, à l'imitation de médecins fort habiles, un émétique faible, l'ipécacuanha, par exemple, et rendre le ventre libre au moyen des purgatifs les plus doux, et tels que cette préparation conseillée par Stoll, et connue dans les pharmacopées sous le nom d'*electuaire lénitif sulfuré*. Ce praticien faisait prendre le soir ce laxatif; d'autres fois il se bornait à conseiller quelques grains de rhubarbe avant le dîner. D'ailleurs, si le malade est faible, et si des excès dans l'usage des liqueurs alkooliques n'ont point provoqué son mal, il sera bien d'exciter ses forces en buvant un peu plus de vin qu'à l'ordinaire, en assaisonnant ses alimens, en prenant quelques amers, quelques légers cordiaux, comme le vin chalybé : ces moyens, employés dans ces circonstances, semblent assurer à l'attaque de goutte une bonne direction et préserver les viscères de tout orage. Tels sont les conseils que la médecine lui donnera; telle est la méthode recommandée par Stoll, Grant, etc.

C'est dans ces préliminaires de l'attaque de goutte que les Anglais ont pu obtenir des succès par un traitement assez différent de celui-ci, un traitement perturbateur, qui consistait dans l'usage des poudres de James ou de Dover, ou du vin stibié chargé de laudanum, médicament dont Fothergill s'est servi avec avantage, tandis que les Allemands, à l'imitation de Vogel, ont fait prendre le vin stibié uni aux extraits de jusquiame et d'aconit. Ces divers moyens sont d'une grande énergie, et demandent à être employés par une main sûre. Nous leur préférerions de beaucoup le remède de Held, ou simple ou modifié, selon que les circonstances l'inspireraient.

Nous venons d'employer un mot dont l'acception doit être convenue avec tous nos lecteurs avant de passer outre : il faut qu'ils sachent qu'en médecine le mot *perturbateur* n'est point entendu dans le sens vulgaire, et ne doit pas être toujours pris en mauvaise part; un traitement perturbateur est simplement un traitement puissant, qui opère de grands et prompts changemens : *perturbation* est en médecine à peu près synonyme de *révolution* : il y a des révolutions et des perturbations funestes; il y en a d'heureuses, au contraire, et qui changent subitement le mal en bien.

La première méthode de traitement dont nous avons parlé, d'après Stoll, Grant et Barthez, est celle de la médecine expectante; —la seconde est perturbatrice; —il en est une troisième, imaginée par Barry, qui a un caractère particulier et fort remarquable.

Barry a reconnu, d'une part, à l'aide de la balance de Sanctorius, que, dans l'état qui précède immédiatement une attaque régulière de goutte, le poids du corps est toujours augmenté, par une suite de la diminution de la transpiration; et, de l'autre, il s'est assuré, par des expériences nombreuses, que si, vers le temps où doit éclater une attaque de goutte régulière périodique, on ramène par degrés le corps à son poids ordinaire, si on l'y entretient pendant tout l'espace de temps que l'attaque a coutume de durer, et si l'on excite en particulier la transpiration par les frictions, l'exercice et les diaphorétiques légers, particulièrement par le soufre, on réussit à empêcher l'attaque qui surviendrait, ou à la rendre beaucoup moins forte. Pendant cette espèce de traitement, Barry fait observer une diète exacte, laquelle n'admet en général que des alimens de facile digestion et peu de liquides.

Lorsqu'on a lieu de croire que l'attaque de goutte est instante et va se déclarer immédiatement, il faut de plus s'appliquer à l'attirer en quelque sorte sur les extrémités inférieures, que l'on enveloppe pour cela de tissus propres à y concentrer la chaleur et y exciter la transpiration. Au même temps, Grant faisait prendre le soir un verre de petit-lait vineux. En général, des cataplasmes émolliens alkoolisés, analogues à celui de Pradier, ne pourraient avoir que de très-bons effets.

Supposant *l'attaque de goutte déclarée et commençante :* la diète, le repos, quelques légers diaphorétiques, par exemple, le rob de sureau avec le nitre, l'éloignement de toute inquiétude, de toute préoccupation, de toute saignée supérieure, nonobstant quelque dureté dans le pouls, et de tout purgatif fort, malgré les apparences de saburre que présente le malade, malgré cette espèce de limon épais qui recouvre ordinairement la langue du goutteux ; ce sont les règles générales prescrites par une sage expérience pour le commencement de l'attaque de goutte régulière, c'est-à-dire, lorsqu'elle vient de faire invasion sur les pieds ou les mains, et lorsque d'ailleurs elle s'annonce d'une manière modérée ; mais elles doivent être modifiées, si l'attaque est violente, ou au contraire si elle est comme hésitante et s'accomplit difficilement.

Dans ce dernier cas, Small a recommandé de prendre à l'intérieur l'infusion de gingembre : il en a éprouvé de très-

bons effets sur lui-même, son estomac étant languissant, douloureux, météorisé; ce qui d'ailleurs est fort ordinaire dans la situation dont il s'agit. C'est dans un état semblable à celui-ci, mais
de plus compliqué de mouvemens spasmodiques forts, ce qui
n'est pas rare non plus, que Williams, au rapport de Barthez,
a donné, avec le plus grand succès, un scrupule, un demi-
gros de musc, toutes les six heures. Au défaut de musc, ce
médecin s'est servi du meilleur *castoréum*, par demi-gros,
et il a obtenu des effets avantageux aussi, mais moins pro-
noncés. — On a pu donner de même avec avantage l'éther, le
camphre, l'assa-fœtida, l'huile essentielle de menthe poivrée,
l'alcali volatil, le quinquina surtout, les martiaux, la teinture
de gayac, l'huile essentielle de térébenthine, d'autres substances résineuses et toniques; de plus le phosphore, l'acide
phosphorique, le soufre, le sulfure de potasse, etc., soit séparément, soit diversement réunis et modifiés. Du moins
toutes ces substances ont été partie essentielle de prétendus
secrets, plus ou moins vantés, utiles aux goutteux lorsqu'ils
ont été sagement employés. Les remèdes d'Archidet, de
Villette, d'Emérigon et de Gachet, et divers secrets prônés
en Angleterre, ont emprunté de ces substances leur principale
vertu. — En même temps, les articulations sur lesquelles doit
se développer la goutte sont recouvertes de tissus de laine
à toison intérieure, de peau de lièvre, de cygne; et, s'il est
nécessaire, on exerce même sur elles quelques légères irritations, au moyen d'un cataplasme émollient sinapisé, ou du *phœ-
nigmus* de Musgrave, ou de tout autre topique analogue.

Dans le cas où l'attaque de goutte commençante est violente et douloureuse, on se sert utilement, pour la ramener
à un degré convenable, de l'application des sangsues. Ce remède doit être aujourd'hui généralement adopté, dit Barthez,
qui recommande d'ailleurs, à l'imitation de Paulmier, de les
appliquer aussi souvent et en aussi grand nombre qu'il peut
être indiqué. On a pu se borner quelquefois à des bains de
jambes dans l'eau tiède, ou médiocrement chaude, dont Tissot
a reconnu l'utilité, malgré le préjugé contraire.

Par une espèce de traitement perturbateur, on a employé,
dans l'attaque de goutte régulière commençante, de fortes
saignées faites avec la lancette sur l'extrémité malade; quelquefois ç'a été avec un très-grand succès. Ainsi, Sauvages
rapporte que Lazerme dissipa, par une forte saignée du pied,
une attaque de goutte chez un homme qui était pressé de
guérir. L'Anglais Gilbert et Van der Heyde ont vu des faits
semblables. On trouve d'ailleurs beaucoup d'exemples, même
chez les anciens, de l'emploi de la saignée dans la goutte;
Aëlius a un passage très-remarquable sur ce point : *si verò*

*manus dextra dolore infestetur, venam in dextro crure se-
camus, juxtà talos aut poplitem, aut plantam pedis : post
sectam verò venam, si dolores adhuc perseverent et fortis
tensio fit in affecto membro, sæpè in ipso inflammato crure,
venâ incisâ, et multo sanguine detracto, hominem ab omni
dolore liberavi* (Serm. xii, c. 25). Toutefois, dit Barthez,
une forte saignée, même du pied, ne doit pas être regardée
comme exempte de tout inconvénient dans la goutte ; elle
peut être défavorable, par la débilitation qu'elle cause et ce
trouble soudain amené au milieu des mouvemens que coor-
donnait la nature. Je dois ajouter cependant que quelques faits,
rares nécessairement et que nous ne tenons point de notre
propre expérience, mais seulement de nos communications
médicales, semblent attester que même la saignée du bras,
mais répétée, mais très-abondante et pour ainsi dire excessive,
a fait cesser immédiatement, et sans autre inconvénient que
celui de la faiblesse, des attaques de goutte commençante.
Nous n'oserions pourtant nous confier à une telle pratique ;
et, jusqu'à nouvel ordre, reçu de l'expérience, *ex repetitâ experientiâ*, le conseil donné par Mead, dans ses *Monita et præ-
cepta*, c. 11, sera notre règle. L'observation montre, dit-il, qu'il
ne faut point espérer de guérir la goutte par la saignée : l'effet
ordinaire de la saignée (révulsive) est seulement de produire
que le mal change de lieu et abandonne celui qu'il occupait.

DE OBERKAMP, *Programma : quinam sit usus et abusus venæsectionis in
podagrâ et morbis arthriticis ; Heidelbergæ*, 1781.

Outre le remède de Held, qui a moins d'inconvéniens que
ceux-ci, il faut encore placer au nombre des moyens perturbateurs, dont on s'est servi dans cette période de la goutte,
l'application du froid, de la glace. Elle a, en quelque sorte,
résolu et fait disparaître, à notre connaissance, des attaques
de goutte commençante, chez de jeunes sujets, sains et vigoureux d'ailleurs ; et qui ressentaient les premières atteintes de
la goutte ; mais il est aussi à notre connaissance que, plus tard,
ils ont été moins heureux, et au contraire ont été malades
d'affections articulaires, d'une nature inquiétante et d'une
guérison longue et difficile ; d'autres fois, les suites de cette
méthode ont été plus fâcheuses encore. Il paraît qu'en général, en France, en Allemagne, en Angleterre, en Hollande,
dans le Nord enfin, on s'est mal trouvé de cet emploi du froid
dans la goutte. Gorter et bien d'autres l'ont tout-à-fait con-
damné (*Voy.* Musgrave, *De arthritide primigeniâ*, p. 102). En
Italie, en Grèce, il a été moins défavorable. Cocchi et, dans
ces derniers temps, Giannini l'ont recommandé, et Hippocrate avait dit : *tumores autem cum dolore in articulis, sinè
ulceratione, podagricos affectus,... plerumque levat, sedat-*

que multa frigida his affusa. Torpor enim moderatus dolo-
rem comprimit (*Aph.* xxv, 1. 5). On peut remarquer, en
passant, que, dans ce peu de mots, Hippocrate indique à la
fois la meilleure manière peut-être d'appliquer le froid dans
ce cas, c'est-à-dire, par larges affusions d'eau froide, et le
mode d'action de ce moyen, qui détermine en effet un léger
engourdissement dans l'articulation. On pourrait y reconnaître
encore d'autres vues non moins intéressantes.

On a beaucoup écrit sur l'emploi du froid dans la goutte.
Au milieu de la foule des écrivains, on distingue Floyer ,
Homberg, Pietsch, Marcard, Giannini, que nous venons de
citer , et quelques autres. Quant à Giannini en particulier ,
on doit faire remarquer, que plusieurs maladies qu'il regarde
comme goutteuses , et dans lesquelles il a vu le froid réussir , ne sont évidemment que des affections rhumatismales.
Mais, en général, les conclusions que l'on peut tirer de tout
ce qu'il y a de bon et de positif dans ces ouvrages, sont que
si le sujet malade possède assez de forces pour se délivrer, par
une autre voie, de ce qu'on appelle la matière goutteuse ; s'il
n'existe chez lui aucune lésion interne, aucun point d'irritation,
aucun organe faible, et enfin si les circonstances atmosphériques sont favorables, ce remède pourra être appliqué sans inconvénient ; il calmera efficacement les douleurs, et le paroxysme goutteux se terminera promptement. Mais avec des
conditions autres que celles-ci, et surtout si le sujet est de ces
hommes qu'on peut appeler essentiellement goutteux, ce
moyen se tournera contre lui; ce qui lui arrivera de moins fâcheux, ce sera des lésions articulaires plus ou moins graves ,
des *rétractions* difficiles à vaincre; mais le plus souvent il
éprouvera les effets redoutables et souvent mortels de la goutte
remontée.

Cependant, il est une manière d'employer le froid dans la
goutte, qui ne saurait avoir, dans les circonstances que nous
allons déterminer, des résultats bien fâcheux, et qui souvent
est très-utile. Lorsque l'inflammation articulaire est vive, le
mouvement vers les extrémités bien décidé, et que le malade,
fort et peu susceptible, paraît à l'abri des rétrocessions, on
peut, pour diminuer la douleur et la chaleur extrêmes dont il
se plaint, laisser tomber, lentement et goutte à goutte, de
l'eau froide sur la partie enflammée, pendant un espace de
temps plus ou moins court; après cette espèce de petite douche, la partie malade est essuyée doucement et avec soin, puis
enveloppée convenablement. Cette *irroratio frigida*, ou plutôt
ce *stillicidium frigidum* produit en effet une diminution immédiate de la douleur et de la chaleur, et consécutivement une
moiteur plus ou moins marquée. Or, ce phénomène est un

de ceux que la nature développe, est un des moyens qu'elle emploie pour améliorer et terminer heureusement les affections goutteuses.

On a aussi donné des boissons à la glace, soit pour prévenir l'accès de goutte, soit même pour le guérir, lorsqu'il était déjà commencé. Van der Heyde dit positivement qu'il n'existe point de remèdes plus puissans ; Rondelet, Vogel et Barthez en ont vu de bons effets. Mais les cas particuliers où ces boissons peuvent être utiles, ne sont pas encore bien déterminés : d'autres auteurs, Musgrave entre autres, ne parlent que de leurs inconvéniens. En attendant des observations exactes à cet égard : *cavendum est in* FRIGIDÆ *usu, ne modum excedamus* (Hipp.).

On peut opposer à cette pratique une autre que M. Cadet de Vaux a extrêmement vantée, et qui consiste dans quarante-huit verres d'eau chaude, chaque verre contenant six onces, que l'on fait prendre au goutteux, de quart d'heure en quart d'heure : *cavendum est in* CALIDÆ *usu.*

Un emploi, moins abondant et mieux raisonné, de l'eau chaude à l'intérieur, dans les affections goutteuses et néphrétiques, est indiqué par Baglivi, t. 1, p. 157, éd. de Pinel.

Durant le cours de l'attaque. — Si l'attaque de goutte commençante a été convenablement traitée, si elle existe, ou a été amenée à un degré modéré, les soins à donner durant son cours, se réduisent à l'abstinence, au repos, à l'application des flanelles et à la patience ; c'étaient les moyens que conseillait Werlhoff, et qu'il préférait à tous les autres ; mais, s'il en est autrement, il faut se diriger par des considérations qui se rapportent, soit à cette espèce de fièvre que forme cette suite d'accès et de paroxysmes que l'on observe, avons-nous dit, dans la goutte régulière, soit à la congestion plus ou moins considérable déterminée par l'afflux goutteux, soit enfin à la douleur plus ou moins intense qui l'accompagne.

1°. *Par rapport à la fièvre.* Ou cette fièvre est trop élevée et a les caractères d'une fièvre inflammatoire, ou elle est modérée, ou elle est trop faible et tend à prendre une marche lente et chronique.

Est-elle manifestement inflammatoire ? Une saignée peut être pratiquée sur les extrémités inférieures ; mais il importe de ne pas la faire trop considérable, de peur d'interrompre tout le travail qui se passe sur les articulations, et de donner lieu à des engorgemens fixes. Quelques praticiens ont fait suivre d'un purgatif la saignée faite dans ces circonstances. Forestus, Mead, Lister, ont donné des exemples de cette pratique qui a eu des succès entre leurs mains. La diète et le régime devront être *antiphlogistiques,* avec une exception toutefois : on

a observé qu'en général les boissons acides n'y étaient point
convenables ; Musgrave les a vues souvent causer une colique
violente et dangereuse.

Est-elle modérée ? Il ne s'agit que de l'entretenir à ce point,
par un régime bien ordonné. Quant aux alimens en particulier, ils doivent être, dans les premiers temps, tirés des végétaux ; les nourritures animales augmentent les douleurs ; ils
doivent être légers, pris en petite quantité et sous forme liquide, de préférence : plus tard, on donnera une nourriture
un peu plus substantielle, comme un bouillon de veau et de
poulet, du chocolat, etc. En général, les alimens doivent être
mesurés ici sur l'intensité de la fièvre. — Pour prévenir les lan-
gueurs d'estomac, qui reviennent souvent dans le cours de
l'attaque, on peut faire prendre quelques cuillerées de panade
aromatisée, quelques légers cordiaux même, un peu de vin
d'Espagne, à l'imitation de Mead et de Sydenham. D'ailleurs,
c'est dans les rémissions de la fièvre que doit être donnée cette
nourriture, et lorsqu'ont eu lieu ces évacuations critiques
partielles qui terminent chacun de ses accès : ce doit être ainsi
quelques heures avant le paroxysme suivant. — Il faut encore
avoir soin que les évacuations s'effectuent dans une juste mesure. Si, par exemple, la sueur continuait pendant la rémission de la fièvre et d'une manière excessive, avec soif, inquiétudes, etc., on la diminuerait, en faisant donner un lave-
ment, en ôtant au malade tout aliment échauffant, en le cou-
vrant légèrement après l'avoir bien essuyé, en le faisant placer
sur son séant, ou même en lui faisant quitter le lit pour quelques heures, etc. Si, au contraire, la sueur et les autres évacuations n'étaient que trop faiblement produites, on les aide-
rait, en tenant le malade bien couvert dans son lit, pendant
tout le temps de la fièvre, en lui faisant prendre le rob de
sureau au miel, avec addition de nitre, en pratiquant sur la
fin de l'accès des frictions sur la peau, etc. — A ces moyens, qui
soutiennent les crises partielles qui se font par les urines et
l'organe cutané, Stoll en ajoute d'autres qui provoquent l'espèce de crise partielle qui a lieu sur les intestins et sur les
pieds, ce sont des bains de pieds tièdes, des lavemens, et
même de légers laxatifs, s'il n'y a point d'évacuations spontanées à la fin de chaque paroxysme. Ce dernier moyen, il faut
le répéter, n'est pas sans inconvénient, et la plupart des praticiens se trouvent bien de se borner à des lavemens dont ils
ont soin d'éloigner tout ingrédient irritant. Boerhaave s'est
servi des lavemens huileux.

Est-elle faible et imparfaite ? Il faut, à l'exemple de Thilenius,
cité par Barthez, donner la décoction de quinquina unie à
l'acétate d'ammoniaque. Ce remède a été singulièrement utile

dans les attaques de goutte où les mouvemens fébriles étaient trop faibles et finissaient trop tôt, en sorte que les crises qu'ils amènent ordinairement étaient presque nulles; dans ces cas particuliers, où les urines sont pâles, où la tumeur érysipélateuse, qui succède à la douleur des paroxysmes, s'élève lentement, et en général où le malade est faible, Thilenius joignait, à l'emploi de ce moyen, des frictions sur les articulations goutteuses, avec la teinture de cantharides.

2°. *Par rapport à la fluxion articulaire.* Elle n'est pas toujours en proportion avec la fièvre ; elle doit donc être considérée à part. —Si la congestion sanguine, sur la partie affectée de la goutte, est vive et considérable, elle demande à être diminuée ; quoique des saignées *supérieures* aient pu être faites dans ce cas avec succès, il est plus sage de s'en abstenir, car on n'a pas moins d'exemples des maux causés par la saignée du bras : ils sont en assez grand nombre et assez remarquables pour faire proscrire cette saignée dans le traitement de la goutte. C'est par une saignée au bras que périt l'amiral de Suffren, l'un des hommes dont la marine française a le plus à se glorifier. Ce fait, que rapporte Alphonse Leroy, m'a été certifié par des membres de l'illustre famille qui porte ce beau nom. Paulmier et mille autres ont observé de pareils malheurs. Lors donc que la saignée se trouve indiquée durant le cours de l'attaque de goutte, c'est en général aux saignées inférieures qu'il faut avoir recours. —Si, au contraire, l'afflux articulaire était trop faible, et si le principe goutteux, errant d'une manière inquiétante sur d'autres points du corps semblait avoir quelque peine à se porter vers ses extrémités, il est évident qu'il faudrait l'exciter à s'y fixer par des irritations appropriées ; c'est rappeler les cataplasmes émolliens sinapisés, les cataplasmes émolliens alcoolisés.

3°. *Par rapport à la douleur.* — C'est de la douleur surtout que les hommes demandent à être délivrés. La patience vaudrait mieux sans doute que beaucoup de remèdes incertains inventés pour soulager la douleur ; mais il y a des hommes pour lesquels la douleur qu'ils éprouvent actuellement, est plus difficile à supporter que l'application du fer et du feu, que toute autre douleur de leur choix, et auxquels il faut des remèdes quelconques.....

Parmi les moyens qui peuvent adoucir la douleur sans troubler les mouvemens de la nature et sans nuire au malade, il faut mettre au premier rang les bains de vapeurs, auxquels on expose la partie affectée. Ce bain est suivi d'une transpiration abondante sur cette partie, et d'une augmentation de son gonflement, ce qui modère la douleur. Des fumigations sulfureuses ou d'herbes aromatiques procurent à peu près les mêmes résultats. —L'immersion des jambes dans l'eau tiède suffit souvent pour soulager. Barthez rappelle ingénieusement, à propos de l'utilité de cette immersion, l'observation de Boerhaave, qui a vu que l'aspersion d'eau chaude soulageait beaucoup et sur-le-champ les douleurs horribles des malheureux appliqués à la question.—On s'est servi quelquefois des feuilles de frêne, de bouleau, de tilleul, etc., qu'il faut préliminairement faire chauffer au four ou dans un grand vase convenable ; ensuite on met le malade dans une baignoire, sur un lit épais de ces feuilles. On recouvre d'autres feuilles également chaudes ses pieds, ses jambes et ses cuisses. Il en résulte une transpiration considérable qui a guéri des accès fort douloureux. —On produit aussi un grand soulagement, dit-on, en enveloppant les extrémités affectées avec des animaux ouverts vivans. C'est le remède que nous donne La Fontaine, dans une de ses fables :

> D'un loup écorché vif, appliquez-vous la peau,
> Toute chaude et toute fumante.

dit le renard :

> Au lion décrépit, goutteux, n'en pouvant plus.

On peut ajouter à ces moyens les vapeurs d'eau et de lait, l'affusion du lait chaud. Amatus Lusitanus dit que le lait sortant de la mamelle d'une chèvre, et que l'on fait couler audessus de l'articulation malade, soulage singulièrement : *Qui podagræ ingentes dolores patiebatur, capram intrà cubiculum suum adducere et ex eâ lac suprà membrum dolens et mali affectum emulgere curabat : quo dolores evidenter imminui sentiebat*, Curat. 4. 1, cent. 6. —*Voyez* encore ce qui a été dit plus haut de l'emploi de l'eau froide, pour diminuer la douleur.

On a quelquefois employé les narcotiques, soit à l'extérieur, soit à l'intérieur, pour diminuer la douleur goutteuse ; mais ce n'a pas été toujours avec succès ; quelquefois les plus graves inconvéniens s'en sont suivis ; c'est uni à l'ipécacuanha, et formant la poudre de Dover, que l'opium a procuré de véritables avantages aux goutteux.

Mais avant tout il faut se rappeler et rappeler aux goutteux cette sentence de l'Hippocrate anglais : *Dolor in hoc morbo est amarissimum naturæ pharmacum : qui quò vehementior est, eò citiùs præterlabitur paroxysmus.* Il ne faut donc songer ici à calmer que les douleurs excessives. Le moyen que nous avons adopté pour cela, parce qu'il nous a réussi constamment, c'est un bain de pieds dans l'eau médiocrement chaude et chargée d'herbes aromatiques ; on peut y ajouter un demi-verre d'eau-de-vie ou de rhum, à l'imitation de Musgrave.

On a osé, dans cette période de l'attaque de goutte, tenter

les moyens perturbateurs dont nous avons parlé à l'article du traitement de la goutte imminente et commençante ; mais convient il de citer les succès que, par hasard, obtient quelquefois la témérité ? Toutefois nous sommes loin de prétendre blâmer l'emploi méthodique que l'on ferait ici du remède de Held, et surtout des cataplasmes émolliens-alcoolisés, qui d'ailleurs n'agissent point à la manière des moyens perturbateurs.

Sur la fin de l'attaque de goutte. — Les paroxysmes diminuent d'intensité, les rémissions deviennent plus marquées, et enfin toute fièvre cesse ; l'appétit et le sommeil la remplacent. Dès-lors il faut lever le podagre ; il faut même qu'il commence à se servir de ses pieds, bien qu'avec des douleurs quelquefois assez vives. C'est à cet exercice que les observateurs attribuent surtout la résolution de la matière goutteuse épaissie et durcie autour des articulations ; sous ses influences, les articulations reprennent bientôt leur jeu et leur mobilité, les douleurs mêmes s'apaisent, et enfin elles disparaissent entièrement.

Sydenham désirait que l'on n'attendit pas le déclin de l'attaque pour obliger le goutteux à faire de l'exercice, en carrosse au moins. Quoique dans le commencement, dit-il, il paraisse impossible au malade de souffrir qu'on le mette en carrosse, et encore moins qu'on l'y promène, il éprouvera bientôt que le mouvement de la voiture lui causera moins de douleur qu'il n'en ressentait lorsqu'il demeurait à la maison, assis dans une chaise. Baglivi ajoute que, même durant le cours de l'attaque de goutte, et alors que le goutteux n'a pu prendre aucun autre exercice, au moins il a dû exercer sa poitrine, soit en parlant, soit en chantant, soit en faisant une lecture à haute voix ; et il appuie ce précepte de raisonnemens fort solides, et aussi d'un beau passage de Plutarque (c. XIII, *De Tarentulá*). Le vers de La Fontaine est très-vrai :

> Goutte bien tracassée est à demi guérie.

On a souvent donné à l'intérieur, avec utilité, sur la fin de l'attaque de goutte, les décoctions sudorifiques de squine, de sassafras, de salsepareille, coupées avec le lait ; ces moyens semblent concourir à opérer une terminaison plus prompte et plus complette de l'attaque.

Il importe surtout, dans cette dernière période de l'attaque de goutte, de surveiller les évacuations critiques ; or, il peut arriver que la fièvre goutteuse et ces évacuations cessent trop tôt chez le goutteux, à raison du manque de force ; ou, par la même raison, elles peuvent se prolonger et affaiblir le malade de plus en plus. Dans ces cas, à l'imitation de Trampel et Barthez, nous avons donné avec un succès constant le quinquina seul ou uni aux eaux martiales, sulfureuses, etc.

Ces accidens qui se voient en particulier dans les attaques de goutte qui tendent à l'état chronique , nous conduisent à parler de la goutte chronique elle-même; mais auparavant , nous avons un avertissement important à donner ici : — c'est que , dans la convalescence d'une attaque de goutte quelconque , le goutteux est plus susceptible d'une nouvelle attaque; alors des causes extrêmement légères la déterminent ; Warner a observé sur lui-même, et sur d'autres, que de s'exposer au froid suffisait pour cela; — souvent encore il a vu , et Cullen et Barthez ont fait la même observation, que les purgatifs donnés à cette époque ramenaient l'attaque de goutte , à peu près comme ils ramènent les accès fébriles, lorsqu'ils sont donnés dans la convalescence d'une fièvre intermittente coupée par le quinquina.

Le régime qu'il convient en général de faire tenir au goutteux sur la fin de son attaque , a tant de rapports avec celui qu'il devra suivre plus tard, pour éloigner de lui toute récidive, qu'il est inutile de le décrire à part.

§. II. *Traitement de l'attaque de goutte chronique.* — Ce que nous venons de dire sur l'attaque de goutte appelée régulière , renferme la plupart des notions qui doivent nous guider dans le traitement de l'attaque de goutte chronique; nous sommes dispensés de les représenter ici. Notre tâche se réduira à exposer le traitement des divers engorgemens goutteux qui embarrassent le déclin des attaques de goutte chronique. Mais auparavant , nous devons dire un mot des remèdes propres à dissiper certains symptômes , quelquefois fort à charge aux malades, et dont ils demandent à grands cris à être délivrés : l'empirisme a offert une foule de remèdes pour cela ; on les a prodigués sans discernement. Il faut réduire cette surabondance dangereuse à un petit nombre de remèdes éprouvés , et de plus fixer les circonstances dans lesquelles ils ont obtenu de véritables succès.

Dans le cours d'une attaque de goutte chronique , dans cette longue carrière de douleurs , les divers symptômes gastriques se font sentir quelquefois d'une manière extrêmement pénible , soit qu'ils se montrent sous la forme de cardialgie ou d'anorexie , etc. , soit que le malade se plaigne surtout d'une langueur générale , qui accompagne si souvent celle de l'estomac. Les antispasmodiques semblent remédier à ces maux plus sûrement que la plupart des autres remèdes : ainsi l'éther sulfurique , l'esprit de menthe poivré, etc. ; après eux viennent les amers, les chalibés, le quinquina, la valériane.

Un enduit grisâtre de la langue, quelquefois mêlé d'une teinte jaunâtre, est un symptôme ordinaire chez les goutteux : cependant ce symptôme réuni à la perte absolue de l'appétit,

persuade à plusieurs qu'ils ont le plus grand besoin d'être pur-
gés ; mais, nous l'avons déjà dit, les purgatifs n'ont été utiles
aux goutteux que dans des circonstances particulières ; essayons
de les déterminer : — ç'a été, dit Barthez, après le développement complet de la fluxion goutteuse sur les extrémités, et non
point pendant *l'incrément* de cette fluxion ; il y avait, ajoute-
t-il, *fixité* du dépôt de la goutte, point assez difficile à reconnaître certainement, il faut en convenir. D'ailleurs c'était chez
des sujets jeunes, robustes, athlétiques, exempts de toute infirmité, surtout d'affection abdominale : c'était aussi dans des
gouttes récentes et accidentelles ; les anciens l'avaient reconnu :
Arétée l'a dit positivement. Ceci s'entend principalement des
purgatifs forts ou drastiques. — Les cathartiques sont d'un
emploi moins difficile et moins dangereux : encore faut-il les
unir aux amers, aux stomachiques, aux aromatiques, au
quinquina en particulier ; ou bien il faut qu'ils soient par eux-
mêmes doués d'une double propriété, purgative et tonique,
comme la rhubarbe : ou purgative et diaphorétique, comme
le soufre, la gomme résine de gayac. En général, quand les
purgatifs ont réussi dans la goutte, les indications en étaient
urgentes, et ces moyens avaient été mesurés sur l'état général
des forces et l'état particulier des forces intestinales de l'individu goutteux.

Lorsque nous avons été forcés d'employer les purgatifs dans
la goutte, nous leur avons associé des antispasmodiques ; par
exemple, nous les avons fait prendre dans une potion éthérée,
ou dans plusieurs onces d'eau de menthe poivrée. D'autres
praticiens donnent immédiatement après ces purgatifs un calmant tonique, comme la thériaque. Cette pratique anciennement indiquée par Démétrius Pépagomène, a été, beaucoup
de siècles après, proposée par Sydenham, qui l'a employée
sur lui-même, lorsque la goutte dont il était tourmenté, cessant d'être articulaire, commença à se porter sur les reins et
la vessie : il devint alors plus indulgent sur l'emploi des purgatifs dans la goutte, qu'il avait autrefois entièrement désap-
prouvé (*Voyez* plus haut), et il se servit assez souvent pour
lui-même de certains minoratifs. On peut douter cependant que
ce grand homme, mort d'un *cholera morbus*, se soit toujours
bien trouvé de ces minoratifs. Pour nous, jusqu'à présent, nous
n'avons pas vu que les purgatifs fussent en général d'un usage
salutaire dans la goutte, et nous pensons qu'il faut être fort
réservé sur l'emploi de ce moyen, en particulier au temps où
nous vivons ; car il nous paraît d'ailleurs que les malheurs pu-
blics et particuliers ont multiplié prodigieusement les affections
intestinales et les prédispositions à ces affections.

Les vomitifs sont moins dangereux que les purgatifs dans

la goutte : cette différence , entre deux moyens qui se ressemblent si fort , semble tenir entre autres choses à ce que le vomitif a de plus que le purgatif un effet marqué sur la peau, un effet diaphorétique. Lister a donné avec succès un émétique répété chaque mois, dans le cours d'une goutte chronique dans toute la force du terme, et accompagnée d'engorgemens articulaires.

Les fleurs d'*arnica* ont été vantées comme un très-bon moyen dans la goutte. Lorsqu'elles ont amené des résultats salutaires , elles avaient agi préliminairement comme un vomitif, un purgatif et un diurétique tout à la fois.

La sécheresse, l'aridité de la peau , ou au contraire des moiteurs passagères et incomplettes, sont des symptômes qui offrent à bien des goutteux l'occasion de demander avec les plus vives instances l'emploi des diaphorétiques à leur égard ; quelques-uns ont été rhumatisans autrefois ; les sueurs les ont délivrés de douleurs aussi vives ; ils voudraient que de nouvelles sueurs vinssent à leur secours : d'ailleurs les sudorifiques ont été utilement appliqués au traitement de la goutte ; mais ç'a été dans les circonstances que voici : — L'attaque de goutte tendait à un état tout-à-fait chronique , et comme de goutte habituelle : il n'existait ni fièvre, ni aucun caractère d'inflammation. —Les individus goutteux appartenaient en général au tempérament lymphatique , ou même ils étaient dans un état de cachexie leucophlegmatique, ou enfin avaient été sujets à des affections cutanées, des fièvres exanthématiques. — Ces diaphorétiques étaient principalement la gomme résine de gayac et le soufre ; médicamens dont nous avons déjà parlé , médicamens précieux qui tiennent le ventre libre en même temps qu'ils poussent efficacement par la transpiration. — Si les diaphorétiques ont été utiles à des individus dont le tempérament s'éloignait plus ou moins du lymphatique, c'est en les unissant à un régime doux et en les faisant prendre dans un véhicule émollient, par exemple , le lait.

Une substance diaphorétique très-usitée , la racine de bardane , ou plutôt sa décoction dans la bière, a guéri, au rapport de Forestus , un goutteux après lui avoir fait rendre des urines toutes blanches et sédimenteuses. Dans l'intention de provoquer de tels résultats, on a prescrit souvent , dans la goutte, des diurétiques : rarement ils ont répondu aux désirs des médecins et des malades. Il paraîtrait toutefois que la racine de bardane produit, plus souvent que d'autres médicamens, ces urines blanches dont l'émission se montre accompagnée d'effets salutaires aux goutteux : du moins Linné lui a donné, dans sa matière médicale, le titre d'*urinaria alba*. On pourrait aussi prescrire le nitre. Stahl, dans sa Disserta-

tion sur la goutte, *recommande à la postérité*, non-seulement
les sangsues et le camphre, mais encore le nitre.

Quelques attaques de goutte chronique sont marquées par
un symptôme fâcheux et inquiétant, par des accès de faiblesse
ou d'oppression, qui ont quelque teinte de la syncope, de
l'angine de poitrine : les antispasmodiques forts y ont eu des
succès.

Les crampes qu'éprouvent certains goutteux sont extrêmement multipliées et douloureuses, et l'on ne sait comment y
porter remède. Un médecin qui a écrit des lettres sur la goutte ;
prétend que des goutteux qui étaient forcés par ces crampes de
quitter leur lit et de demeurer dans un fauteuil où on leur aidait
à manger et à boire, ont pu recouvrer et le repos et la faculté
d'agir et de se mouvoir, en portant à la partie inférieure et
supérieure des bras, des cuisses et des jambes, des bandes
médiocrement serrées, en forme de brasselets et de jarretières.

Le symptôme de la douleur n'est, dans la goutte chronique,
ni moins pénible, ni moins opiniâtre qu'ailleurs : outre les
moyens physiques propres à l'apaiser, dont nous avons déjà
parlé, des moyens que l'on appelle aujourd'hui moraux, ne
sont pas sans une action marquée sur la douleur goutteuse; —
en effet, on a vu des goutteux qui, au milieu de leurs plaintes et
de leurs cris, frappés par un récit qui les intéressait vivement,
sautaient hors de leur lit et marchaient dans leur chambre
comme s'ils étaient quittes de la goutte (*Voyez* Musgrave, *De
arthritide primigeniâ*, p. 130). — Tout le monde connaît cette
histoire que rapporte Fabrice de Hilden, ép. 47, d'un goutteux qui s'était fait des ennemis par sa mauvaise langue, et qui
fut visité dans un des paroxysmes de sa maladie par un homme
masqué, déguisé en spectre, lequel l'enleva de son lit, le mit
sur son dos, et, ainsi chargé, descendit les escaliers en se-
couant sur tous les degrés les pieds entrepris et douloureux du
goutteux médisant : en vain il poussait les cris les plus plain-
tifs, le prétendu spectre continua son opération jusqu'au bas
de l'escalier, et là il déposa le patient par terre. Aussitôt le
goutteux qui, la minute d'auparavant, ne pouvait même se
tenir sur ses pieds, se relève, s'enfuit en remontant les degrés
avec rapidité, ouvre ses fenêtres et remplit le voisinage de
toutes ses clameurs. D'ailleurs il n'éprouvait plus de douleurs,
et même n'éprouva plus par la suite d'attaque de goutte, dit
Fabrice de Hilden.

Un moyen plus doux, la musique, a produit chez des hommes
sensibles à sa puissance, une diminution ou même une suspension de la douleur qui les tourmentait. Barthez connaissait
un homme très-digne de foi qui avait souffert pendant longtemps d'un lombago dont les douleurs étaient extrêmes ; et

qui lui avait assuré que ces douleurs étaient suspendues pendant des heures entières, lorsqu'il était occupé à entendre un concert. On peut donc recourir, non sans espérance de succès, aux douces influences de la musique, quand il s'agit de personnes qui goûtent la musique avec délices, et sont vraiment susceptibles d'être affectées par elle; on peut, à l'exemple des anciens qui ont vanté ses merveilles, *loca dolentia decantare*, comme le dit Cœlius Aurelianus, sans toutefois compter avec lui que ces parties viendront à palpiter, et pour ainsi dire à entrer en danse, *saltum sumere palpitando*. C'est à la distraction profonde dans laquelle entrent les personnes qui sentent fortement la musique qu'on est autorisé à attribuer ces merveilles.

C'est en appliquant son attention à une spéculation philosophique, et en l'y attachant, que Cardan s'abandonnait à une contemplation cataleptique qui le rendait insensible aux douleurs de la goutte. —En produisant des phénomènes analogues à ceux-ci, les procédés du perkinisme et du magnétisme ont pu avoir quelque influence sur les douleurs de la goutte, chez des hommes crédules qui se sont soumis à leurs prestiges.

Un autre genre de puissance, celle de l'amour-propre exalté, fait dire au stoïque, dans un accès de goutte et de fanatisme philosophique : «*Non, goutte, tu n'es point un mal.* » — Placé entre tous les extrêmes, l'homme sage ne se dissimule point la souffrance ; il en ressent l'aiguillon, mais il sait qu'il faut obéir à la nécessité : il se résigne, il souffre avec patience, et ses douleurs en deviennent plus légères :

> *Durum ; sed levius fit patientiâ,*
> *Quidquid corrigere est nefas.* (HORACE.)

Il n'y a point d'illusion en ceci, et nous avons été à même de reconnaître sensiblement les bienfaits de la patience et l'adoucissement réel qu'elle apporte à la douleur, en particulier chez des hommes dont le courage s'appuyait sur la religion.

Le médecin saura donc employer, autant qu'il est en lui, ces divers moyens moraux pour le soulagement du malade qui s'est confié à ses soins : il méprisera ceux par lesquels on peut abuser de la crédulité de l'homme ou le porter à l'extravagance : il défendra l'emploi de ceux qui exposeraient le malade à des perturbations violentes et dangereuses; il lui appliquera de préférence une espèce de méthode vraiment philosophique qui consiste, au contraire, à le protéger et à le servir, en ne lui offrant que des notions vraies, en lui donnant une idée juste du mal qu'il endure, et en éloignant de lui les idées funestes dont une imagination aigrie pourrait offusquer son courage : *æquo animo naturam mali perpendat æger, neque quod per se molestum , inani metu, terrore, vel opinione reddat deterius. Profectò plurimùm valet hæc medicina* (Musgrave).

Nous passons sous silence une foule d'autres symptômes, comme l'anorexie, la dysorexie, l'insomnie, les troubles imaginaires, etc. , dont les auteurs ont successivement traité, assez inutilement, il est vrai ; la sagacité du médecin remplira cette lacune volontaire. — Nous allons de préférence indiquer le traitement qui convient dans les divers engorgemens goutteux des extrémités , autres symptômes qui s'opposent souvent à la terminaison de l'attaque de goutte chronique, et l'inclinent vers la goutte fixe : on doit chercher de tous ses efforts à prévenir une telle dégénérescence. Déjà nous avons signalé les cataplasmes émolliens-alkoolisés analogues à celui de Pradier, comme un des meilleurs moyens à employer dans la goutte chronique ; on retire aussi de bons effets des frictions, du massage , de l'exercice en voiture, à cheval, à pied, moyens toujours utiles et jamais dangereux : en même temps on soutient les forces par un régime approprié ; mais, de plus, ces engorgemens ont souvent besoin d'un traitement particulier qui doit être diversifié comme eux-mêmes.

S'agit-il d'un *gonflement œdémateux* dont la résolution ne s'effectue point ? Des frictions douces, avec des flanelles imprégnées de fumées aromatiques , l'application des feuilles de choux amorties au feu, de la farine chaude, du sel commun desséché , un bain partiel, ou général , dans une étuve sèche que l'on construit facilement au moyen d'une lampe à esprit de vin et d'une couverture soutenue par des cerceaux, etc., sont autant de moyens vantés, entre lesquels le médecin choisit ceux qui sont le plus convenables selon les circonstances. C'est encore dans ce genre d'engorgement que, sans doute, a été employée avec quelque fruit la poudre d'écailles d'huîtres calcinées, à laquelle Galien attribue la propriété de dessécher les tumeurs goutteuses. Il est inutile de dire qu'un malade, ainsi affecté d'une enflure œdémateuse, doit avoir la peau et les extrémités, en particulier, habituellement couvertes de laine ; qu'il doit faire journellement des promenades graduées selon ses forces : Musgrave ajoutait à ces pratiques l'usage interne de la gentiane et des martiaux.

Pour traiter convenablement, soit les *gonflemens ligamenteux* et les *nodosités tendineuses*, autre espèce d'engorgement que l'on rencontre souvent sur la fin de la goutte chronique, soit les *contractures* qui en résultent, il importe de reconnaître d'abord si ces lésions sont avec ou sans douleurs, sont récentes ou anciennes. Pressavin a réussi à faire cesser des contractures douloureuses des membres, en se servant de to-

piques émolliens et légèrement narcotiques, de cataplasmes
de mauve et de ciguë, et faisant prendre à l'intérieur de légers
sudorifiques, la squine et la salsepareille dans du lait. Des
gonflemens ligamenteux, exempts de douleurs, ont été dissipés par des diaphorétiques plus forts, secondés de l'usage
des bains et des douches d'eaux thermales. On a vu, sous l'influence de ces remèdes, des jambes repliées depuis plusieurs
années, et appliquées contre les cuisses, de manière qu'aucun
effort ne pouvait les étendre ; on a vu, dis-je, dans l'espace de
six semaines, cet état maladif entièrement effacé. C'est le
même Pressavin qui rapporte ce fait, et qui est l'auteur de
cette cure.—Nous avons vu des gonflemens ligamenteux et des
nodosités tendineuses disparaître sous des cataplasmes analogues à celui dont nous avons parlé sous le nom de cataplasme
de Pradier. MM. Hallé et Nysten, qui ont observé des faits
semblables, ont remarqué, ainsi que nous, que ces engorgemens étaient très-récens : lorsque, au contraire, ils n'étaient
point très-récens, l'effet d'amélioration s'arrêtait bientôt, et
ne passait pas d'assez étroites limites.—Le bain d'huile et de sel,
proposé par Mercatus comme un moyen d'une utilité incroyable dans la goutte aux pieds, aurait-il quelques bons
effets dans ce cas, ainsi que le cataplasme de Quarin, cataplasme de savon cuit, auquel on ajoute du camphre? C'est à
l'expérience à le décider. Mais, dès à présent, on sait que le
camphre, qui s'est montré dangereux dans les premières périodes de l'attaque de goutte, paraît au contraire avoir été
utile dans sa dernière période. Un liniment fait avec l'huile et
le camphre, a concouru à effacer des engorgemens goutteux
articulaires, et à dissiper la douleur qui les accompagnait en
provoquant l'éruption d'un érysipèle : d'autres linimens chargés de camphre et d'huile de caïeput, d'ammoniaque et d'huile
de térébenthine, ont eu des effets salutaires dans ces engorgemens sur la fin de l'attaque de goutte chronique.

Les vésicatoires ont été employés aussi avec succès dans les
circonstances suivantes : c'était sur la fin de l'attaque de goutte ;
il y avait absence de tout symptôme inflammatoire ; il n'y avait
point afflux, ni disposition à afflux sur la partie affectée ; si les
engorgemens étaient douloureux, on faisait précéder l'application de ces vésicatoires de quelques sangsues ou scarifications ;
quelques praticiens ont trouvé de l'avantage à placer le vésicatoire dans le voisinage de l'engorgement, au lieu de le poser
sur l'engorgement même ; d'autres ont uni le camphre, pour
un quart, à l'emplâtre vésicatoire commun ; ils semblent avoir
été portés à cette pratique par les bons effets que le camphre
a eus, ainsi que nous venons de le dire, ou peut-être ont-ils
prétendu s'opposer ainsi à la dégénérescence gangréneuse dont

se sont montrées quelquefois susceptibles les plaies ouvertes
autour des articulations entreprises par la goutte chronique.

Pour le traitement de l'*ankylose* goutteuse, *Voyez* ce qui a
été dit plus haut.

Quant à celui de la *tumeur* goutteuse proprement dite, que
l'on se rappelle qu'elle peut exister sous deux états différens;
d'abord elle est formée par une substance liquide ou presque
liquide; elle l'est ensuite par un dépôt comme crayeux. —Dans
le premier état, au rapport de Musgrave, on s'est servi avec
succès d'un moyen ingénieux qu'il décrit ainsi : *Sunt qui suc-
tione materiam instrumento ad eam rem artificiosè facto,
eduxere;* avec un petit trois-quarts et une seringue, on construi-
rait facilement un instrument semblable. Il parait qu'on a surtout employé ce procédé dans ces tumeurs goutteuses qui font
saillie au coude, et se montrent quelquefois aussi volumineuses qu'un œuf de poule. On devrait, selon nous, faire re-
vivre cette pratique, et l'étendre à tous les cas où elle peut
être utile : pour en assurer le succès, il faudrait d'abord ne
l'employer qu'après avoir fait tomber toute inflammation, ensuite on surveillerait avec soin la petite plaie produite par le
trois-quarts, et l'on s'appliquerait à la garantir de toute dégénérescence ; d'ailleurs, on aurait avant tout constaté que les
moyens propres à dissiper de telles tumeurs par la transpiration locale sont véritablement insuffisans.

Lorsque la tumeur goutteuse est décidément formée par un
dépôt devenu concret, on peut essayer, sans y compter beaucoup, le remède que Van Swiéten dit avoir assez bien réussi
à résoudre des tufs goutteux, savoir : l'huile de térébenthine
pénétrée des vapeurs de l'acide muriatique, et employée en
onctions sur les tufs goutteux. Mais plutôt on devrait, selon
nous, s'appliquer à perfectionner une méthode inventée par
Sanctorius, et que cet homme de génie a consignée dans ses
écrits, en ces termes : *Ego aliquando vidi in quâdam anti-
quâ gonagrâ phlegma gypseum molle, liquidæ calci simile,
defluxisse ad cutem, quâ perforatâ, ità liquidum egressum
fuit : quo experimento excitatus, semel in quâdam gonagrâ,
ex gypseâ pituitâ, utens stillicidio aquarum lanarum non
ablutarum, in quibus malvaviscum, malvæ et nasturtium
ebullierint, post longum aliquod intervallum aliquam por-
tionem illius pituitæ gypseæ sub cute existentis liquidam et
mollem feci, indèque illam, sectâ cute, evacuavi* (Comm.
in i. F., Can. Avic., d. 4, c. 1, tom. 1).

Il ne parait point impossible que les choses aient eu lieu
ainsi que le pense Sanctorius; c'est-à-dire que des concrétions
goutteuses aient été ramollies, dans un certain cas, par des
applications mucilagineuses faites convenablement. Si l'on

voulait répéter cette expérience remarquable, aujourd'hui que l'on sait que les concrétions goutteuses sont le plus ordinaire-ment formées d'urate de soude, et que ces concrétions se dis-solvent très-bien dans les solutions de potasse et de soude, et plus simplement dans l'eau bouillante, au lieu de l'eau muci-lagineuse de Sanctorius, peut-être on emploierait de préfé-rence des solutions de ces alkalis suffisamment étendues d'eau très-chaude : ou bien ces topiques, proposés par divers chi-mistes, dont la base est le carbonate de potasse dissous dans un véhicule approprié, ou le carbonate de soude, ou enfin d'autres moyens inspirés par des analogies semblables. Mais les résultats obtenus par Sanctorius doivent peut-être recevoir une autre explication que celle qui nous est donnée par cet habile homme, et cette explication est fondée sur des faits que nous avons observés, et qui sont déjà assez nombreux pour qu'il soit permis de les exposer ici.

Nous avons vu un assez grand nombre de concrétions gout-teuses qui toutes se sont montrées composées de petits grains juxtaposés, peu adhérens les uns aux autres, susceptibles d'être séparés facilement, et même avec une telle facilité, que s'il se forme un abcès autour de ces concrétions, à moins qu'elles ne soient fort anciennes, ces petits grains se divisent et se sus-pendent dans le liquide purulent de l'abcès ; si ces concrétions se développent à l'intérieur d'une gaine tendineuse, d'une enveloppe séreuse, on voit de même les grains qui les com-posent, divisés et nageant dans le fluide séreux (*Voyez* plus haut). L'Anglais Pye avait remarqué qu'une concrétion gout-teuse s'était résolue, en laissant échapper au travers des pores de la peau de ces petits grains dont nous parlons. Ces faits divers concourent tous à établir que les concrétions goutteuses sont formées de petits grains qui se séparent facilement les uns des autres, au moins quand elles ne sont pas très-an-ciennes : on peut donc penser que ce liquide produit à chaque accès de goutte, et qui forme originairement la tumeur gout-teuse, au moment où il arrive autour de la concrétion précé-demment formée, la pénètre et la ramollit ; s'il est abondant et très-fluide, il peut même aller jusqu'à entraîner ces petits grains au dehors par une étroite ouverture. Il est donc pos-sible que la concrétion que Sanctorius a crue ramollie par l'effet de ses applications mucilagineuses, ne l'ait été que par un nouvel afflux de ce liquide goutteux.

Entre ces deux explications d'un même fait, quelle que soit celle dont on fasse choix, il en résulte toujours que l'opération indiquée, soit par Musgrave, soit par Sanctorius, pourrait être utilement pratiquée dans une foule de cas trop négligés de nos jours, et que la nature mieux connue des

concrétions goutteuses, rend dignes de l'attention des médecins et de tentatives légitimes que le succès doit cou-
ronner.

Nous proposons, lorsque les circonstances permettront de
faire ces tentatives, de combiner le traitement de Sanctorius
avec celui dont parle Musgrave ; — après avoir longtemps ra-
molli la peau et les parties subjacentes par un cataplasme approprié, et y avoir excité une transpiration suffisante pour entraîner peut-être ces petits grains que Pye a vu sortir par les
pores de la peau : si l'opération en question est encore nécessaire, on employera l'instrument dont Musgrave nous a fourni
l'idée, et l'on préférera la ponction à la section des tégumens, l'expérience ayant fait voir que la plus petite ouverture possible est ce qu'il y a de plus convenable ; peut-être
qu'il sera utile de faire certaines injections immédiatement
après avoir pompé le liquide goutteux et avant de retirer la
canule du trois-quarts. — Mais, pour que cette opération ne soit
employée que dans les cas où elle doit l'être, pour qu'elle ne
nuise jamais et soit toujours utile, il faut se rappeler que souvent il se développe de ces concrétions dans la substance même
des tendons, ou dans des gaines tendineuses profondes, ou
entre l'os et le périoste, etc. On conçoit facilement qu'alors
cette opération serait au moins inutile ; enfin, nous le répétons,
il faut pour la pratiquer, lorsque d'ailleurs elle est indiquée
parfaitement, qu'il y ait absence d'inflammation, et qu'elle
soit exécutée avec de tels soins qu'il en résulte la plus faible
irritation possible, laquelle devra trouver encore des contre-
poids dans les moyens qui auront précédé ou suivront cette
opération. *Voyez* plus bas ce qui peut s'appliquer au même
sujet dans le traitement de la goutte fixe. —*Hesse, De affectibus topicis, arthritidi superstitibus, aptè curandis ; Halæ,*
1811.

§. III. *Traitement de la goutte asthénique primitive.* —Dans
cette espèce de goutte, le meilleur traitement est, pour ainsi
dire, le meilleur régime. Il faut s'y appliquer à soutenir les
forces et à les rétablir, autant qu'il est possible, lorsqu'elles
ont souffert beaucoup de diminution ; ainsi, des alimens for-
tifians, un peu de bon vin, des vêtemens chauds, des frictions ;
et, parmi les moyens pharmaceutiques, les antiscorbutiques
unis aux chalibés et au quinquina, les doux sudorifiques,
voilà ce qu'il convient d'employer dans la goutte asthénique
primitive. Le remède de Held semble devoir y produire des
effets salutaires ; au contraire, le remède de Pradier y serait
d'une application dangereuse ; je dirai même, d'après le témoignage de médecins distingués, qu'il paraît y avoir accéléré la carie des extrémités osseuses articulaires, terminaison

qu'affecte trop souvent cette espèce de goutte. En général, toute irritation artificielle sur les articulations malades est ici à proscrire entièrement; pour diminuer l'irritation dépendante de la goutte elle-même, on s'est servi du liniment camphré : M. Landré-Bauvais a observé qu'il réussissait constamment à modérer les douleurs de la goutte asthénique primitive, sans jamais entraîner la rétrocession de cette affection, que les applications camphrées ont ailleurs déterminée.

Quelques médecins prétendent avoir fait une remarque qui trouve son application ici et ailleurs : ils croient avoir observé que dans la goutte articulaire, en général, toutes les préparations camphrées n'ont pas cette funeste propriété d'opérer des rétrocessions; ils croient en particulier que le liniment camphré n'amène point ces résultats fâcheux qui ont si fréquemment suivi l'application de l'eau-de-vie camphrée ou du vinaigre camphré, etc.

§. IV. — *Traitement de la goutte fixe.* — Les concrétions anciennes et durcies ne seraient que trop faiblement attaquées par les moyens divers que nous avons indiqués plus haut : ici les choses sont devenues plus compliquées et plus difficiles, et la plus grande réserve dans le traitement est devenue nécessaire en même temps.

Supposant un violent accès de goutte qui se jette avec fureur sur une partie déjà chargée de concrétions goutteuses : selon les cas, ou se bornera à des fomentations, ou l'on appliquera un cataplasme émollient, ou l'on mêlera à ce cataplasme des toniques vineux, alcooliques, etc. — Si la peau amincie laisse entrevoir l'afflux goutteux recouvert par l'épiderme, il faudra, dit M. Moore (*loc. cit.*), d'accord avec nous sur ce point, il faudra faire sur-le-champ une ponction; mais il serait imprudent, ajoute-t-il, d'entamer la peau par une lancette, et encore plus d'y faire une large ouverture. Dans le cas dont il s'agit, il ne faut pas non plus comprimer les parties pour en faire sortir la substance calcaire; la piqûre faite suffit; le reste s'écoulera peu à eu dans le cataplasme émollient que l'on réappliquera; mais l'inflammation étant diminuée, on peut enlever quelques portions de l'épiderme, et comprimer légèrement pour faciliter le dégorgement de ces parties.

Trop souvent, on ne peut parvenir à évacuer toute la matière calcaire, dit encore M. Moore, et il reste un ulcère au fond duquel on l'aperçoit; chercher à l'enlever avec une pince, ou autre instrument semblable, est une mauvaise pratique; l'irritation que l'on cause alors, détermine ou une vive inflammation, ou un renouvellement de l'accès goutteux, si celui-ci était sur sa fin. D'ailleurs, cette matière étant, dans ce cas, d'une consistance assez solide et répartie dans des cellules séparées, on ne peut en ôter que très-peu par une incision. Si donc l'on voulait absolument tenter l'extraction de cette matière, l'application des caustiques qui détruiraient cette membrane celluleuse, en n'excitant d'ailleurs qu'une inflammation bien légère, devrait être préférée à l'emploi de l'acier; encore ne faudrait-il faire usage que des caustiques les plus doux, car il faut se rappeler que l'habitude goutteuse est irritable au plus haut degré. —Enfin, de tels procédés ne doivent point être employés en toute occasion; des goutteux, trop peu patiens, qui ont voulu guérir à tout prix de semblables ulcères au milieu de circonstances qui n'étaient point favorables, ont obtenu leur guérison à des conditions plus pesantes que celles qu'ils prétendaient s'imposer. — C'est surtout dans la goutte fixe que le malade doit se dire avec Sénèque : *Delinimenta magis quam remedia podagræ meæ compono, contentus si rariùs accedit, et si minùs verminatur (De vit. beat.);* tandis que le médecin se tient prêt à combattre, dans les attaques violentes, les dégénérescences gangréneuses par le quinquina, le vin, l'alkali volatil, et à défendre les organes internes des blessures dont la goutte les menace.

§. v. *Traitement de la goutte fixe primitive.* —Cette maladie étant peu commune, les règles de son traitement sont encore moins positives que celles du traitement des autres espèces de goutte; cependant on peut remarquer dans le cours de l'histoire que M. Hallé a donnée dans son rapport de cette maladie intéressante, les points suivans : —les douches artificielles des eaux de Barèges avaient été d'un bon effet dans le commencement de la maladie : les mouvemens avaient acquis une liberté remarquable pendant quelques jours; un peu d'oppression ayant inspiré des craintes, on avait renoncé à l'usage de ce moyen. Le remède de Pradier, appliqué deux ans après, procura un peu plus de liberté dans les mouvemens, et un dégorgement assez sensible, etc.

Il y a dans les renseignemens que fournit cette histoire, dans la considération de l'âge et du tempérament du sujet, etc., des notions suffisantes pour instituer, dans un cas semblable, un traitement rationel et utile, dans lequel nous proposons de faire entrer les frictions, le massage, les bains dans une étuve sèche, des vésicatoires et des cautères dans le voisinage des articulations malades, des douches sur ces parties; et, à l'intérieur, les doux sudorifiques, peut-être les vomitifs à la manière de Lister; mais surtout les sulfureux et le quinquina.

§. vi. *Traitement de la goutte sciatique.*—Il faut distinguer

ici , comme nous l'avons fait ailleurs , le commencement de
l'affection , son état et son déclin.

Appelés *au commencement* de l'affection , nous avons observé un grand nombre de fois, qu'une saignée abondante,
faite à l'anus au moyen des sangsues , suivie immédiatement
d'un demi-bain très-chaud, puis d'un purgatif ; nous avons,
dis-je , observé que ces pratiques vulgaires ont dissipé constamment l'attaque de goutte sciatique. Baglivi dit même
qu'un purgatif, donné dans la première heure ou peu d'heures
après la première invasion de la sciatique, seul ou tout au
plus répété une fois, suffit pour dissiper la maladie commençante , ce qu'on ne peut obtenir lorsqu'elle est plus avancée.
D'ailleurs , comme un tel mal est encore plus douloureux
que la podagre, que son traitement est souvent plus difficile,
et son diagnostic moins sûr , à cause de l'enfoncement de la
partie affectée, comme les terminaisons en sont très-souvent
fâcheuses , etc., il convient dès-lors d'exercer des irritations
sur les extrémités inférieures , et d'attirer sur ces parties
l'irritation arrêtée sur la région sciatique. — Un traitement
perturbateur , consistant dans l'usage de vomitifs forts , suivis
de purgatifs drastiques , a eu des succès dans cette première
période de la goutte sciatique.

Dans l'*état* de la sciatique goutteuse, ou sa seconde période,
on voit la plupart des auteurs occupés à prescrire des purgatifs médiocres ou violens , et choisir de préférence les compositions où entrent le mercure doux et les drastiques résineux.
—Nous avons observé une sciatique goutteuse qui avait résisté
à beaucoup de moyens , qui durait déjà depuis beaucoup de
mois , chez un homme de cinquante ans , naturellement robuste , mais très-amaigri , et qui commençait à boiter : nous
avons observé cette sciatique , abandonnée à elle-même par
plusieurs médecins distingués , dissipée par une espèce de
charlatan , au moyen des seuls purgatifs administrés de cette
manière : le malade prenait une once de sel d'epsom , tous
les matins sans interruption ; la maigreur augmenta , sa faiblesse devint extrême , mais la claudication et la douleur
diminuèrent. Le malade persista , et après avoir consommé
un certain nombre de livres de sel d'epsom , il fut entièrement
guéri , et depuis lors , c'est-à-dire depuis environ dix ans ,
ayant fait beaucoup d'exercice et vécu d'une manière tempérante, il s'est toujours bien porté. — C'est par une pratique
analogue que les anciens ont employé, dans la sciatique ,
des lavemens âcres préparés avec la coloquinte , l'élatérium ,
etc. , qui irritaient vivement les intestins , de manière à faire
sortir le sang ; mais ils avaient souvent cet effet de faire cesser

la douleur dans le jour même ; c'est ce que Rhazès prétend avoir vu plus de mille fois.

Mais on a opéré la guérison de la goutte sciatique par des méthodes fort diverses : —on a guéri des sciatiques sur-le-champ par une saignée au jarret; de semblables merveilles ont été produites par une saignée à la malléole externe. — Cirillo a guéri des sciatiques de tout genre avec sa pommade qu'il plaçait sous la plante du pied du côté malade : ce qui rappelle les bains de pieds avec le sublimé corrosif, un demi-gros sur six pintes d'eau chaude, que Barthez a recommandés dans la goutte en général. —Fothergill a employé avec quelque fruit un remède assez composé, et qui consiste dans un ou deux grains de calomélas chaque nuit, et par dessus une mixture formée par le vin stibié et le laudanum dans des eaux aromatiques.— Murray s'est guéri assez promptement d'une sciatique cruelle, par l'usage de l'aconit à l'intérieur, et l'application d'un vésicatoire.

On s'est également servi de topiques très-variés, de fomentations spiritueuses, de cataplasmes de moutarde, de vésicatoires, de ventouses au nombre de sept ou huit, remède au moyen duquel Tissot a guéri, en quelques heures, des sciatiques éprouvées depuis plusieurs années par toutes sortes de traitemens. —Le cautère actuel, recommandé par Hippocrate, le moxa des Chinois, le séton, employé par Musgrave, ont produit de merveilleux effets dans des sciatiques chroniques, avec claudication commençante et alongement de la jambe du côté souffrant.

On peut ajouter à ces remèdes un autre dont l'histoire est curieuse; c'est le *remedium arenarum atque arundinum*, qui, d'après Suétone, guérit Octave Auguste d'une faiblesse particulière de la hanche, de la cuisse et de la jambe gauches. En quoi consistait ce remède du sable et des roseaux ? Les commentateurs se sont exercés à qui mieux mieux sur ce passage : Triller et un autre savant d'Allemagne se sont disputés très-vivement à ce sujet, et Pouteau, chirurgien français, en a donné une explication ingénieuse ; il suppose que les roseaux étaient employés à percuter légèrement et pendant longtemps les parties souffrantes, et qu'ensuite le sable était appliqué chaud sur les parties percutées. De ces conjectures, assez naturelles, est résultée une méthode qui a réussi dans plusieurs sciatiques ; en particulier, les sciatiques, appelées *froides*, *pituiteuses*, ont été guéries par le remède de l'empereur Auguste, expliqué par Pouteau.

Sur la *fin* de la sciatique goutteuse, les diaphorétiques légers, aidés d'un régime convenable, et sur la partie conva-

lescente, les douches chaudes de Barèges, ont amené un
rétablissement complet.

§. VII. *Traitement de la goutte articulaire considérée comme
symptomatique, critique, et métastatique.* — Les idées de
symptôme, de crise, de métastase suffisent pour l'indiquer ;
les notions qui se tirent des causes, des circonstances de la
maladie, le détermineront d'une manière plus précise.

Ainsi, dans la goutte symptomatique, on s'attachera surtout à la maladie essentielle : l'affection articulaire s'effacera
avec celle dont elle est une dépendance ; la goutte articulaire symptomatique ne sera elle-même l'objet d'un traitement que lorsqu'on aura lieu de penser qu'elle pourra se
convertir en goutte critique, et que la nature incline à opérer cette mutation ; alors on pourra exciter les parties articulaires par des applications convenables, et y appeler un
afflux plus considérable : *Quò natura vergit eò ducere oportet.*

La goutte articulaire critique sera plutôt à modérer et à
régler qu'à soumettre à un véritable traitement, qui, d'ailleurs, ne serait point autre que l'un de ceux indiqués plus
haut.

Dans la goutte articulaire métastatique, par exemple,
dans celle qui succède à des ulcères supprimés à contre-temps,
à des maladies cutanées répercutées, il est évident que des
exutoires artificiels seront employés avec plus ou moins de
succès.

Dans l'*arthritis lactea*, Musgrave s'est servi avec fruit des
purgatifs et des chalibés alternativement ; nous avons également réussi au moyen des diaphorétiques, en particulier au
moyen de composés analogues à la poudre de Dover. Un des
praticiens les plus distingués de Paris, conseille, dans des
circonstances semblables, l'union de l'acétate d'ammoniaque
ou du carbonate d'ammoniaque et de l'opium, mêlés ensemble
dans quelques onces d'une eau aromatique.

CHAP. II. *Traitement de la goutte ab-articulaire.* — Nous
supposons un médecin, appelé pour une maladie interne,
près d'un homme qui a été sujet à la goutte ou l'est encore,
ou bien s'y trouve prédisposé, etc. — Avant tout, il lui faut
reconnaître si l'affection, pour laquelle on réclame ses soins,
est réellement une affection goutteuse ; car on aurait tort de
croire qu'un goutteux ne puisse avoir aucune maladie qui ne
soit goutteuse : Grant, en particulier, a vu chez des goutteux, au milieu de l'été, il est vrai, des fièvres bilieuses et
putrides parfaitement exemptes de toute influence arthritique, et qui se sont trouvées très-mal d'un traitement qui
supposait cette influence dominante, tandis qu'au contraire

elles se terminaient très-heureusement par un traitement ordinaire. D'autre part, Plenciz a remarqué que si un goutteux est pris d'une maladie quelconque, au moment où son attaque de goutte articulaire habituelle est instante, il arrive souvent que cette maladie est la cause de la suspension de la goutte, et non la suite de son empêchement, en sorte que cette maladie bien traitée ne fait que faciliter en quelque sorte la production de l'attaque de goutte articulaire. Cependant il sera toujours sage d'employer, ainsi que le conseille Barthez, même dans les cas dont parlent Grant et Plenciz, et à plus forte raison dans les cas douteux, un traitement *mixte*, également applicable à l'affection interne qui est offerte à nos soins, soit qu'elle existe à l'état simple, soit qu'elle dérive de cause arthritique.

Cette affection est-elle véritablement goutteuse, et surtout est-elle fixée sur un organe important ; — il faut s'empresser de l'attirer sur d'autres points, et, s'il se peut, lui rendre ou lui donner la forme articulaire : c'est là le premier pas à faire dans le traitement de la goutte interne, de la goutte remontée, rétrocédée ou larvée ; mais, pour en venir à bout, tous les moyens ne sont pas indifférens, et, en particulier, il ne faut pas croire que le meilleur moyen possible soit, comme on le pense communément, l'application d'un sinapisme à la plante des pieds ; — mais il faut se rappeler ce que nous avons dit plus haut, qu'il existait comme divers *degrés* de la goutte articulaire par lesquels elle déclinait en quelque sorte avant de devenir viscérale, et il faut reconnaître auquel de ces degrés appartenait le malade auprès duquel nous nous trouvons. La goutte, avant de se transporter à l'intérieur, était-elle arrivée à ce point de son cours, où on la voit se porter de préférence sur les articulations intermédiaires aux extrémités et au centre ; alors il sera bien plus facile de ramener la goutte interne à l'état de chiragre, par exemple, que de la transformer en un accès de podagre proprement dite ; dans ce cas, des irritans sur les poignets, sur les genoux, sont bien plus efficaces que des irritans à la plante des pieds : pour l'ordinaire même ceux-ci n'ont, dans ce cas, d'autre effet que d'opérer une douleur inutile, et d'augmenter l'irritation générale. C'est ce que l'expérience apprend.

Des vues qui naissent de celles-ci et qui s'offriront d'elles-mêmes à la sagacité du lecteur, doivent nous diriger encore et dans la goutte larvée, et lorsque dans la podagre rétrocédée, des sinapismes, appliqués sur les pieds, n'y ont point opéré le retour de la goutte ; — dans ces deux cas, il faut appliquer d'abord des irritans sur les articulations les plus voisines de l'affection goutteuse anomale, puis on les transporte d'articulation en articulation, jusqu'à celles des pieds eux-mêmes. M. Esparron a réussi de cette manière à conduire, en quelque sorte, la goutte articulaire remontée, du point vers lequel elle s'était portée jusqu'à celui qu'elle avait abandonné (*Rapp. à la soc. philanthrop.*).

Par une suite des mêmes considérations, lorsque l'affection goutteuse viscérale, pour laquelle je suppose le médecin appelé, succède à une goutte vague qui était rarement articulaire ou ne l'était que faiblement, il faut compter que les irritations articulaires seront peu profitables ; on doit plutôt s'empresser de recourir, soit à une application de sangsues dans le voisinage de l'affection actuelle, soit à l'application de vésicatoires volans ou de sinapismes sur des points peu distans de cette même affection ; l'expérience nous a appris que tels étaient alors les meilleurs moyens à employer : — elle nous a de plus appris que souvent un érysipèle se montrait sur le point même où ces applications avaient été faites. Ainsi se trouvent constatés de plus en plus les rapports qui existent entre l'érysipèle et la goutte. D'autres accidens du traitement des affections goutteuses les démontreront encore ; par exemple, un vésicatoire est appliqué et entretenu au bras, chez un goutteux atteint de la goutte vague ; eh bien, le prochain accès goutteux se déterminera sur la région elle-même de ce vésicatoire, et sous la forme d'érysipèle. —Des faits non moins nombreux établiront encore le caractère d'alliance qui existe entre ces diverses affections et les affections laiteuses. Nous nous bornons à en avertir et à appeler sur ces points l'attention des observateurs.

Pour irriter les régions articulaires dans l'intention d'y rappeler la goutte, on se sert le plus ordinairement des sinapismes, ou plus simplement des pédiluves sinapisés, ou des *phénigmes* de Musgrave et des anciens ; on réussirait également avec les rubéfians connus ; — le bain de pieds de Gondran souvent suffit, et est d'un emploi commode : il consiste dans quatre ou six onces d'acide muriatique versées dans un pédiluve ordinaire de six ou huit pintes d'eau. Quelques médecins ont employé les ventouses, les scarifications et même le moxa. —Mais encore une fois, ces moyens ne peuvent être employés indifféremment dans la goutte ; ainsi les observateurs ont reconnu que si l'on applique chez des goutteux affectés de la goutte fixe et à la fois d'une goutte remontée, des topiques très-irritans sur les articulations déjà malades, on produisait plutôt des effets nuisibles qu'avantageux ; dans ces cas , des topiques émolliens appliqués chauds sont préférables aux irritans forts. Les cataplasmes émolliens alcoolisés seraient ici préférables aux sinapismes et aux ventouses ; dans les autres cas , ces cataplasmes ne peuvent être avantageusement placés que lorsque des irritans plus forts , et agissant immédiatement, ont rappelé la goutte remontée ; alors ils peuvent concourir à l'arrêter en quelque sorte , et à la maintenir sur les points articulaires. —Musgrave employait une méthode fort semblable à celle que nous indiquons en ce moment : après avoir déterminé , par l'application de son *phénigme* , la production de la tumeur arthritique , il faisait appliquer près de cette tumeur un vésicatoire qu'il faisait longtemps entretenir. Ce dernier moyen est de beaucoup préférable à l'usage des bains de pieds dans l'eau chaude , par lesquels on a prétendu quelquefois fixer aux pieds la goutte qu'on venait de rappeler avec succès ; ces pédiluves n'ont eu souvent pour effet que de déterminer une nouvelle métastase de la goutte. C'est ce que Barthez avait observé.

Enfin , dans le choix des topiques destinés à rappeler la goutte aux extrémités , dans les cas de rétrocession , on doit avoir égard aux causes qui l'ont déterminée. — Est-elle le résultat de l'application imprudente des narcotiques , par exemple ? Des irritans auront un bon effet. Est-ce le froid qui l'a produite ? La chaleur douce suffira souvent pour remédier au mal. Les dangers amenés par des applications astringentes pourront être effacés par des applications émollientes tièdes , etc. En même temps que l'on emploie de tels moyens , on doit , si l'individu est pléthorique , s'il a été sujet à des hémorragies , pratiquer une saignée sur les extrémités inférieures , en général avec la lancette , quelquefois au moyen des sangsues. Les praticiens ont observé que, par ce moyen seul , la goutte abandonnait souvent l'organe interne sur lequel elle s'était portée. Mais il faut que cette saignée soit faite dans une mesure telle que les forces du malade restent assez puissantes pour favoriser le transport de la goutte de l'intérieur à l'extérieur , mouvement qui ne saurait s'opérer sur un individu trop débilité.

Si les moyens par lesquels on prétend attirer la goutte sur les régions articulaires , n'agissent point d'une manière immédiate , en faisant disparaître les accidens de la goutte remontée , il faut s'appliquer par d'autres moyens à les faire cesser. Nous allons donner quelques directions à cet égard , en parcourant rapidement les diverses indications à remplir dans les différentes espèces de goutte anomale.

Entre les moyens employés pour opérer ces effets salutaires, nous devrons signaler, dans le cours de cet article, certaines substances regardées par les observateurs comme spécifiques en quelque sorte. Ils ont donné ce nom en particulier au camphre, qui souvent a produit d'heureuses merveilles dans la goutte interne, principalement dans les névroses, ou même les phlegmasies des organes digestifs, en repoussant au loin l'irritation goutteuse. Mais le camphre agirait-il vraiment comme spécifique, et ne serait-il point permis plutôt de penser qu'administré à l'intérieur, il n'a d'autres effets que ceux qui ont été observés lorsqu'il est employé à l'extérieur? Sur quelque surface qu'il soit appliqué, fait-il autre chose que de déplacer l'irritation goutteuse, que de la chasser, par un procédé assez facile à concevoir, ce semble? Enfin, est-il autre que *répercussif?* Mais ne faudrait-il pas dire la même chose de l'éther, des huiles essentielles, et de quelques autres moyens qui, dans la goutte anomale, ont des effets semblables à ceux-ci?

§. I. *Traitement de la goutte anomale, sous forme de névroses.* — Quoi qu'il en soit, si la goutte, ou larvée, ou rétrocédée, se montre sous la forme des *névroses des organes des sens,* le traitement consistera principalement dans une saignée pratiquée sur les extrémités inférieures, pour peu que la constitution du sujet le conseille; dans des irritations exercées sur les articulations les plus susceptibles d'être affectées par la goutte; peut-être dans l'application de sangsues, et mieux de ventouses scarifiées dans le voisinage de l'organe affecté; et enfin dans l'application de larges vésicatoires sur la tête elle-même, s'il est nécessaire.

Dans ces autres affections, que l'on peut regarder comme les *prodromes* des névroses cérébrales, outre les moyens qui viennent d'être indiqués, on emploie avec succès, chez les hommes robustes, les vomitifs et les purgatifs forts.

Dans l'*apoplexie* goutteuse, où les secours les plus prompts et les plus efficaces sont nécessaires, Barthez propose une première saignée abondante au pied, et ensuite au bras, s'il faut la réitérer. Il conseille encore l'application de sangsues aux tempes et sur l'articulation que la goutte a abandonnée, s'il s'agit de goutte rétrocédée; c'était la pratique d'Antoine Petit et de Ponsart. Musgrave est d'avis de la saignée de la jugulaire, que l'on ne pratique plus assez souvent dans l'apoplexie, quoique de nos jours cependant elle ait réussi dans des cas désespérés. Il conseille aussi un moyen remarquable, c'est l'application entre les épaules de ventouses chargées de nombreuses scarifications. Ce n'est point ici le moment de redouter que les vomitifs et les purgatifs n'appellent la goutte sur le canal intestinal; on a d'autres craintes plus graves. Ces moyens doivent donc être placés au nombre des divers stimulans auxquels il faut avoir recours dans l'apoplexie goutteuse ; mais il ne faut pas y insister sur la fin du traitement, et lorsque tout est rentré, ou à peu près, dans l'ordre accoutumé. D'ailleurs, lorsqu'on en fait usage, il est bon de leur associer des stimulans choisis entre ceux que l'on regarde comme antispasmodiques. — Surtout dans l'apoplexie, les irritations articulaires sont d'un emploi indispensable, comme tout le monde sait. Si ces moyens déterminent la goutte sur les extrémités, on a soin de l'y maintenir par de légères excitations locales, par des frictions faites avec la teinture de cantharides, ou par ces autres procédés que nous avons signalés.

Après un dégorgement suffisant des vaisseaux de la tête par les saignées, Musgrave faisait appliquer des vésicatoires et des ventouses sur la tête et le col ; d'autres praticiens ont recouvert ces régions de compresses imbibées d'eau très-froide, en même temps qu'ils faisaient plonger les extrémités dans un bain chaud et irritant. — Dans la convalescence de l'apoplexie goutteuse, Musgrave a conseillé un cautère à la partie supérieure du dos. — Enfin, il importe d'avoir égard aux irrégularités qu'affecte souvent cette maladie dans son cours, et de la suivre dans ses modifications par un traitement modifié comme elle. Dans tous les cas néanmoins, les dérivatifs, les irritans placés sur les extrémités paralysées, sur les articulations qui devraient être le siége de la goutte, sont à employer, à répéter dans une mesure suffisante. Lorsque l'affection prend les formes de la fièvre ataxique, l'acétate d'ammoniaque nous a paru d'un bon effet. Mais, nous ne cesserons de le redire, après l'emploi des moyens généraux qu'il ne faut jamais omettre, le quinquina doit être donné à forte dose dans l'apoplexie goutteuse, aussitôt que cette maladie offre quelque rémission.

Un traitement semblable devrait être appliqué à l'*épilepsie* goutteuse, autre affection très-grave, et qui demande des secours puissans.

Dans l'*hypocondrie* et l'*hystérie* goutteuses, dans la *mélancolie* et la *manie* goutteuses, entre les divers moyens usités contre ces maladies, on peut employer de préférence, à l'intérieur, le quinquina, le camphre, le musc, l'assafœtida, l'aconit, remèdes qui se sont montrés utiles à la fois dans la goutte et les affections nerveuses ; en même temps que l'on pratique des irritations sur les articulations, si la goutte à laquelle était sujet le malade était articulaire, ou que l'on établit des vésicatoires et des cautères sur différens points de la surface du corps, si la goutte était de celles qu'on nomme vagues et imparfaites. — Nous avons vu dans une hypocondrie, née à l'époque critique chez une dame sujette à des douleurs vagues, des vésicatoires amener des effets éminemment salutaires, que ni les bains, ni l'exercice, ni des remèdes internes infiniment variés n'avaient pu produire. Ce fait et d'autres faits nous ont conseillé, dans une hypocondrie simple en apparence, mais qui s'était développée au printemps, sans que l'on pût en déterminer exactement la cause, nous ont, dis-je, conseillé d'employer des vésicatoires volans, qui ont été appliqués sur les hypocondres, et avec un succès fort remarquable. Nous savons de plus qu'une manie déclarée, chez un sujet qui présentait à peine quelque teinte de la goutte vague, a été guérie sous la seule influence de vésicatoires portés à un nombre considérable. Paulmier, comme nous l'avons vu plus haut, guérit son maniaque par des cautères aux jambes. Enfin, nous avons vu souvent que, dans les névroses de l'espèce de celles-ci, lorsqu'elles avaient été précédées d'accidens propres aux affections nommées goutteuses, rhumatisantes, laiteuses, érysipélateuses, ou simplement douleurs vagues, nerveuses, etc., on s'était parfaitement bien trouvé des vésicatoires et des cautères plus ou moins répétés, multipliés, prolongés, et nous osons recommander cette remarque aux médecins. Nous voudrions encore employer, dans ces mêmes maladies et ces mêmes circonstances, les cataplasmes émolliens alcoolisés.

Dans les *névroses de la locomotion et de la voix*, les indications à remplir sont d'irriter artificiellement les points sur lesquels la goutte devrait se trouver ; et, dans le voisinage des parties qui sont actuellement le siége de l'irritation arthritique, fourvoyée pour ainsi dire, d'appliquer des ventouses scarifiées et des exutoires, si les applications articulaires sont inefficaces ; en même temps, on donne à l'intérieur, ou les antispasmodiques forts, ou de légers diaphorétiques. Quand ces maladies affectent des retours comme périodiques, le quinquina doit être uni à ces derniers moyens. Ainsi ont été guéries des *convulsions*, des *névralgies*, des *roideurs tétaniques*, la *danse de Saint-Guy*, et même la *perte de la voix*, nées sous des influences goutteuses ; ainsi a été guérie la *paralysie* arthritique. Dans cette dernière affection, procédant de cause cérébrale, ainsi que dans l'aphonie goutteuse, les sialagogues ont eu des succès remarquables. Dans la paralysie, appelée locale, on a générale-

ment conseillé des exutoires , longtemps entretenus près des
parties affectées , puis tous les autres moyens employés dans
la paralysie et la goutte tout à la fois. Quant à l'emploi des
eaux thermales, en particulier dans la paralysie goutteuse ,
Barthez fait une recommandation qui paraît assez fondée ;
il est persuadé qu'elles ne conviennent que sur la fin de l'affection , et après avoir combattu , par des remèdes appropriés , ce qu'il appelle la disposition goutteuse de la constitution ; plus tôt , elles pourraient déterminer une rétrocession
de la maladie.

Outre les moyens généraux , on doit conseiller, dans les
névroses goutteuses des *fonctions digestives,* le camphre , le
musc , l'assa-fœtida, et surtout l'éther à haute dose. On peut
recourir encore à ces divers moyens , dont nous avons parlé
en traitant des névroses digestives , comme symptômes accessoires de la goutte articulaire : une cuillerée de sirop
d'éther, avant chaque repas , est utile lorsque ces névroses
ont quelque chose de chronique. —Mais ce qui est important
par dessus tout , dans le traitement de ces névroses , c'est de
reconnaître si elles ne sont point compliquées de quelques
lésions inflammatoires de l'estomac ou des intestins ; alors
les adoucissans sont préférables aux antispasmodiques , ou
doivent au moins leur être associés. C'était sans doute dans
de telles circonstances que la *boulimie* goutteuse était apaisée
par une simple cuillerée de riz au lait (de Hahn), et que
certaines coliques arthritiques (Strack) ont été guéries par
des bains d'eau tiède. Quand cette complication inflammatoire n'existe dans aucune mesure , on prescrit utilement ,
ainsi que l'a fait Musgrave auprès de la malade dont nous
avons rapporté l'histoire , et les amers , et les chalibés , et
l'esprit volatil huileux , ou d'autres médicamens analogues.

Dans la *colique* goutteuse simple , des onctions avec un
liniment camphré , ou ammoniacé , ou chargé des huiles vo-
latiles de menthe , d'anis , etc. , et des lavemens , soit huileux , soit formés au moyen de l'infusion de plantes aroma-
matiques , soit enfin avec addition de térébenthine , ont
soulagé particulièrement. Une pratique conseillée par Hippocrate , dans la *passion iliaque*, et qui consiste à boire du
vin pur en abondance , mais à *petits coups* , pourrait être
appliquée encore à la colique goutteuse simple et à l'*ileus*
goutteux , si toutefois cette affection était parfaitement
exempte de toute complication inflammatoire.

Les *névroses de la circulation et de la respiration* se montrent souvent par accès qui admettent des intervalles entre
eux ; le traitement doit se rapporter aux deux temps de ces

affections ; elles sont aussi plus ou moins intenses , et demandent des secours plus ou moins puissans.

Au moment même de l'accès,—l'*angine de poitrine*, l'*asthme goutteux*, demandent que l'on se serve des plus forts antispasmodiques, en même temps qu'on satisfait aux indications générales. — Ces névroses sont-elles intenses ? il faut les moyens les plus prompts et les plus efficaces. Ainsi des compresses, trempées dans l'eau bouillante, sont appliquées immédiatement sur les articulations que la goutte devrait occuper. Si le sujet est pléthorique , s'il existe quelques symptômes inflammatoires , on pratique aussitôt une saignée de pied. — Les accidens sont-ils urgens, extrêmes ? le premier verre et la première feuille de papier que rencontre la main, deviennent un instrument propre à appliquer des ventouses sur la région précordiale et le long de la colonne épinière. En même temps , on donne à l'intérieur, soit un mélange de sulfure de potasse et d'alcali volatil , mélange qui a eu, dans ces cas, un succès prompt et marqué ; soit l'éther, l'assafœtida , le camphre ; soit la liqueur arthritique d'Eller, qui consiste dans le succinate d'ammoniaque liquide uni à l'éther alcoolisé ; soit enfin la liqueur éthérée ferrée de Klaproth, ou la liqueur éthérée camphrée , etc.

Nous venons de parler de *ventouses* appliquées d'une manière expéditive ; il est une autre manière d'employer ce même moyen , qui ne l'est guère moins , et qui consiste tout simplement dans un verre, frotté à l'intérieur d'esprit-de-vin très-pur, auquel on met le feu au moment de l'application. Ce procédé est emprunté à la pratique de M. Hallé.

La *syncope* arthritique réclame un traitement aussi vif et aussi immédiat , dans lequel on multiplie les excitans externes.

Le *hoquet*, par cause goutteuse , se montre quelquefois extrêmement opiniâtre , et exige l'application de la plupart des moyens que nous venons d'indiquer.

Une remarque importante , c'est que ces névroses s'unissent souvent à des affections inflammatoires des organes pectoraux ; ceux-ci se trouvent alors assaillis avec une violence terrible. Aux moyens qu'on vient de voir, il faut s'empresser de réunir ceux que nous exposerons en parlant du traitement de la pleurésie , de la péripneumonie , et du catarrhe suffoquant.

Dans l'intervalle des accès, — le quinquina doit être donné à haute dose, ou seul, ou , ce qui est mieux, uni à l'assafœtida et au camphre. M. Recamier, médecin très-distingué de cette capitale , prescrit , dans l'intervalle des accès de l'angine de poitrine, et pour en prévenir le retour, l'assafœtida seule, et à doses très-élevées. Il a remarqué que cette substance agissait, dans ce cas, plus efficacement que le quinquina. Dans l'intervalle des accès de l'asthme goutteux, on a donné utilement l'ipécacuanha à petites doses, et l'*arnica* à dose nauséeuse. On a aussi donné avec succès l'assafœtida unie à l'opium. Mais, entre les remèdes qui s'opposent puissamment au retour de ces névroses, il faut mettre au premier rang les vésicatoires au bras, à l'endroit de l'attache des muscles pectoraux.

§. 11. *Traitement de la goutte anomale, sous forme de phlegmasies.* — Lorsque la goutte existe à l'extérieur sous forme de *phlegmasie cutanée*, il faut se garder de lui appliquer des remèdes incertains, qui exposeraient le malade à une rétrocession de la maladie à l'intérieur; il faut en quelque sorte respecter la goutte sous cette forme où elle se montre moins terrible. Si toutefois l'affection cutanée goutteuse était devenue tellement forte qu'il fallût y apporter des adoucissemens, on les trouverait dans une application de sangsues sur le point même de l'affection, ou dans son voisinage; on les trouverait encore dans l'usage des sulfureux. Mais nous conseillons de ne point se borner à les administrer seulement à l'extérieur : quelquefois, et sur certains sujets, on a remarqué dans leur action quelque chose de répercussif. Il faut donc contrebalancer un tel effet par l'usage simultané, à l'intérieur, de ces mêmes sulfureux, ou du quinquina. — L'*érysipèle* goutteux, les *dartres* goutteuses, et d'autres maux semblables, portés à un degré intolérable, peuvent être rendus moins pénibles par les pratiques que nous venons d'indiquer. Ces affections existent-elles sur des parties du corps exposées à tous les yeux, ou sur d'autres parties d'où il est prudent de détourner toute irritation? on peut attirer ces phlegmasies sur d'autres points de la peau. — Mais les ulcères dont nous avons parlé plus haut, ces ulcères qui nous ont montré des caractères qu'ils possèdent en commun avec la gangrène humide, demandent un traitement particulier; ceux que nous avons observés ont été guéris, sous les influences du quinquina et des sulfureux à l'intérieur; mais, à l'extérieur, ils ont exigé l'emploi de topiques variés, dont les principaux ont été l'huile essentielle de térébenthine, les pulpes antiscorbutiques, le camphre, etc.

La goutte sous forme de phlegmasie ayant quelque chose de moins mobile que sous la forme de névrose, le traitement à appliquer aux phlegmasies goutteuses doit renfermer des moyens dont l'action soit fixe et persévérante; la suite expliquera cette proposition.

Dans l'*ophtalmie* goutteuse, outre les moyens généraux, un vésicatoire à la nuque, longtemps entretenu, doit être conseillé ; il s'oppose d'ailleurs aux dégénérescences fâcheuses de cette affection. Lorsque l'ophtalmie est devenue presque nulle, le vésicatoire fournissant une suppuration abondante, quelques applications camphrées dissipent les restes de l'affection. — Des gargarismes camphrés sont utiles dans les *angines* goutteuses, qui passent facilement à l'état gangréneux ; mais des saignées inférieures et locales, des irritations pratiquées sur les points articulaires, doivent les précéder. Dans des cas où la suffocation était imminente, on a eu recours à des ventouses appliquées à l'extérieur du col ; un vésicatoire à la partie postérieure du col devient nécessaire, si l'angine est rebelle. — Le *coryza* arthritique se traite par des moyens analogues à ceux-ci.

Dans le *catarrhe pulmonaire* goutteux, on a vu réussir les diaphorétiques légers, l'opium aux plus petites doses, des fumigations émollientes et doucement aromatiques ; et, sur la fin, la gomme-résine ammoniaque, les pastilles de baume de tolu, les eaux sulfureuses, les vésicatoires, le quinquina. D'ailleurs le médecin se tiendra en garde contre toutes les dégénérescences de cette affection ; il sait que, principalement aux époques ordinaires des attaques de goutte, *vere et autumno*, le catarrhe pulmonaire goutteux se transforme facilement en catarrhe suffocant et en péripneumonie.

Dans la *gastrite* et l'*entérite* goutteuses, dans la *diarrhée* et la *dysenterie* goutteuses, le traitement doit être proportionné à l'intensité de l'affection ; une vive inflammation demande des saignées inférieures, des applications de sangsues sur le ventre et à l'anus ; l'inflammation ayant diminué, des topiques en partie adoucissans, en partie aromatiques, des topiques camphrés, seront utiles. A l'intérieur, après la période d'inflammation, où les émolliens seuls conviennent, on donne le camphre, les eaux de Seltz, de légers amers, les eaux sulfureuses unies au lait. Quelquefois il est nécessaire d'appliquer des vésicatoires volans sur les points affectés, et des vésicatoires longtemps entretenus sur la cuisse ou le bras ; des bains médicamenteux, des bains de vapeurs, se sont encore montrés utiles dans ces affections. — Les effets salutaires qu'on parvient ainsi à obtenir sont confirmés et développés, dans la convalescence, par l'exercice en voiture ou à cheval ; mais une remarque importante à faire sur ces exercices, c'est qu'en général, mais surtout dans ce cas, ils doivent être pris avant le repas, lorsque l'estomac est vide et que la digestion est terminée ; autrement la lésion de l'estomac et des intestins se renouvelle. — Dans la *tympanite* et le *cholera-morbus* goutteux , le traitement se compose de ces moyens et de ceux qu'il faut prescrire dans les névroses des fonctions digestives.

Ces affections sont-elles compliquées d'autres affections , comme il arrive si souvent, le médecin doit s'appliquer à reconnaître si ces maladies accessoires sont d'autres phlegmasies ou de simples névroses , discernement souvent fort difficile , et qui demande toute la sagacité du médecin. Il ne lui en faut pas moins pour varier ses moyens en conséquence, et modifier d'une manière convenable son système de traitement.

Quant aux *flueurs blanches* et à la *gonorrhée* arthritiques, dont souvent les symptômes ne diffèrent en rien de ceux des mêmes maladies produites par une cause siphilitique , il faut savoir qu'il serait pourtant dangereux de s'y méprendre , les mercuriaux n'ayant qu'un fâcheux effet dans les cas dont il s'agit. Barthez dit plus , il assure que les mercuriaux sont nuisibles, même dans les gonorrhées de nature mixte , c'est-à-dire,qui sont à la fois vénériennes et arthritiques. — En vain M. Nauche nous assure que, dans le catarrhe utérin goutteux d'origine , la matière de l'écoulement , souvent gélatineuse, se réduit, en se desséchant, en une substance crétacée, formée presque entièrement de phosphate de chaux et de phosphate ammoniaco-magnésien , unie à une matière animale. M. de Lens a remarqué fort judicieusement que ces résultats, qui d'ailleurs s'éloignent beaucoup de ceux auxquels pouvait conduire l'analogie , auraient besoin, pour être utiles, de l'examen comparé des fluides à la formation desquels donnent lieu les virus siphilitique , dartreux , psorique , etc. , etc. (*Bibl. médicale*, t. LI , p. 372). En attendant l'accomplissement de tous ces travaux, on se décidera, dans le cas dont il s'agit, par l'ensemble des symptômes et l'histoire de la maladie.

Les frictions qui conviennent dans les leucorrhées et les gonorrhées arthritiques , sont celles que l'on pratiquerait, avec la teinture de cantharides, dans le voisinage des organes malades. Nous avons vu encore réussir, dans les cas de *dysurie*,et de *strangurie* goutteuses,des frictions camphrées faites à l'intérieur des cuisses, selon la méthode bizarrement appelée *iatraleptique*. — Dans une affection goutteuse du bas-ventre, nous avons employé avec succès une pratique qui consiste à saupoudrer largement le bas - ventre de camphre , et à le recouvrir ensuite d'un cataplasme émollient et aromatique appliqué chaudement ; des lavemens camphrés seraient utiles encore. — Lorsque ces affections sont aiguës, il faut d'abord diminuer l'inflammation par des saignées suffisantes , par les

bains, qui toutefois ne soulagent que faiblement ; les sinapismes, appliqués, soit sur les extrémités, soit dans le voisinage de la douleur, parviennent quelquefois à l'enlever ; les
vésicatoires opèrent de semblables effets. Le Journal de médecine, de mars 1788, fournit un exemple intéressant de ces
succès obtenus par le vésicatoire, dans une gonorrhée qui
alternait avec la podagre. Lorsque cette gonorrhée se montra
pour la seconde fois, un vésicatoire fut appliqué à l'endroit
de l'articulation goutteuse, et la gonorrhée cessa entièrement.
— Lorsque ces affections persistent et deviennent chroniques, les bains sulfureux, les fumigations sulfureuses et à
l'intérieur, les *baumes* et aussi les eaux sulfureuses ont des
effets salutaires. — On verra plus loin le traitement de la métrite goutteuse.

Dans les *phlegmasies des membranes séreuses*, qui, de
leur nature, sont rapides, il faut agir avec la plus grande
vivacité ; des saignées inférieures, des irritations puissantes
sur les points convenables, doivent être immédiatement pratiquées. Les exemples de *cardite* et de *pleurésie* goutteuses que nous avons donnés, offrent quelques notions de
plus sur ce traitement, qui sera encore développé tout à
l'heure à l'article de la péripneumonie et du catarrhe suffocant. Quant aux phlegmasies des séreuses de la tête et du
ventre, le traitement de l'apoplexie et des affections abdominales goutteuses, tel que nous l'avons exposé, inspirera
facilement au médecin les moyens qu'il convient d'opposer à
la *phrénésie* et à la *péritonite* goutteuses.

Souvent, dans les *phlegmasies goutteuses des parenchymes*, il ne faut pas agir avec moins de vivacité : dans la *péripneumonie* goutteuse en particulier. — Coste a vu périr, en
vingt-quatre heures, des goutteux chez lesquels on avait dif-
féré un traitement convenable ; le poumon, dit-il, était gan-
gréné. Toutefois, ce traitement convenable n'est point précisément celui que recommande Sydenham. « *Dans ce cas*,
dit Sydenham, *il ne faut point avoir égard à la goutte, mais
suivre le traitement connu de la péripneumonie et employer
les saignées réitérées.* » Ce conseil ne doit pas être pris à la
lettre, d'autant plus que Sydenham entend ici la saignée du
bras ; il deviendrait exact, si on le transformait de cette manière : « *Dans ce cas, il faut suivre le traitement connu de
la péripneumonie, et employer les saignées réitérées ; mais
aussi il faut avoir égard à la goutte.* » Ainsi, non-seulement
il faut faire, dans la péripneumonie goutteuse, autant de saignées qu'il est nécessaire ; mais si la saignée du pied peut être
pratiquée, il faudra toujours la préférer à celle du bras ; mais

il faudra ajouter au traitement connu de la péripneumonie, de vives irritations sur les points convenables, sur les extrémités inférieures. C'est après avoir employé de tels moyens que nous avons vu une péripneumonie goutteuse, entre autres, se transformer subitement en de simples douleurs le long des *tibias*. — Après des saignées suffisantes, on a appliqué avec utilité des vésicatoires, d'abord sur les jambes, et ensuite sur la poitrine elle-même.

Coste a proposé, dans la péripneumonie goutteuse, dans 'des cas urgens sans doute, des vésicatoires qui embrasseraient les jambes depuis les chevilles jusqu'aux jarrets. Il est possible qu'il y ait des situations où ce moyen doive être conseillé; mais, dans les cas ordinaires, il vaudra mieux employer des irritations d'une moindre étendue et d'une intensité moindres, mais soutenues et continuées longtemps par des applications rubéfiantes qui se succèdent sans interruption. — Sur la fin de la maladie, lorsque les caractères inflammatoires ont disparu, et surtout si elle tend à l'état chronique, on peut conseiller les purgatifs doux, et, mieux, les remèdes diaphorétiques légers. C'est dans cette période de la péripneumonie goutteuse qu'ont été administrées la racine de sénéka, les poudres de James, les décoctions sudorifiques, la gomme résine de gayac, les fleurs de soufre, la gomme ammoniaque, les pastilles de baume de tolu, etc., moyens qui conviennent encore dans l'*asthme humoral* goutteux.

Quant au *catarrhe suffocant*, voici le traitement que nous avons plusieurs fois employé, avec un succès complet, chez une personne goutteuse qui est affligée d'une énorme voracité, fait très-peu d'exercice, ne s'endort jamais sans être munie d'un souper copieux, et qui de temps en temps, en particulier au printemps et à l'automne, est réveillée par des attaques subites d'un catarrhe suffocant, attaques éminemment violentes et présentant quelque teinte de la péripneumonie : — d'abord, saignée du pied, répétée si l'état du pouls le demande; sinapismes successivement appliqués le long des extrémités inférieures et sur les poignets, de manière à entretenir une irritation modérée sur des points éloignés de l'organe blessé; lavemens purgatifs chaque jour, jusqu'à ce qu'un peu de chaleur dans l'intestin avertisse de les suspendre. Ces lavemens soulagent beaucoup le sujet dont il s'agit, et entraînent des évacuations dans une quantité presque incroyable. En même temps, on confie à l'estomac la tisane d'*arnica montana*, jusqu'à dose nauséeuse. Quelquefois ces moyens sont insuffisans, et il faut l'application de sangsues sur la poitrine elle-même, des vésicatoires sur les jambes, puis sur la poitrine. —Chez des sujets d'une autre nature, et si l'affection portait à un plus haut degré l'empreinte d'une névrose, les antispasmodiques et les autres moyens que nous avons indiqués en traitant des névroses thoraciques goutteuses, devraient s'ajouter ici. Chez le sujet dont nous parlons, les pratiques qui viennent d'être mentionnées, fort actives sans doute, mais seulement proportionnées à la violence de l'affection, ne suffisent point cependant pour la terminer d'une manière complette; la guérison entière est lentement amenée par des vésicatoires entretenus sur les deux bras, et l'usage des scillitiques, puis des eaux sulfureuses à l'intérieur. D'ailleurs, nous avons soin de prescrire une diète convenable, laquelle n'est point observée, en sorte que cette terrible affection tarde peu à se renouveler.

Quelquefois, le catarrhe suffocant goutteux est marqué par un afflux considérable de mucosités qui semblent destinées à obstruer entièrement les canaux aériens, et que le malade n'a pas la force d'expectorer. L'émétique s'est montré, dans ce cas, tantôt utile, tantôt dangereux. Barthez a retiré de meilleurs effets du sel ammoniac vineux, du musc, du camphre, de l'assa-fœtida, des onctions sur l'épigastre avec un liniment volatil très-fort, des ventouses appliquées au même endroit et sur les bas côtés de la poitrine. Dans les cas extrêmes, ajoute-t-il, on pourrait avoir recours au cautère actuel, appliqué à diverses parties du thorax.

Le traitement de l'*hépatite* goutteuse aiguë est facile à concevoir ; il consisterait principalement dans des saignées et des irritations pratiquées sur les points articulaires des extrémités, puis en des saignées locales et des exutoires. Ces derniers moyens conviennent encore dans l'hépatite chronique, associés sans doute à ces remèdes internes qui ont reçu le nom de fondans. On a proposé, dans cette affection, l'application d'un séton sur l'hypocondre droit. — Quelquefois, on a observé que la goutte s'exerçant sous forme de spasme dans la région précordiale, et étendant ses influences sur le système biliaire, la sécrétion de la bile paraissait momentanément suspendue ou diminuée, les selles étaient grisâtres seulement, ou bilieuses très-peu. Le malade éprouvait de ces symptômes qui ont été attribués à la présence de calculs dans la vésicule du fiel. On donnait le remède de Durande ou seulement l'éther à haute dose ; dès-lors le spasme cessait, et les malades rendaient de ces matières que Durande a regardées comme les calculs biliaires eux-mêmes en dissolution, et que l'on peut regarder seulement comme la bile altérée par le séjour de l'irritation goutteuse sur les organes qui la sécrètent ou en sont comme le réservoir.

Pour la *métrite* goutteuse aiguë, nous ne pouvons conseiller un autre traitement que celui qui nous a réussi, et que l'on peut voir plus haut. — Dans cette affection, devenue chronique, la ciguë, l'aconit sont à employer en première ligne, avec une persévérance convenable ; on fait bien de leur associer les bains et les lavemens sulfureux, les douches et les injections sulfureuses qui ont eu de très bons effets dans la phlegmasie chronique de l'utérus. Un vésicatoire longtemps entretenu sur le sacrum, ou des vésicatoires volans appliqués successivement autour du pelvis, ont obtenu les effets les plus salutaires. Enfin il est une histoire de traitement, très-digne d'être consultée et méditée en semblables circonstances, c'est celle que M. Récamier a décrite dans la *Bibliothèque médicale*, t. XLVII, p. 215 ; elle est parfaite dans son genre, et le traitement qui s'y trouve exposé peut être appliqué sans modification à la métrite goutteuse chronique, le remède qui y figure principalement étant la ciguë, substance que Quarin et d'autres observateurs très-distingués ont regardée comme un anti-goutteux spécifique.

D'ailleurs, nous le répétons, il faut ici agir de bonne heure ; la lésion utérine la plus légère, dans des circonstances goutteuses ou rhumatismales, ou, comme l'on dit, simplement nerveuses, car il faut se défier de ce mot, demandent à être explorées et traitées avec soin ; ici, une pudeur, que j'ose appeler indiscrète, doit céder aux conseils de la raison. Ces affections doivent être suivies avec d'autant plus de soin, qu'on les observe surtout chez des mères de famille estimables qui n'ont pas craint de donner à la société un grand nombre d'enfans. Il est vrai que ces mêmes affections se retrouvent chez des femmes tout autres que celles-ci, et très-peu estimables ; il faut pourtant les traiter aussi de son mieux : *pecori scabiem caveto*.

La *néphrite* alternant souvent avec la podagre en particulier, on s'est bien trouvé de prescrire en général, dans la néphrite goutteuse, la saignée de pied et les sinapismes sur cette partie. A l'intérieur, on a fait prendre avec succès le camphre uni au nitre ; Musgrave a conseillé les térébenthines, les baumes, qui réussissent souvent, en effet, dans les affections goutteuses des voies urinaires ; des praticiens distingués ont employé, sur eux-mêmes, les carbonates de soude et de potasse suffisamment étendus dans un liquide mucilagineux.

Dans la *goutte fibreuse des reins*, nous avons fait pratiquer avec succès une saignée abondante sur la région même des reins, au moyen d'un grand nombre de sangsues. S'il

était nécessaire , on pourrait répéter une semblable saignée
à l'anus , en même temps qu'on appliquerait sur les extrémités inférieures des excitations convenables. Si l'affection
rénale restait opiniâtre, on se trouverait bien sans doute de
l'application de vésicatoires sur la partie malade. Nous avons
donné, avec utilité, les eaux de Bagnères à l'intérieur, à
l'imitation de Sauvages, qui prétend même que ces eaux sont
propres à résoudre le calcul que produit la goutte fixée sur
les reins. Les diaphorétiques légers sont encore utiles ; enfin,
les demi-bains sulfureux paraissent convenir dans les différentes espèces de néphrite goutteuse.

La *goutte fibreuse* , *en général* , ne demande guère d'autres moyens que ceux-ci : une saignée locale , des excitations articulaires sur les points convenables , et un système
diaphorétique qui se compose de moyens internes et externes.
Dans les gonflemens douloureux du périoste, le long du tibia, de la clavicule et des côtes, souvent des bains de vapeurs
et même des bains d'eaux sulfureuses ont suffi : quelquefois ,
chez des individus pléthoriques ou disposés aux hémorragies ,
des applications de sangsues , de ventouses scarifiées , sur le
point douloureux ou dans son voisinage, ont dû précéder l'emploi des bains et des fumigations. Le même traitement s'applique à ces douleurs goutteuses qui tourmentent si souvent le périoste du crâne et les mâchoires, l'omoplate, le sternum, les
aponévroses des bras, les côtes, le rachis, le sacrum, les parois
du ventre , la région sciatique , les aponévroses de la cuisse
et de la jambe , etc. Lorsque ces irritations goutteuses sont
opiniâtres , un large vésicatoire volant ou longtemps entretenu , en vient ordinairement à bout. — Mais si ces douleurs
opiniâtres s'observent sur des capsules viscérales, par exemple,
et font craindre que l'organe qu'elles recouvrent ne s'affecte
consécutivement , ou bien lorsque ces douleurs fibreuses sont
compliquées de névralgie , il est bon de joindre aux moyens
qui viennent d'être indiqués , l'usage des extraits de ciguë
et d'aconit.

La goutte fibreuse étant étroitement liée avec les phlegmasies de la peau, et en particulier avec l'érysipèle , il est extrêmement commun de voir, dans cette espèce de goutte ,
paraître des érysipèles sous les vésicatoires, sous les sinapismes
que l'on y emploie ; on en voit même qui se développent
sous la simple application des sangsues, ce qui peut être
quelquefois au moins embarrassant; ainsi nous avons vu , sous
l'application de sangsues à l'anus , se montrer presque subitement , dans une goutte fibreuse intense, un érysipèle
énorme , susceptible , dans un tel lieu et de telles circons-

tances , de dégénérescences diverses : nous nous hâtâmes
de faire réappliquer d'autres sangsues le long de la face interne des cuisses ; il en résulta que l'érysipèle s'étendit sur
toute cette surface , et ne fut plus qu'une affection très-superficielle de la peau , un simple *érythème* , que des bains
appropriés firent disparaître sans inconvénient.

Il était fort important de faire connaître la goutte fibreuse ,
parce qu'il l'est également de la traiter avec soin et avec
exactitude : les résultats les plus heureux s'en suivent ; ainsi
sont prévenues des lésions organiques qui , de leur nature ,
étaient appelées à succéder à certaines lésions du système
fibreux ; ainsi sont arrêtés de funestes écarts et des retroces-
sions plus funestes encore ; ainsi la néphrite goutteuse suspend
ses progrès inquiétans ; telle personne, qui n'était point encore
goutteuse , mais chez laquelle la goutte préludait en quelque
sorte à un envahissement par des attaques sur le système fibreux, réussissant à repousser ces attaques chaque fois qu'elles
se présentent , est garantie d'accidens plus graves : le goutteux lui-même, incessamment menacé d'une violente attaque
de goutte qui lui est annoncée par le développement de douleurs fibreuses intenses, reçoit, d'un traitement rationnel appliqué à ces douleurs fibreuses , un soulagement actuel et
l'assurance que l'attaque dont il était menacé sera plus faible
ou peut-être même n'aura pas lieu ; nous en avons fait récemment l'heureuse expérience chez un homme sujet au
printemps à des attaques de goutte vives et opiniâtres ; de
violentes douleurs sur le tibia, sur les aponévroses de la jambe,
le tourmentaient cruellement : un grand nombre de sangsues
sont appliquées sur cette surface douloureuse ; les douleurs
cèdent en effet , et à leur place un érysipèle se montre , sans
exciter notre surprise. Depuis cette pratique , inspirée par
nos propres observations et l'expérience de Paulmier , l'attaque de goutte ordinaire n'a point eu lieu , et le goutteux se
porte à merveille.

Le traitement qu'il conviendrait d'appliquer aux lésions
du système musculaire par la goutte , différerait peu de celui
qui vient d'être décrit.

§. III. *Traitement de la troisième espèce de goutte anomale.* — Les *hémorragies* goutteuses , lorsqu'elles sont modérées , apportent d'elles-mêmes leur guérison : sont-elles
excessives , des saignées ou des irritations révulsives les sus-
pendent en général. Quant aux *hémorroïdes* , ce que Stoll
et Musgrave nous ont appris sur les dégénérescences des tumeurs hémorroïdales , doit nous faire bannir les médicamens aloëtiques du traitement des affections goutteuses , ou

du moins nous rendre extrêmement circonspects dans les tentatives auxquelles on pourrait se livrer, afin de rendre hémorroïdaire la goutte errante à l'intérieur ; nous avons vu tout-à-l'heure ce que peut produire la seule application des sangsues à l'anus. — Dans le cas d'une tumeur hémorroïdaire semblable à celle dont parle Stoll, il ne faudrait pas hésiter, ce semble, à pratiquer la saignée du bras dans une mesure suffisante, à donner le quinquina à l'intérieur à très-haute dose, et à faire des applications camphrées sur la tumeur elle-même. —On a employé avec utilité dans des cas où l'on avait lieu de supposer une irritation goutteuse fixée sur les parois de l'aorte ascendante, un vésicatoire à demeure sur le côté gauche de la poitrine, et même un séton.

Les *hydropisies* goutteuses sont rarement essentielles ; bien plus souvent, elles sont consécutives à des phlegmasies chroniques de certains viscères, et doivent être soignées en conséquence ; c'est-à-dire qu'en général il faut commencer par traiter la phlegmasie comme si l'épanchement n'existait point encore : on donne donc à l'intérieur des adoucissans unis au camphre et au nitre, et aux autres moyens réputés anti-goutteux spécifiques ; à l'extérieur, on établit des irritations dérivatives, et, s'il le faut, un exutoire dans le voisinage de l'organe affecté ; ensuite l'épanchement devient l'objet de l'attention du médecin.

Si l'on examine le traitement institué par Selle et Zimmermann dans l'*hydrothorax* goutteux qui termina les jours de ce monarque, surnommé Attila Cotin par son ami Voltaire, on remarque que l'usage fréquent de l'exercice du cheval lui est conseillé, que l'émétique produit du soulagement et immédiatement des douleurs arthritiques aux extrémités ; le suc de scille favorise l'expectoration ; un vésicatoire au bras a d'heureux effets ; de légers laxatifs, l'assafœtida en clystère, amènent encore du soulagement ; mais le malade était indocile et disputait avec ses médecins au lieu de suivre leurs conseils ; un malade vulgaire eût permis d'établir un traitement plus régulier, plus complet et plus heureux, probablement. — Dans l'*hydrocèle* goutteuse, avant de pratiquer la ponction, on pourrait essayer de provoquer de nouveau les résultats que nous avons vus s'opérer sous l'influence des sulfureux, si toutefois rien ne contre-indiquait l'usage de ces moyens.

Dans l'*ascite* goutteuse, rien de plus important que de se conformer au précepte que nous avons donné d'avoir égard d'abord à la phlegmasie chronique, d'où l'hydropisie dépend pour l'ordinaire. Le traitement doit donc être commencé par les diurétiques doux et les irritations extérieures qui peu-

vent être employées : les drastiques, donnés à une époque
où la phlegmasie chronique est l'affection principale, ne feraient qu'augmenter le mal ; — mais ces fâcheux résultats s'observent ailleurs que dans la goutte; car on rencontre souvent
ailleurs des ascites consécutives de phlegmasies abdominales
entièrement méconnues ou du moins rendues incurables par
l'usage prématuré des prétendus hydragogues. Ces faits, que
les autopsies cadavériques ne rendent que trop positifs, con-
firment surabondamment la règle que nous venons d'établir;
mais comme ces phlegmasies sont souvent difficiles à reconnaître, lors même qu'elles existent avec des développemens
intérieurs assez considérables, il nous a semblé bon et utile
de supposer en général ces phlegmasies, en commençant le
traitement des hydropisies abdominales, soit goutteuses, soit
tout autres ; on se sert donc, en premier lieu, de moyens qui
ne sauraient augmenter une phlogose quelconque, et, au
contraire, qui tendraient plutôt à la diminuer; et, lorsqu'est
venue l'époque où les purgatifs semblent devoir être prescrits, on préfère encore les purgatifs acidules, par une suite
des mêmes vues : on donne, par exemple, la crème de
tartre, dans un liquide adoucissant, et plusieurs jours de
suite. Par cette méthode, nous avons souvent réussi, dans
des circonstances où l'on voit les moyens ordinaires échouer
communément ; — c'est en remplissant des indications semblables à celles que nous venons de signaler qu'un médecin,
aussi distingué par son talent que par son caractère, M. le
docteur Lucas, a guéri parfaitement une hydropisie ascite,
au moyen de la *glace*.

On a conseillé, dans l'*œdème* du poumon, par cause goutteuse, à peu près les mêmes moyens qui sont employés ailleurs dans la même maladie, c'est-à-dire les expectorans
scillitiques, la gomme ammoniaque, le soufre, le quinquina,
et, sur les extrémités, des vésicatoires et des sinapismes.

Dans la *phtisie pituiteuse* de cause arthritique, il faut
ajouter à ces derniers moyens, les baumes de tolu, de co-
pahu, etc. L'exercice du cheval est éminemment utile sur
la fin de ces affections. — La *phtisie tuberculeuse* ayant été
fréquemment observée chez les goutteux, il faut s'appliquer,
chez ceux qui paraîtraient prédisposés à cette affection, à tenir
éloignées de la poitrine les irritations de la goutte. La phtisie
tuberculeuse existe-t-elle toute formée ; après les moyens
généraux, usités à la fois dans la phtisie et dans la goutte, il
conviendrait sans doute de donner la ciguë, l'extrait d'aconit, et ces autres substances dont plusieurs observateurs distingués ont reconnu l'utilité et dans la phtisie, et dans les

affections goutteuses. — On ne peut que donner les mêmes
règles pour le traitement des *squirres* et des *carcinómes*,
nés sous les influences de la goutte.

Les *scrophules* arthritiques qui ont été observés, s'étant
terminés par une attaque de goutte articulaire, des excitations sur les articulations devraient être prescrites d'abord ;
on pourrait aussi conseiller des bains de vapeur, et enfin la
ciguë et l'aconit. — La prétendue *siphilis* arthritique est du
domaine de la goutte fibreuse ; Rivière, Hamilton, Plenciz
se sont servis, avec le plus grand succès, du calomel uni à
l'opium, dans les complications de la goutte et de la siphilis.
Boettcher a préféré à ce mélange celui du mercure doux et
de la belladonne. — Enfin, dans la goutte *scorbutique*, nous
avons vu qu'en effet les antiscorbutiques sont d'un bon emploi ; mais les sulfureux à l'extérieur et à l'intérieur nous ont
été beaucoup plus utiles. C'est dans cette espèce de goutte
que Baglivi, d'après Walschmid, conseille toutes les substances que le pin offre à la thérapeutique : *aqua pini, essen-
tia pini, extractum pini, et similia.*

Pour les *fièvres intermittentes* par cause goutteuse, on se
servira du quinquina, selon la méthode de Held, si mieux
on n'aime se borner à des consolations semblables à celles
qu'offrait Boerhaave à un de ses amis goutteux qui venait de
lui écrire que depuis longtemps il était affligé de la fièvre
tierce : *Quam seriò gaudeo rectè te valere, podagrá ferè
immunem, neque expulisse salutarem tertianam quæ sibi
commissa et ritè gubernata, saluberrima habetur adversus
podagrica et hypochondriaca, medicina !*—Dans une *fièvre
continue*, telle que la fièvre bilieuse, la fièvre ataxique par
cause goutteuse ; il est évident qu'il conviendra d'introduire
dans le traitement les moyens généraux usités dans la goutte
rétrocédée ou larvée ; ainsi des applications irritantes sur les
articulations, des saignées inférieures, s'il est nécessaire, et
peut-être le quinquina à l'intérieur, avec l'assa-fœtida, le
camphre, etc.

CHAPITRE III. *Traitement de la goutte considérée comme
vague, imparfaite, froide,* etc. La goutte vague peut avoir
lieu sur les articulations ou hors d'elles. Sur les articulations,
elle demande un traitement qui l'y maintienne, et s'oppose à
de funestes écarts. —Lorsqu'elle existe à l'intérieur, et qu'elle
détermine soit des douleurs vagues de l'espèce de celles qu'on
appelle rhumatismales, et qui appartiennent plutôt à la goutte
fibreuse, soit de ces douleurs qu'on appelle nerveuses, ou
toute autre douleur, on a recours aux traitemens que nous
avons prescrits, ou à celui que nous allons indiquer.

La goutte, observée chez les Chinois et les Japonais, se rapportant à notre goutte vague, et les procédés curatifs qu'ils emploient paraissant éminemment salutaires, du moins au rapport de W. Ten Rhyne, il est bon de les rappeler ici ; ces procédés sont l'*acupuncture* et le *moxa*. Ainsi que beaucoup d'autres pratiques propres aux peuples moins avancés que les Européens, ces procédés présentent, en effet, à côté de choses insignifiantes peut-être, d'autres choses très-ingénieuses et très-dignes d'attention.

L'acupuncture était naguère un moyen tout-à-fait étranger à notre médecine ; quelques essais semblent promettre qu'il nous fournira un instrument utile ; mais ces essais n'ont pas encore été assez variés pour qu'on puisse apprécier parfaitement ce moyen thérapeutique.

BERLIOZ, Mémoires sur les maladies chroniques, les évacuations sanguines et l'acupuncture ; Paris, 1816.

Quant au moxa, nous le possédons depuis longtemps, et sans doute il serait d'un emploi très-utile dans l'espéce de goutte dont il s'agit dans ce moment : nous entendons le moxa appliqué à la manière des Chinois, c'est-à-dire ne déterminant qu'une brûlure très-superficielle, mais répété et multiplié, comme il est d'usage chez eux. Or, le moxa des Chinois, formé d'une étoupe légère qui leur est offerte par une plante du genre des *artemisia*, n'a que l'épaisseur de deux plumes à écrire ; l'étoupe de ce moxa brûle parfaitement, mais lentement, et l'on n'attend point qu'elle soit entièrement réduite en cendres ; il doit rester un segment du petit cylindre à sa base ; en l'attirant à soi, on enlève l'épiderme, ou l'on trouve une vésicule ou une simple tache cendrée ; mais on se garde de produire de ces escarres profondes qui suivent notre manière ordinaire et trop peu variée d'appliquer le moxa. Les Chinois réitèrent communément, trois ou quatre fois, cette opération sur la surface douloureuse ; mais, dans les douleurs profondes, ils le multiplient considérablement. Le pansement de la peau, ainsi altérée par ce moxa, est facile ; il se fait au moyen d'une pelure d'oignon humectée avec de la salive et placée sur la petite plaie, ou encore au moyen d'un papier préparé pour cela. W. Ten Rhyne, qui nous fournit ces détails, raconte que son interprète était affecté d'une gonagre qui le faisait boîter et ramper en quelque sorte appuyé sur un bâton : le lendemain, dit-il, je le vois marcher vers moi exempt de toute incommodité ; il avait reçu l'application de plusieurs moxas. Il me montra son genou, où l'on remarquait plusieurs petites plaies recouvertes d'un papier particulier.

W. Ten Rhyne a vu ces moxas réussir des milliers de fois, non-seulement dans la goutte, mais encore dans toutes ces affections que l'on attribue à une *froide pituite*. Nous le répétons, il semblerait utile de transplanter chez nous cette manière d'employer le moxa; — si toutefois on ne préfère modifier et adoucir notre moxa ordinaire, ainsi que le conseillait Alph. Leroy : « **On** applique, dit-il, un morceau de drap sur la partie gonflée, et, sur ce drap, on fait brûler le moxa; sous le drap, il s'excite une transpiration et une chaleur, et lorsque cette chaleur va jusqu'à la brûlure, on retire le moxa; on répète plusieurs fois le jour la même opération, et, après l'avoir réitérée ainsi, il s'opère une résolution salutaire. »

On pourrait encore se servir, dans les cas où l'on ne veut opérer qu'une ustion légère et superficielle, d'un simple disque d'amadou, à l'imitation d'un fort habile praticien de cette capitale, ou, si l'on veut, à l'imitation des Grecs anciens qui employaient des champignons desséchés pour opérer de même une ustion légère, sans doute; tandis que pour se procurer des effets plus intenses, ils se servaient du *lin cru* : du moins, on voit qu'Hippocrate le conseille dans des cas où l'irritation est profonde et tenace, dans l'ischias rebelle : *urito autem lino crudo (de affect.)*.

De tels moyens seraient encore utiles dans la goutte appelée *froide*, avec les bains de vapeurs chaudes, les bains sulfureux, et les diaphorétiques légers à l'intérieur.

Nous avons dit que la goutte vague, imparfaite, était sujette à de graves rétrocessions : toutes les fois donc que cette goutte se montre avec une intensité inquiétante, et que l'on ne peut parvenir à la rendre articulaire, il faut la traiter avec une sérieuse attention. Ce qu'on peut faire de plus utile pour le malade, et ce qu'on opère le plus facilement alors, c'est de la transformer en affection cutanée. Pour opérer cet effet, on choisira entre les moxas, les sinapismes, les vésicatoires, l'*urtication* qui a été employée quelquefois, les exutoires divers et les autres moyens de l'art. Souvent on a trouvé de l'utilité à faire précéder ces tentatives d'une saignée inférieure.

Telles sont les notions, nécessairement incomplettes, que nous pouvons offrir en ce moment sur le traitement des diverses espèces de goutte anomale. Il convient de les développer par la lecture des meilleurs traités sur la goutte, traités que nous avons signalés.

D'ailleurs, dans le traitement des affections anomales qu'on vient de passer en revue, il faut toujours avoir soin de considérer les causes particulières qui ont amené ces affections, et s'occuper à détruire leur influence : *sublatá causá, tollitur effectus ;* c'est un axiôme trivial, mais d'une application extrêmement utile. — De plus, on doit toujours avoir égard aux complications de la goutte, et s'appliquer à les éliminer, s'il est possible, par des moyens appropriés, et qui soient à l'abri des contre-indications. — Enfin, il faut se souvenir d'une observation importante, par laquelle nous terminerons cet article.

De même que, dans la goutte articulaire, il y a des rétrocessions partielles de l'afflux goutteux ; de même que la goutte peut exister encore, aux pieds par exemple, tandis qu'une partie du principe goutteux s'est transportée ailleurs, sur le poumon, l'estomac, etc. ; ainsi, dans la goutte anomale, après un traitement en apparence heureux, et qui a, ce semble, transformé la goutte interne en goutte articulaire, on peut cependant n'avoir opéré qu'un retour partiel de la goutte sur l'articulation où elle se montre à l'extérieur : on est bien parvenu à produire une tumeur goutteuse articulaire, et le malade ne ressent que peu ou point de douleur sur l'organe précédemment entrepris ; cependant cet organe peut n'être pas entièrement dégagé, une partie du principe goutteux y demeure, quelquefois y travaille sourdement, et amène tôt ou tard des dégénérescences, mortelles peut-être. — Il faut donc, quand on est parvenu à transformer une affection goutteuse interne en goutte articulaire, ne point rester entièrement tranquille sur le sort du viscère antécédemment affecté ; il faut le surveiller, l'examiner dans les fonctions qu'il remplit, enfin s'assurer, par les moyens de l'art, s'il est rendu à son ancienne intégrité, etc. On peut redire à cet égard ce que Stoll a dit sur un autre point de l'histoire de la goutte : *gravis observatio.*

CHAPITRE IV. *Traitement préservatif* ou *prophylactique de la goutte.* — Un goutteux, chez lequel vient de se terminer heureusement une attaque de goutte, soit articulaire, soit interne, reste menacé de semblables douleurs, si l'on ne s'oppose à une nouvelle invasion de la goutte par des moyens convenables. Indiquons sommairement ce que nous entendons par ces moyens convenables. L'hygiène les offre surtout.

Circumfusa. — Les lieux élevés et à l'abri des vents du nord et d'occident, sont ceux que doivent choisir les goutteux pour leur habitation. Heureux ceux qui pourraient se transporter dans les pays chauds et y fixer leur demeure !

Van Swiéten rapporte qu'un homme qui était perclus de la goutte aux pieds et aux mains, fut entièrement guéri par trois années de séjour dans les Indes.

L'usage des bains tièdes, soit entiers, soit partiels, sous forme de pédiluves, a été conseillé par Desault, Lobb, et d'autres encore, comme préservatifs de la goutte. Il faut se borner à dire qu'ils produisent du bien. Des bains de vapeurs, tels que divers établissemens de cette capitale les offrent aujourd'hui, seraient encore plus utiles. — On a vanté les bains froids, les affusions d'eau froide, pour prévenir les retours de la goutte; les succès obtenus par ce genre de moyens, l'ont été dans les circonstances que voici : le sujet était exempt de toute atteinte actuelle de la goutte; il était jeune, robuste, et constitué de manière à réagir contre cette impression du froid. C'est dans de telles circonstances qu'on a pu conseiller, avec Grant, le marcher à gué dans une eau claire, comme pour la pêche, à l'imitation des anciens, qui se plongeaient ainsi, pour se préserver des douleurs des articulations, dans les eaux froides et rapides du *Cydnus;* ou que l'on a vu réussir le bain, par immersions momentanées, en le faisant suivre d'ailleurs de frictions avec des linges chauds et rudes, et d'un exercice un peu fort.

Applicata. Des vêtemens chauds, propres à favoriser la transpiration et à s'opposer à un refroidissement trop rapide, sont ceux qui conviennent aux goutteux. Ainsi, des vêtemens de laine, qui sont justes au corps, leur sont particulièrement utiles. On a prévenu des retours de podagre, en portant jour et nuit des chaussons de laine, qu'on remplaçait, dès qu'ils étaient humectés par la sueur, au moyen d'autres semblables bien secs et chauds, et qui étaient constamment recouverts d'enveloppes de taffetas ciré, dont les bords s'appliquaient exactement à la peau, et s'opposaient ainsi à toute évaporation. —Le lit du goutteux doit être composé d'après les mêmes vues; il doit être chaud, sans être trop mou; en particulier, il faut que les extrémités y soient tenues chaudement. —Les cosmétiques dont on fera usage, seront choisis entre ceux qui excitent les fonctions de la peau, au lieu de leur nuire; ainsi, l'on préférera en général les teintures alcooliques aux vinaigres aromatisés, etc.

Ingesta. Mais surtout ce qui a rapport à la nourriture doit être réglé avec soin. On a cru avoir trouvé dans de certains alimens, de certaines boissons, un moyen sûr de se garantir de la goutte. Peu importait, disait-on, le reste du régime. Celui-ci a conseillé le café, parce que dans les colonies d'Amérique, dans la Turquie, où cette boisson est fort usitée, on connaît à peine la goutte et la pierre ; d'autres ont conseillé le thé : c'était le préservatif dont se servit pendant quelque temps le cardinal Mazarin ; ce qui fit dire à Gui Patin : « le Mazarin prend du thé pour se garantir de la goutte , ne voilà-t-il pas un puissant remède contre la goutte d'un favori ! » Le médecin satirique eut raison cette fois. On compterait en vain sur l'efficacité d'un moyen tel que le thé , lorsqu'on vit au milieu des veilles, des soucis , des travaux d'esprit , des écarts de régime qui composent la vie de la plupart des courtisans et de ce qu'on appelle les hommes d'état.

Des faits certains attestent que la diète végétale , ainsi que la diète lactée , ont entièrement guéri des goutteux qui l'étaient depuis longtemps ; mais un tel régime ne peut convenir à tous les goutteux. Ceux qui se sont bien trouvés de la diète végétale , s'abstenaient encore des fruits aqueux et indigestes , aromatisaient leurs alimens , et avaient un soin particulier de faire beaucoup d'exercice. La diète lactée , comme la diète végétale , n'a guère réussi que sur des hommes jeunes et robustes , dont l'estomac ne répugnait point à ce genre d'aliment , et qui faisaient de même beaucoup d'exercice. Mais peut-être que la diète végétale n'a réussi pleinement que dans les cas où la goutte était le résultat d'une diète animale trop habituelle ; peut-être que la diète lactée n'a été parfaitement utile que chez des hommes dont la goutte était liée à des phlogoses intestinales ?

Une observation importante , c'est qu'il serait imprudent de passer subitement d'un régime fort et excitant à un régime aussi débilitant que la diète végétale ou lactée ; les maux les plus graves, des transformations de la goutte articulaire en goutte interne et viscérale , ont été la suite d'une pareille erreur.

La diète la plus convenable et vraiment la meilleure , est celle que la modération et la tempérance conseillent , et qui produit, après chaque repas, un sentiment de douce chaleur, de liberté , de bien-être intérieur ; une nourriture tirée à la fois des animaux et des végétaux , mais prise en petite quantité, des repas simples et point composés de beaucoup de mêts , produisent ces effets, en leur associant les autres moyens d'un bon régime. D'ailleurs, ces effets sont les premiers qu'il faille tâcher d'obtenir. Si les digestions ne se rétablissent parfaitement, la prédisposition goutteuse ne saurait être guérie ; c'est ce que Sydenham a remarqué avec tous les observateurs.

Excreta. Après avoir réglé ce qui a rapport à la diète, rien de plus important que de favoriser les excrétions, et en particulier celle de la peau. Les médecins qui ont mis les phénomènes de la goutte en rapport avec ceux que montrent les expériences de médecine statique, semblent avoir vu que le goutteux était d'autant plus éloigné de la goutte, que ses excrétions insensibles étaient relativement plus abondantes que les sensibles, observation toute semblable à celle que Révillon a faite pour l'hypocondrie. C'est d'après ces données que Barry, qui a remarqué que chez les personnes valétudinaires, qui prennent trop de liquides en proportion de leurs alimens solides, la transpiration insensible est souvent en défaut, leur conseille, et aux goutteux convalescens qui seraient dans ce cas, de prendre moins de boisson, et d'augmenter leur nourriture solide. Ce conseil résulte d'une observation délicate, mais qu'on aurait tort de regarder comme subtile ou imaginaire ; on verra, dans l'occasion, qu'il est fondé et qu'il est salutaire.

On favorise singulièrement les fonctions de la peau par les frictions faites avec des flanelles sèches et chauffées, ou parfumées avec des aromates. Boerhaave, Desault, Cadogan et d'autres rapportent des exemples extrêmement remarquables de goutteux entièrement guéris par cette pratique. Cadogan en particulier fait observer que ce sont les frictions qui entretiennent en bon état les chevaux qui font peu d'exercice. Il conseille donc aux goutteux de se faire frotter, soir et matin, dans leur lit, pendant huit ou dix minutes, et avec des gants de flanelle chargés de vapeurs aromatiques. Desault cite un exemple, connu dans une grande ville de France, d'un vieillard centenaire, qui, trente ans avant sa mort, s'était ainsi garanti de la goutte à laquelle il avait été fort sujet auparavant.

Gesta. L'homme qui veut se préserver de la goutte doit, en particulier, se livrer à l'exercice du corps. Entre les exercices, ceux qui sont forts ne doivent être pratiqués que sur la fin des digestions, et lorsque les fonctions excrétoires commencent à entrer en jeu. L'exercice à cheval conviendra surtout. Les exercices qui exigent peu de mouvement et d'efforts, comme le billard, le *tour*, la promenade, sont utiles immédiatement après le repas. — Cullen et Barthez ont remarqué que la simple *gestation* était insuffisante pour empêcher le développement de la goutte. En effet, plusieurs médecins célèbres de Paris se sont montrés fort sujets à cette maladie, bien qu'ils fissent beaucoup de mouvement en voiture. Il faut donc choisir ses exercices ; et, lorsqu'on veut s'en faire vraiment un moyen de guérison, il faut s'y livrer franchement, et ne

13

craindre qu'une chose, à savoir, de n'en pas faire assez. Voici un exemple à suivre à cet égard ; il est tiré des lettres de Loubet :

« Un jeune homme, à l'âge de vingt-cinq ans, était de la grosseur la plus énorme et la plus considérable dont on puisse se faire une idée. Il était fils unique, riche , ... et eut une attaque de goutte qui l'effraya ; il prit son parti, et chercha son remède dans l'exercice. Le lundi, il jouait à la paume pendant trois ou quatre heures de la matinée; le mardi , il donnait le même temps à jouer au mail ; le mercredi , il allait à la chasse ; il montait à cheval, le jeudi ; le vendredi , il faisait des armes ; le samedi, il allait à pied à une de ses terres , éloignée d'environ trois lieues, et en revenait le dimanche aussi à pied. Le remède fut si bon, qu'au bout d'un an et demi, il se trouva d'une taille très-ordinaire. Il se maria. Il a conservé ses exercices, qui l'ont débarrassé des humeurs dont il était engorgé, et d'une masse presque informe, il se fit un homme dispos et vigoureux, exempt de la goutte , et jouissant d'une parfaite santé. »

Le sommeil du goutteux doit être dans un juste rapport avec les besoins de sa constitution et de ses habitudes ; mais, comme pour les exercices , on ne doit s'y livrer qu'après que l'estomac est libre et quitte de la digestion : il faut donc, à l'exemple de Mead, supprimer le *souper* aux goutteux. — Quant aux plaisirs vénériens, s'ils sont suivis du plus léger affaiblissement , si, *post coïtum, animal triste*, dès lors ils sont nuisibles.

Percepta. L'homme menacé de la goutte doit éviter encore de se livrer aux travaux intellectuels qui demandent une application soutenue et une grande contention d'esprit ; en particulier, il doit s'abstenir de toute occupation après le repas. Mais il doit fuir, avec plus de soin encore, les passions vives et les affections tristes. Que cet homme, s'il lui faut occuper son esprit, le récrée par ces études agréables, qui n'ont besoin ni de la méditation, ni de l'état sédentaire du corps, par exemple, l'étude théorique des arts, de l'histoire naturelle, etc. Qu'il s'instruise en voyageant ; qu'il parcoure la France, l'Italie ; qu'il observe, au lieu de lire ; et qu'il laisse son esprit s'égayer de cette grande variété d'objets qui s'offriront à lui en spectacle.

Entre les divers préservatifs de la goutte, ces moyens de l'hygiène, sagement ordonnés, seront les plus utiles sans contredit ; en vain prétendrait-on les remplacer par de simples médicamens ou de simples pratiques médicinales.

Cependant on a osé vanter certains diaphorétiques actifs comme préservatifs de la goutte ; mais outre qu'ils se montreraient certainement insuffisans, sans l'assistance d'un régime exact, ils ne sauraient convenir chez les hommes pléthoriques avec un superflu sanguin évident, ni chez des individus doués d'une constitution extrêmement irritable.—Les diaphorétiques doux auraient des résultats plus généralement utiles. En effet, l'infusion de sauge, de romarin, dans du lait, a valu quelques succès à un empirique.

La saignée, pratiquée à différentes époques, a paru quelquefois s'opposer au retour de la goutte; elle a été recommandée dans cette vue par les anciens. Galien et Celse sont de ceux qui l'ont vantée surtout. Boerhaave, parmi les modernes, a fait des observations qui concourent avec celles de Celse et Galien. Toutefois, il est certain qu'un tel remède n'a réussi que chez des hommes éminemment pléthoriques. Il est certain qu'il a toujours été dangereux d'insister sur la saignée dans la goutte confirmée, et chez des sujets qui n'étaient plus jeunes et robustes. Souvent des saignées imprudentes n'ont opéré que le changement d'une goutte articulaire périodique, en goutte viscérale plus ou moins grave. Barthez attribue à cette pratique une apoplexie mortelle qu'il a observée.

Les ventouses scarifiées, les sangsues, ne feraient pas craindre les mêmes dangers, et ont suffi pour procurer de notables avantages. Bauer a conseillé en particulier les scarifications suivies de ventouses, dans une dissertation que Haller a jugée digne de faire partie de celles qu'il a recueillies ; Bauer faisait appliquer ses ventouses scarifiées sur le métatarse, ou le métacarpe : ce que nous avons appelé le *degré* de la goutte nous déterminerait à cet égard. Il répétait cette opération tous les trois mois, ou plus souvent. Il assure que ce moyen guérit radicalement la goutte, pourvu qu'elle ne soit pas ancienne ; *qu'elle n'ait pas plus de quatre ans;* et qu'il soit ainsi pratiqué tout le reste de la vie. Le régime propre à seconder les succès qui résultent de cette méthode, consiste dans le *ne quid nimis.*

L'application des cautères sur les extrémités a eu des avantages, et assez notables, pour que ce moyen mérite d'être regardé comme indispensable chez les personnes prédisposées aux attaques de goutte interne.

L'alkékenge a été vanté comme préservatif de la goutte (Voyez la *Flore médicale*). — On a attribué les mêmes vertus aux pilules savoneuses, et mieux au savon uni au nitre, et secondé par l'exercice du corps, ainsi que le conseille Boerhaave dans ses Consultations.

Les purgatifs ont été fort utiles dans les intervalles des attaques de goutte. Cheyne employait les purgatifs amers, comme la rhubarbe. Alph. Leroy leur préférait un laxatif composé d'un, ou au plus deux gros de séné, avec deux gros de sel de Glauber, bouillis dans trois petites jattes de bouillon aux herbes, et pris, pendant deux jours, à chaque déclin de lune ;

et cette époque, dit-il, n'est pas assignée en vain... Il assurait que les goutteux, fidèles chaque mois à ce petit laxatif, n'avaient que des accès de goutte très-modérés (*Manuel des goutteux*, p. 122). Pour nous, nous préférons aux meilleurs moyens d'évacuer les goutteux, celui que conseillait Grant, et qui consiste à les tenir à un régime très-sobre, et à leur prescrire un fort exercice. — Toutefois, il est essentiel de faire cesser la constipation chez les goutteux, et de leur procurer des garderobes à peu près journalières. On y réussit, en leur faisant prendre soit des lavemens huileux, soit un peu de rhubarbe, avant le dîner immédiatement, ou à l'aide du soufre et de la crême de tartre. On a conseillé les pilules d'Anderson, les grains de santé.... Mais ces médicamens, étant principalement aloëtiques, ne peuvent être prescrits indifféremment chez toute sorte de sujets.

Les amers, surtout les amers aromatiques, ont été regardés comme spécifiquement propres à garantir de la goutte. En effet, la fameuse poudre amère du duc de Portland, qui n'est autre que la poudre arthritique de l'ancienne pharmacopée de Paris, a souvent suspendu, pendant plusieurs années, des accès de goutte articulaire. Mais les goutteux finissaient, dit-on, par souffrir à l'intérieur et de la manière la plus grave. — Cependant, il paraît constant que les amers, dans les cas où l'estomac est libre de toute irritation, peuvent être utiles en rendant les digestions plus actives, si d'ailleurs on n'en fait point un usage trop prolongé ; si l'on ne se livre point à l'appétit qu'ils augmentent ; et si l'on ne tombe point dans les écarts de régime auxquels ils provoquent par cela même ; enfin, si l'on s'applique à en mesurer tellement les doses, que l'estomac ne soit que modérément excité, et en deçà de ce point où l'on rencontre la débilité indirecte qui suit constamment les excitations trop vives. Il est important d'ajouter que les amers n'ont guère réussi que chez les goutteux d'un tempérament lymphatique. On sait, au contraire, qu'ils ont produit la mort chez des sujets du tempérament sanguin nerveux, qui s'étaient opiniâtrés à s'en servir. Cette observation est ancienne ; elle est de Paul d'Egine, l. III, c. 18. Elle a été confirmée par les modernes, et nous dit pourquoi les amers ont eu leur plus grand renom chez les nations du nord de l'Europe. Des considérations analogues nous disent aussi pourquoi *la posca*, l'eau vinaigrée, a été recommandée comme un excellent préservatif de la goutte, en Italie (Bellini, *Epist. ad Lanc.*); pourquoi Marino, Carli, Malacarne, ont célébré les vertus antipodagriques de l'huile et du lait, et même de la graine de lin ; tandis que les médecins du nord ont proclamé les succès obtenus par le bois amer de Surinam, la drogue amère des

Indiens, l'elixir suédois, le gingembre, le piment, le tafia, les teintures de gayac, etc.

Les eaux sulfureuses, les eaux martiales, les pilules de Desault, composées d'éthiops martial, de squine, de canelle et de quinquina, enfin les sucs antiscorbutiques, etc., ne sont point des spécifiques antigoutteux, comme on l'a prétendu, mais ce sont d'excellens moyens dans les cas particuliers auxquels ils se rapportent.

Il faut se rappeler ici ce que nous avons dit plus haut des causes de la goutte ; elles se réduisent à la prédisposition, à une lésion de la digestion et de la perspiration, et enfin à une débilitation quelconque. Le traitement préservatif se réduit aussi à faire que l'état de prédisposition ne reçoive point ces dangereux développemens qui l'élèvent à l'état goutteux. Il se réduit à conserver ou à donner aux fonctions digestives et perspiratoires toute leur force et toute leur intégrité, et enfin à empêcher que le goutteux ne soit soumis à ces influences débilitantes sous lesquelles on a vu si souvent éclater les attaques de goutte.

Que l'on considère à présent ce que nous venons de conseiller à l'article des *circumfusa*, des *applicata*, des *excreta*; ce sont autant de moyens propres à exciter, à favoriser les fonctions perspiratoires, à empêcher qu'elles ne soient troublées. Ce que nous avons dit à l'article des *ingesta*, tend évidemment à éloigner des organes digestifs toute lésion, en évitant toute surcharge, ou, au contraire, en évitant toute débilitation, qui serait la conséquence d'une diète trop sévère, introduite subitement dans le régime. A l'article des *gesta*, nous avons dit quand et comment les exercices du corps étaient favorables aux fonctions digestives et perspiratoires ; ces exercices constituent un moyen préservatif très important. Mais, comme on a vu à l'article des causes, que des exercices trop violens ou trop prolongés ont au contraire développé la goutte, il est évident qu'ils ne doivent pas dépasser cette mesure de fatigue qui se répare au moyen des alimens et du repos ; qu'ils ne doivent pas, en particulier, amener de ces sueurs excessives et affaiblissantes, contre lesquelles les anciens se prémunissaient, dans leurs exercices gymnastiques violens, par des pratiques que nous n'avons point, par des onctions dont ils recouvraient toute la surface de la peau, et dont ils fermaient en quelque sorte tous les pores de cet organe. La fameuse sentence de Cadogan : *remedium in motu, quære sudando*, n'est donc vraie qu'avec ce commentaire. C'est par des vues semblables que nous reconnaissons d'heureuses influences à ces affections de l'ame qui nous excitent doucement, sans nous abattre, sans nous affaiblir, et que nous avons proscrit toutes celles dont les effets sont opposés à ceux-ci.

Que l'on considère ensuite les moyens préservatifs de la goutte, tirés des substances médicamenteuses, on verra que les succès qu'ils ont pu obtenir, ont consisté dans la production d'effets semblables à ceux que nous venons de signaler. C'est en favorisant les fonctions digestives que les amers et d'autres substances excitantes ont pu quelquefois être utiles dans des circonstances favorables et par une sage administration ; c'est en préservant l'estomac des phlogoses et des désordres qui s'en suivent dans les fonctions qu'il remplit, que les acidules et les adoucissans ont eu, à leur tour, de bons résultats. Les eaux sulfureuses, les diaphorétiques divers que nous avons indiqués, ont servi en augmentant l'activité des fonctions perspiratoires. Les remèdes toniques qui ont été vantés, avaient pour effet de protéger à la fois et les fonctions digestives et celles de la perspiration, et d'élever l'individu à un degré de force qui le rendait moins susceptible d'être débilité.

Mais, en outre, il faut reconnaître dans les moyens de la médecine un genre de puissance qui n'existe point dans ceux que nous offre l'hygiène. Il consiste dans l'emploi d'évacuations propres à suppléer celles qui auraient dû avoir lieu, soit par la peau, soit par les autres surfaces excrétoires, et à diminuer d'autant l'état de pléthore dans lequel se trouve l'homme menacé de la goutte. Ce moyen est précieux, et c'est à lui que se rapportent les saignées, les ventouses scarifiées, les purgatifs, etc. Mais que d'art il faut dans son application ! car l'effet des évacuans n'est pas seulement d'évacuer ; passé une certaine mesure qu'il est difficile de déterminer, un effet débilitant naît immédiatement, et, au lieu d'un résultat salutaire, éclatent des désordres funestes. Cette débilitation peut amener subitement l'attaque de goutte qu'on voulait éviter, et à la fois lui communiquer le caractère de goutte interne plus ou moins grave. Dès lors on voit qu'entre ces moyens, ceux qui doivent être préférés sont en général ceux qui produisent les évacuations les plus légères, et ne peuvent donner lieu à une débilitation sérieuse. D'autres considérations, répandues dans le cours de cet ouvrage, feraient préférer encore les évacuations qui s'exercent sur les extrémités, non loin des articulations, et qui jouissent d'un effet révulsif, protecteur des viscères les plus importans à la vie......

Nous venons d'indiquer les élémens rationnels d'un traitement prophylactique de la goutte : il nous reste à dire un mot d'un traitement perturbateur que quelques médecins ont essayé ; nous voulons dire le traitement antivénérien connu. On sait que le traitement avec salivation n'avait eu que des effets funestes. Mais, dit-on, les frictions unies aux sudorifiques ont préservé de tout retour d'attaque de goutte. Schœnheydèr a vu de semblables succès obtenus par le muriate oxigéné de mercure. Reste à savoir si, dans ces cas, le virus vénérien n'avait point emprunté quelques apparences goutteuses , et n'a point trompé les observateurs; car le mal vénérien a aussi, comme l'on sait, ses métamorphoses : *multifacio experientiam repetitam.*

ᴮᴼᴰᴵᴺᴱᴬᵁ, *Ergo arthritidis gentilitiæ et venereæ eadem curatio; Parisiis,* 1584.
ᴸᴼᵀ, *De arthritide, incongrui mercurialium usus effectu; Halæ,* 1759.

Quoi qu'il en soit, il nous est difficile de croire à un préservatif spécifique de la goutte. Les motifs qui se sont présentés à nous, lorsqu'il s'est agi d'un spécifique curatif, se représentent encore ici, et s'opposent à cette idée d'un remède unique antigoutteux. Mais nous venons de voir, au contraire, avec quel discernement devaient être employés les moyens auxquels on a prétendu attribuer cette propriété. Un traitement vraiment prophylactique de la goutte devra donc être calculé sur les causes, l'espèce de la goutte, l'âge, le sexe, le tempérament du sujet, et devra présenter comme principaux moyens ceux qu'offre l'hygiène, et surtout ceux que Musgrave a proclamés dans cette belle et utile sentence : *natura paucis contenta est, et temperantia çum actione contra podagram* προφυλακτικὴ.

ᴬᴸᴮᴱᴿᵀᴵ, *De podagrâ præservandâ; Halæ,* 1729.
ᴰ'ᴼᴸᴵᵛᴱᴿᴬ, Considérations médicales sur les moyens de prévenir , à l'aide de l'hygiène, le développement de la goutte héréditaire; Annales de médecine de Montpellier; février et mars, 1816, etc.

RÉSUMÉ. — THÉORIE DE LA GOUTTE.

Après avoir traité séparément de toutes les parties dont se compose l'histoire de la goutte, après avoir, en quelque sorte, *analysé* cette matière, et successivement examiné chacun des élémens dont elle est formée, on peut réunir, par une espèce de *synthèse*, tous ces élémens divers , les réduire à un petit nombre de groupes distincts, les rattacher à des vues générales, d'où le lecteur saisira facilement tous les détails ; enfin on peut montrer que tous ces rameaux , toutes ces ramifications, dans lesquels s'égarerait un lecteur léger et peu attentif, aboutissent à un petit nombre de branches et à un tronc unique.

Ce tronc unique , cette idée fondamentale paraît être celle-ci :

§. 1. Sous l'influence de causes qui ont altéré la digestion et la perspiration, et donné lieu à un état de pléthore, une matière, destinée à être excrétée, ne l'a pas été ; le système

lymphatique reste engorgé de cette matière, qui devient celle
de la goutte (*Nature de la goutte*).

Cette idée fondamentale comprend les suivantes, qui en sont,
pour ainsi dire, les branches principales.

§. ij Dans une nosologie faite sur le plan de celle de
J.-P. Frank, il faudrait traiter de la goutte à l'article des
retenta (*Classification*).

§. iii. Cette matière, retenue et privée de sa destination naturelle, s'altère, se vicie, et devient une source d'irritation
sur les points où elle se trouve, sur les points où elle est transportée. Les lois des prédispositions déterminent ces irritations
sur une partie plutôt que sur une autre, ou sur les articulations
(*goutte articulaire*), ou partout ailleurs (*goutte anomale*).
Ces irritations étant élevées à un degré, et ayant pris des formes et des développemens susceptibles d'être observés et décrits, la goutte existe alors sous les traits d'une phlegmasie,
articulaire ou autre, d'une phlegmasie des tissus fibreux ou
des autres tissus, ou sous les apparences de ces autres affections
moins connues, que l'on appelle des névroses, des fièvres, etc.

§. iv. Si l'on se borne à prendre l'histoire de la goutte à ce
point où ses phénomènes sont le plus manifestes, en ralliant
cette histoire à celle de toutes les autres affections pathologiques, on peut dire :

La phlegmasie considérée en général, cette affection si communément observée, et à laquelle appartiennent la plupart
des maladies, quelques dénominations qu'elles aient reçues ;
la phlegmasie a deux modes ou deux espèces. Il y a des *phlegmasies fixes* et des *phlegmasies mobiles*. — L'érysipèle, en-
visagé sous tous ses rapports, offre un exemple de la phlegmasie
mobile.

§. v. Le *système lymphatique* est singulièrement mis en
jeu et affecté dans la *phlegmasie mobile* (*Voyez* plus bas
§. xi).

§. vi. La *phlegmasie mobile*, observée chez l'homme
adulte dans les régions articulaires ou partout ailleurs, mais
avec les circonstances que nous avons décrites, a été nommée
goutte, *podagre*, *chiragre* ; *goutte viscérale*, *interne*, selon
le lieu de son séjour ; *irrégulière*, *vague*, *anomale*, lorsqu'on
l'a considérée particulièrement sous le rapport de la mobilité,
son caractère dominant (*Différentes espèces de goutte*).

§. vii. Outre que la phlegmasie mobile, nommée goutte,
vient à la suite d'une *lésion des fonctions digestives et perspiratoires* et de la *pléthore* qui en résulte, sa manifestation
a été précédée d'une *action débilitante* quelconque ; elle éclate
de préférence sur les organes qui y sont *prédisposés*. Les causes
multipliées auxquelles on attribue le développement de cette

phlegmasie, se réduisent à ceci.—Nous y trouvons de plus un sûr moyen de *diagnostic*, d'après lequel on la distingue facilement d'autres affections semblables que le *froid* produit (*Causes et diagnostic de la goutte*).

§. viii.. La goutte étant la suite d'une *pléthore*, il faut que le superflu qui constitue cette pléthore soit évacué ; ou bien il sera déposé à l'intérieur, plus ou moins loin des centres de la vie, si les organes destinés à l'expulser ne possèdent point naturellement, ou ne peuvent artificiellement recevoir la force nécessaire pour opérer cette expulsion entière (*Terminaison de la goutte*).

§. ix. Ces expulsions ou ces dépôts se font sur des points d'autant plus éloignés des centres vitaux, qu'il y a plus de force et d'énergie vitale ; d'autant plus rapprochés du foyer de la vie, que la faiblesse est plus grande.

§. x. Aux divers degrés d'énergie vitale correspondent certains aspects et comme certains *degrés* de la phlegmasie goutteuse, degrés par lesquels s'opère sa révolution chez l'homme goutteux. Cette correspondance, dont nous avons été frappés singulièrement, et que nous nous sommes appliqués à signaler, parce que nous ne connaissons personne autre qui se soit livré à ce genre d'observation, cette correspondance a ces avantages considérables, qu'une fois le degré de la goutte reconnu, la période de l'histoire du goutteux déterminée, le degré des forces du malade se trouve en même temps apprécié, le pronostic est rendu plus sûr et plus général, et le traitement, dirigé d'après des vues plus élevées, ne se rapporte pas seulement aux accidens actuels et passagers, il s'oppose encore aux dangers à venir et aux dégénérescences prévues (Règle importante pour le *pronostic* et le *traitement*).

§. xi Une maladie qui naît après une diminution de la perspiration, lorsque des matières destinées à être excrétées sont retenues au dedans de l'économie, devait être, comme nécessairement, lymphatique, et affecter en particulier un système qui est l'organe général de la perspiration, des excrétions..... —En retour, c'est parce que cette affection est essentiellement lymphatique, qu'elle est aussi essentiellement mobile ; elle suit les lois d'après lesquelles est gouverné ce système, qui est encore l'organe des métastases et des crises. — C'est par la même raison peut-être que la goutte et toutes les phlegmasies mobiles tendent à la périodicité, si toutefois le système lymphatique étant l'organe des crises, il est vrai que le retour des mêmes accès tienne à ce que la crise qui finit étant insuffisante, il est nécessaire qu'un autre accès, suivi d'une autre crise, soit excité, lequel accès sera suivi d'un autre, et d'autant d'accès et de crises qu'il sera nécessaire pour que la crise soit complette. — Un signe plus certain de la nature lymphatique de la goutte, c'est sa présence sur toute sorte de tissus et d'organes. — Mais, jusqu'à ce jour, on n'a point assez remarqué que la goutte est très-fréquemment sur le tissu fibreux, à l'intérieur du corps, aussi bien que sur les articulations (*goutte fibreuse*). Cette observation est importante sous le rapport du diagnostic, du pronostic et du traitement. Elle pourra servir d'ailleurs à éclaircir l'histoire, si obscure encore, des affections nerveuses, qui seront distinguées peut-être en affections de l'enveloppe et affections du nerf lui-même. — La sensation du frisson, l'*aura arthritica*, ne sont-ils pas encore des signes du caractère lymphatique qui appartient à la phlegmasie mobile manifestée sous les apparences de la goutte ? — Le même caractère se retrouve dans la manière dont elle affecte souvent les tissus et les organes de notre corps, lors même qu'elle s'y arrête quelque temps, et se rapproche ainsi de la phlegmasie fixe ; elle conserve cependant des traits qui la distinguent, et montrent de plus qu'elle est essentiellement une affection lymphatique. En effet, tandis que dans les phlegmasies fixes l'affection est en général bornée à l'organe ou à la portion d'organe primitivement envahis, dans la goutte elle s'étend fort irrégulièrement et sur cet organe et sur les organes environnans, ce qui tient non-seulement à la mobilité de l'affection, mais encore à ce qu'elle est bien plus l'affection des *faisceaux* lymphatiques, qui se distribuent à la fois à cet organe et aux organes environnans, que l'affection de ces organes eux-mêmes. Qu'on se rappelle l'observation de *migraine goutteuse*, que nous avons donnée dans le cours de cet article, et ceci deviendra sensible. — La goutte étant donc une affection lymphatique, il est tout simple qu'elle se fasse remarquer par des produits lymphatiques, des flux lymphatiques, des concrétions et des engorgemens, qui sont comme le sédiment de ces flux ; mais ces concrétions, ces engorgemens pourront à leur tour convertir cette affection, originairement mobile, en affection fixe, et cependant solliciter les retours de la même phlegmasie, mobile encore, sur les points où ils existent, en vertu d'une loi générale de l'économie : *ubi stimulus, ibi affluxus* (*La goutte, maladie lymphatique*).

§. XII. Nous trouvons une ressemblance exacte entre l'érysipèle et la goutte. A ces deux maladies ressemblent les affections *laiteuses*, affections qui se développent comme la goutte, sous l'empire d'une pléthore antécédente. Ces maladies et d'autres encore, en général toutes celles qu'on pourrait légitimement appeler lymphatiques, ne sont peut-être qu'une seule et même affection, ne sont que des apparences diverses d'un même état, et ne diffèrent entre elles que par les circonstances ; le fond est identique. Quelque variée que soit donc la goutte, et quelque part qu'elle existe, sur les articulations, sur les viscères, sur les tissus fibreux et autres, elle n'est peut-être qu'une des formes de la phlegmasie mobile. Il est certain du moins qu'entre l'érysipèle et la goutte rétrocédés, et les affections laiteuses à l'intérieur du corps, et, pour que tout soit semblable, sur un même organe, on ne voit point de différences ; mêmes phénomènes vitaux, mêmes caractères physiques, même lésion organique, mêmes traitemens utiles ; il ne s'agit plus effectivement de la goutte, ni d'érysipèle, ni d'affection laiteuse, mais d'une phlegmasie de nature mobile. — Ces noms divers de goutte, d'érysipèle, d'affection laiteuse, donnés à une maladie qui est Une, ne seraient donc que des noms imposés à ses traits les plus saillans. Le nom de goutte aurait été donné d'abord à la phlegmasie mobile placée sur les articulations, et par suite aux autres accidens de la phlegmasie mobile, que l'attention aurait reconnus, et que l'imagination aurait liés aux affections articulaires exclusivement. Le nom d'érysipèle aurait été attribué à la phlegmasie mobile observée sur la peau, puis aux autres apparences de la même phlegmasie, considérée comme affection cutanée susceptible de rétrocession. On aurait cru devoir lui donner un nom particulier chez la femme, après les couches et le sevrage..... — Mêmes considérations pour les autres affections qui se rapportent à la phlegmasie mobile.

Mais que l'on vienne à fixer avec attention l'histoire toute entière d'une personne goutteuse. Avant d'être attaquée de ce qu'on reconnaît généralement pour la goutte, elle a été sujette à des affections, soit érysipélateuses, soit dartreuses, à des affections mobiles en général, et où le caractère de phlegmasie a été plus ou moins marqué. Ces mêmes phénomènes, qui avaient précédé la maladie goutteuse articulaire, se sont montrés encore dans ces intervalles de temps où le malade, libre de ce qu'il appelait la goutte, était tourmenté d'affections assez variées, externes et internes, et toujours susceptibles d'être rapprochées de la phlegmasie mobile. — Ce que je viens de dire d'une personne goutteuse, on pourrait le dire également d'une personne qui a été principalement affectée par des érysipèles, et qui, au premier abord, ne vous parle que de cet accident. Interrogez-la sur les affections qui ont précédé celles-ci, ou qui ont alterné avec elles, elle vous parlera aussi de dartres, de chaleurs mobiles, d'éruptions diverses, mobiles de même, de douleurs vagues, articulaires et autres, etc., etc. (*Rapports de la goutte avec d'autres maladies*).

Ces vues pourraient s'étendre beaucoup plus loin.

§. xiii. Il est certain du moins que, pour ce qu'on appelle

la goutte, soit à l'extérieur, soit à l'intérieur du corps surtout, il faut se garder de ne voir dans les affections et les douleurs qu'elle produit, qu'un être abstrait, qu'un *je ne sais
quoi* appelé *goutte*; mais il faut la considérer comme une
phlegmasie aiguë ou chronique, intense ou légère, toujours
mobile plus ou moins, et cependant susceptible de fixité......

§. xiv. C'est à ces mêmes considérations que tout le *traitement* se rapporte. — On y a égard principalement à la nature
lymphatique de l'affection, aux causes qui l'ont amenée, à sa
mobilité, à sa qualité de phlegmasie. — Et d'abord pour le
traitement empirique :

§ xv. Les avantages attribués aux *cataplasmes émolliens
alcoolisés*, tiennent à ce qu'ils diminuent la pléthore, en excitant une grande perspiration sur une surface considérable,
tiennent à ce qu'ils entraînent la matière à excréter, les flux
séreux et lymphatiques, vers les points qu'ils affectent dans
les circonstances favorables et loin des organes les plus importans à la vie, à ce qu'ils l'y maintiennent jusqu'à expulsion
entière, dernier effet qui dépend de l'irritation particulière qui
leur est propre, et qu'ils opèrent ordinairement.

§. xvi. Le *quinquina* s'adresse, ce semble, à la périodicité
de l'affection ; et c'est en diminuant la pléthore que des évacuations ont utilement précédé l'emploi du quinquina.

§. xvii. Les *sangsues*, conseillées par Paulmier, font tomber l'inflammation locale, la phlegmasie proprement dite, et,
appliquées dans une mesure suffisante, elles entraînent à la
fois les flux lymphatiques qui lui sont associés. Ce moyen,
réuni aux précédens, offre aux goutteux les plus grandes espérances, parce qu'il offre au médecin des moyens efficaces,
que l'inhabileté transformerait difficilement en moyens dangereux.

§. xviii. Les *purgatifs*, dans la goutte, auraient des effets
salutaires en diminuant la pléthore, si, entre autres inconvéniens, ils n'avaient celui d'opérer à la condition d'une irritation, et ainsi ne donnaient trop souvent lieu à des gastrites et
à des entérites, affections auxquelles les goutteux doivent
être regardés comme prédisposés; mais d'ailleurs on sait que
toute évacuation n'est pas utile : *quæ ducere opportet quo
maximè vergant eo ducenda per loca convenientia..... si à
qualibus oportet purgari, purgentur, conducit et facilè ferunt : sin minùs, molestè* (Hippocrate).

§. xix. Or, les *loca convenientia*, dans la goutte, les points
vers lesquels il faut regarder que la matière goutteuse tend et
doit être conduite, ce sont, en général, les points articulaires
des extrémités, et ensuite la peau ; la matière *à quale oportet
purgari*, est la matière de la perspiration retenue, les flux

séreux et lymphatiques, et peut-être, en particulier, cette matière fétide dont nous avons parlé à l'article des cataplasmes émolliens alkoolisés ; à quoi il faut ajouter les afflux résultans de la phlegmasie, lorsque les irritations se sont élevées au point de développer cet état pathologique.

Les voies urinaires et le liquide qu'elles portent semblent aussi nous offrir cet *à quale oportet purgari*, et ces *loca convenientia*; mais, il faut en convenir, nous n'avons pas encore d'instrument propre à modifier la sécrétion des urines, comme il le faudrait pour ce but thérapeutique.

Si du traitement empirique nous passons au *traitement méthodique*, ce sont les mêmes vues et les mêmes pratiques.

§. xx. *Dans la goutte articulaire*, les afflux se trouvant sur les *lieux convenables*, loin des foyers vitaux, ce qu'il y a de mieux à faire, c'est de les y maintenir, c'est d'abaisser ou d'élever, dans une mesure convenable, toutes les circonstances de ces afflux : la phlegmasie, la fièvre, la douleur, les forces du malade et ces afflux eux-mêmes ; c'est enfin d'évacuer ces afflux. Tous les moyens de traitemens que nous avons conseillés, toutes les méthodes importantes que nous avons fait connaître, en les rangeant dans ce qui nous a paru le meilleur ordre, en les exposant avec le plus de clarté possible, aboutissent à ces diverses indications. Tout ce qui s'en éloigne est au moins hasardé.

Rendre la force aux organes fatigués, éloigner du malade la cause du mal qu'il a enduré, et le fortifier contre elles, c'est le secret de la convalescence.

Les traitemens applicables aux diverses espèces de goutte articulaire sont encore assujétis à ces mêmes règles, et n'en diffèrent que par des circonstances accidentelles : le fond est le même.

§. xxi. *Dans la goutte hors des articulations*, il faut de même avoir égard à la mobilité de l'affection, à sa qualité de phlegmasie, à la pléthore lymphatique.

Sa mobilité fait une loi de chercher, par les moyens de l'art, à la rappeler et à la fixer loin des organes les plus importans à la vie, sur les points du corps où elle ne saurait exercer que de faibles ravages, et où elle est le plus susceptible d'être entraînée. — Les *degrés* de la goutte doivent nous guider particulièrement dans ces opérations. — En même temps, les moyens qui ont dans leur emploi extérieur un effet répercussif, sont administrés à l'intérieur ; ils opèrent ce même effet répercussif, mais dans une direction salutaire ; c'est l'explication du nom d'*antigoutteux*, donné au camphre, à l'éther, aux sulfureux, etc.

D'autres moyens sont dirigés contre la pléthore lymphatique et la phlegmasie. Ainsi des évacuations sanguines sont pratiquées, *per loca convenientia*, sur les pieds, et ensuite sur la peau, le plus près possible des points occupés par la phlegmasie. Les vésicatoires servent à opérer encore des évacuations utiles; ils ont au moins cet avantage de transporter sur la peau la phlegmasie mobile, et de favoriser l'échange d'une phlegmasie interne contre une phlegmasie cutanée. Après les préparations convenables, les cataplasmes émolliens alkoolisés produisent les meilleurs effets, en déterminant l'évacuation de flux séreux et lymphatiques considérables, en diminuant cette pléthore lymphatique, la source et l'aliment de l'affection goutteuse.

Les autres moyens de traitement rentrent dans la thérapeutique générale.

§. XXII. Les préservatifs employés jusqu'aujourd'hui dans la goutte, agissent principalement en s'opposant plus ou moins aux causes de cette maladie, c'est-à-dire en excitant la digestion, la perspiration, en éloignant du malade toute influence débilitante. On voit, d'après cela, quelles qualités devrait réunir un *spécifique* antigoutteux *préservatif* : en général, il devrait s'opposer aux diverses causes de l'affection, et produire le triple effet qui vient d'être indiqué. — Un *spécifique curatif* ne le serait véritablement qu'à la condition de faire tomber la phlegmasie et d'évacuer à la fois *qualia oportet et per loca convenientia*. (*Spécifiques*).

§. XXIII. Les réflexions que nous avons faites sur la goutte comme maladie lymphatique, éclairent encore le traitement, en aidant le diagnostic dans beaucoup de cas de goutte interne, etc., mais surtout en déterminant vraiment le *quale oportet*....., en conseillant de préférence les moyens qui amènent une excrétion lymphatique abondante.

Je me suis servi, dans le cours de cet ouvrage, du mot *lymphatique*; j'ai dit le *système lymphatique*, les *vaisseaux lymphatiques*, de préférence au *système absorbant*, *vaisseaux absorbans*, parce qu'en effet le mot lymphatique est ici préférable à celui d'absorbant, qui donne une fausse idée, en réduisant le système lymphatique aux seules fonctions de l'absorption, tandis qu'il paraît en avoir une infinité d'autres. Cependant je dois déclarer que le mot lymphatique ne me satisfait point, puisque le système de vaisseaux auquel il se rapporte conduit aussi d'autres liquides que la lymphe proprement dite; et tout simplement les noms de *vaisseaux blancs*, de *système des vaisseaux blancs*, vaudraient mieux, ce me semble.

§. XXIV. Les remarques que nous avons faites sur les rapports de la goutte avec l'érysipèle, avec les affections laiteuses, etc., sont loin d'être seulement spéculatives; elles sont pour le traitement d'une haute importance, et nous ont procuré des résultats vraiment précieux. Nous avons appliqué au traitement des érysipèles, des affections laiteuses, certaines méthodes qui sont dans la goutte d'un effet remarquable, et cette pratique a été couronnée par les plus heureux succès. — En particulier, nous avons employé les cataplasmes émolliens alkoolisés dans des érysipèles chroniques compliqués d'affection des glandes qui environnaient l'engorgement, dans des érysipèles qui tendaient à l'induration, et contre lesquels nous avions inutilement employé les moyens ordinaires; les cataplasmes émolliens alkoolisés ont dissipé et les engorgemens érysipélateux, qui étaient considérables, et les engorgemens glandulaires qui les accompagnaient, avec une facilité et une rapidité admirables.

D'autres faits nous assurent encore que l'on peut étendre plus loin, et à des situations fort graves, les effets de cette thérapeutique. Ces détails, étrangers à la goutte proprement dite, pourront être donnés ailleurs; ils montreront de plus en plus l'étroite alliance qui existe entre les affections diverses du système lymphatique, du système des vaisseaux blancs, entre une saine pratique et les vues que nous avons développées.

Nous devons, en terminant, donner exactement les titres des dissertations et traités dont nous avons simplement nommé les auteurs dans le cours de cet ouvrage, en même temps que nous en indiquerons d'autres que nous n'avons pas eu l'occasion de citer, et qui cependant ne sont point sans mérite :

DEMETRIUS PEPAGOMENUS, *De podagrâ liber, quem ab eo petivit Imperator Michael Palæologus; Parisiis*, 1558.

Ouvrage où l'on trouve des pratiques utiles, oubliées aujourd'hui, et telles cependant que le génie de Sydenham en avait inventé de semblables.

CORNEJO (s.), *Discurso preservativo de la gota, ad Philippum* II..... *Otro discurso;* in-4°. *Madrit.*

AUBRY (J.), Abrégé où l'on voit que les gouttes sont maladies curables; in-8°. Paris, 1620.

BARTHOLIN, *De guttâ seu morbo articulari; Hafniæ,* 1664.

TACHENIUS (otto), *De morborum principe; Brem.,* 1668.

BORRICHIUS, *De podagrâ; Hafniæ,* 1679.

COLBATCH (J.), *Treatise of the gout; London,* 1697.

DESAULT (pierre), Dissertation sur la goutte; in-12. Paris, 1738.

LIGER (C. L.), Traité de la goutte; Paris, 1753.

ROBINSON (nic.), *Essay upon the gout and all gouty affections;* in-8°. *London,* 1756.

LOUBET, Lettres sur la maladie de la goutte; Paris, 1758.

CÓSTE, Traité pratique de la goutte; Paris, 1764.

PONSART, Traité méthodique de la goutte; Paris, 1770.

CADOGAN (will.), *On the gout and all chronic diseases; in-8°. London, 1772.*

PIETSCH (J. G.), *Geschichte practischer, Fælle von Gicht, und Podagra; in-4°. Halæ, 1774.*

GRANT (will.), *Some observations on the origin, progress and method of treating the atrabilious temperament and gout; London, 1779.*

CLERK, *Essays and observations. Edinburg,* volume III, page 425.

ACREL, *De nutrimento corporis superfluo, ut vera arthritidis causâ; Upsaliæ, 1787.*

Les médecins qui ont dit plaisamment que la goutte consistait dans un *excédent de la recette sur la dépense,* ont proposé la même doctrine et reconnu un fait qui est constant, et sur lequel nous avons dû plusieurs fois insister.

PARKINSON (james), *The cure of the gout proposed on rational principles; in-8°. 1805.*

SCAVINI (G. M.), *Sul'a Gotta e sui Gottosi cenni patologici;* in-8°. Torino, 1816.

Ouvrage dans lequel on trouve un grand nombre de vues fort ingénieuses.

SCUDAMORE (C.), *Of the gout and rheumatism. London,* in-8°. Voy. ses traductions.

Il y a enfin un certain genre d'ouvrages sur la goutte que nous ne devons pas entièrement passer sous silence. S'ils ne sont point fort importans pour les goutteux, ils peuvent leur être agréables : nous voulons parler des *éloges de la goutte ;* car non-seulement on s'est occupé du soin de prévenir et de guérir la goutte, mais encore quelques hommes d'esprit, à l'imitation de Lucien, se sont amusés à célébrer cette maladie et à lui offrir un encens poétique. Parmi les chantres de la goutte, on distingue Erasme et Cardan. — Nous avons en français un *Eloge de la goutte ;* le but de l'auteur est de prouver, le plus gaîment possible, que *l'origine de la goutte est des plus nobles,* et d'une noblesse extrêmement ancienne ; qu'elle a un mérite et une puissance incontestables ; enfin qu'elle procure aux goutteux les plus grands avantages.

FIN DE LA PREMIÈRE PARTIE.

SECONDE PARTIE.

RECHERCHES PRATIQUES

SUR

LA PATHOLOGIE,

LE TRAITEMENT DU RHUMATISME,

ET

LES MOYENS DE PRÉVENIR CETTE MALADIE;

TRADUIT DE L'ANGLAIS

DE M. JAMES JOHNSON.

RECHERCHES PRATIQUES

SUR

LA PATHOLOGIE,

LE TRAITEMENT DU RHUMATISME,

ET

LES MOYENS DE PRÉVENIR CETTE MALADIE.

———

Le Rhumatisme est beaucoup moins dangereux que la Phthisie pulmonaire, sans doute : mais il est bien plus fréquent, en ce pays, que cette dernière affection ; et si nous avons égard au grand nombre de personnes, de tout rang et de tout âge, qui en sont attaquées dans toutes les classes de la société : si nous considérons, en même temps, le caractère chronique et opiniâtre que le rhumatisme revêt trop souvent : nous pouvons établir comme une vérité, qu'aucune autre maladie du catalogue nosologique n'ajoute davantage aux afflictions humaines, dans ce climat si variable. Quoique la triste influence de cette affection s'étende sur tout le globe habitable, cependant nulle part, peut-être, on ne rencontre aussi souvent, cet *enfant fécond* des soudaines vicissitudes de l'atmosphère : chaque vent qui souffle répand au loin les semences du rhumatisme, sur toute la population de l'Angleterre. En conséquence, l'étude approfondie de ce douloureux fléau, qui déssèche, pour ainsi dire, le bonheur de la vie dans sa racine, en entravant le mouvement, en bannissant le repos, en attaquant les facultés de l'esprit et du corps, est particulièrement nécessaire dans un ouvrage du genre de celui-ci, et formera une suite convenable à l'excellent article sur la goutte que nous venons de terminer (1).

Avant d'entrer en matière, il est à propos de remarquer que les rhumatismes aigus et chroniques étant une maladie très-commune parmi les gens de mer, il est peu de médecins qui aient eu autant d'occasions d'observer cette maladie sous ses formes variées, que ceux qui pratiquent l'art de la médecine dans le service naval.

Désirant donc renforcer ma propre expérience, qui toutefois est assez étendue, par celle de mes confrères, j'ai adressé une série de questions sur ce sujet à un grand nombre de mes amis, médecins de la marine, dans les talens et les connaissances desquels j'ai la plus grande confiance. Ils m'ont généreusement et libéralement communiqué leurs observations. Mais, comme on devait s'y attendre, il se trouve, sur certains points, des différences d'opinions; à cet égard, voici le parti que j'ai cru devoir prendre : Je renferme, dans mon texte, les sentimens de la majorité et le mien propre, et je donne, sous forme de notes, les traits les plus marquans de dissemblance et d'originalité, qui n'auraient pu entrer d'une manière heureuse dans la peinture générale de la maladie, et dans l'exposé des règles de son traitement. En conséquence, ce traité peut être regardé comme l'œuvre de divers praticiens de la médecine navale, qui ayant consacré plusieurs années de leur vie au service de leur pays sous des climats différens, poursuivent aujourd'hui leur carrière honorable dans la pratique privée.

Si quelque mérite existe dans mon travail, c'est donc à mes confrères dont les noms suivent, et à quelques autres, qu'on doit le rapporter.

---

(1) Pour l'intelligence parfaite de cette phrase, il faut savoir que l'auteur a réuni, dans un volume *compact*, un traité d'*hygiène*, aux autres dissertations qu'il indique en ce moment. A cet avertissement, qui est à l'usage du lecteur, je dois ajouter ici mes remercimens à M. le D. Johnson, pour le jugement favorable qu'il porte de mon ouvrage; et d'ailleurs faire observer que les motifs qui ont conseillé à ce médecin de consacrer aux habitans de l'Angleterre ses recherches sur le rhumatisme, nous ont de même sollicités à offrir son livre à nos compatriotes. Car les rhumatismes, pour être un peu moins fréquens en France qu'ils ne le sont en Angleterre, n'en sont pas moins très-répandus : ils le sont même extrêmement dans nos départemens maritimes, dans les parties élevées ou humides de notre territoire; et, eu égard à l'étendue de ce territoire et à notre grande population, il y a peut-être encore plus de rhumatisans en France qu'en Angleterre.

Ici l'auteur inscrit les noms de messieurs :

D. J. H. Dickson , M. D. F. H. S. , médecin, résidant à Clifton ; Duncan M. Arthur, M. D. ancien médecin de l'hôpital royal de Deal ; D. Porter, D. Henderson , et D. Félix, de Bristol, J. B. Speppard, écuyer, chirurgien à Witney, dans la province d'Oxford ; Archibald Robertson, D. M. à Edimbourg ; D. Quarrier, au fort Monckton ; M. Cunningham, chirurgien du vaisseau le *Rochefort*.

et il se déclare fort redevable envers tous ces messieurs, particulièrement envers celui qu'il a nommé le premier. Il publie avec reconnaissance, la candeur et la générosité qu'ils ont mises dans leurs communications ; et le plaisir qu'il en a ressenti, il l'éprouve encore en proclamant ce qu'il doit à ses honorables confrères.

§ 1er. — SYMPTÔMATOLOGIE. L'invasion du rhumatisme aigu ou, comme on le dit quelquefois, de la fièvre rhumatismale, est ordinairement signalée par plusieurs de ces phénomènes qui précèdent ou accompagnent l'invasion des autres *phlegmasies ;* savoir : la lassitude, l'inappétence, l'abattement des forces musculaires et nerveuses, les alternatives de frisson et de chaleur, la fréquence du pouls, un sentiment de douleur partout le corps, la soif et la fièvre. — Dans l'espace de douze ou vingt-quatre heures, paraissent les symptômes locaux et caractéristiques.— A savoir : des douleurs, et en général de la rougeur, sur deux, trois ou un plus grand nombre d'articulations, comme aux genoux , aux épaules, aux coudes, aux hanches, aux chevilles, aux poignets, rarement aux orteils et aux doigts. Le patient est comparativement mieux, quand il est dans un repos parfait ; mais au plus léger mouvement, une douleur aigue se promène le long de ses muscles, d'une jointure à l'autre. Le siége de l'action rhumatismale est fréquemment transporté d'une articulation à une autre, avec une grande rapidité et irrégularité, pendant tout le cours de l'accès. En même temps que la douleur et la rougeur, une enflure se développe , qui bien qu'extrêmement sensible au toucher, apporte cependant d'ordinaire un certain adoucissement à la douleur première. Le patient est sans sommeil et sans repos, craignant tout mouvement et souffrant dans toutes les positions. La fièvre s'établit et a pour signes caractéristiques : la chaleur à la peau, une soif ardente, la langue chargée, la constipation, le pouls plein et donnant de quatre-vingt-dix à cent dix pulsations par minute, mais très-variable quant à l'intensité de la pulsation ; parfois , des maux de tête avec tendance au délire ; l'accroissement des douleurs pendant la nuit, leur rémission le matin : des sueurs abondantes et visqueuses qui ne sont point accompagnées de souplesse de la peau ni de diminution de la fièvre et des douleurs locales. D'ailleurs, les urines sont d'abord rares et hautes en couleur et ensuite déposent abondamment un sédiment *briqueté*. Le sang tiré de la veine est couenneux (1). Le *facies* du malade indique une grande souffrance, une inquiétude extrême, le désespoir.

Le rhumatisme aigu parcourt une période de six semaines, et souvent davantage, avec les mêmes caractères. Après la première quinzaine, ou après trois semaines, la fièvre décline généralement et la fin de la maladie est, parfois, indiquée par un sédiment critique de l'urine, par une sécrétion plus abondante du canal intestinal, ou par une douce et salutaire *diaphorèse*. Il est rare que cette époque soit dangereuse, si toutefois elle l'est jamais, excepté dans les cas de *métastases*.

Il y a moins de variété, dans les symptômes de cette maladie, que dans ceux de la plupart des autres affections aiguës.

§ 2. — PATHOLOGIE. Les opinions sur le siége de l'inflammation rhumatismale sont très-variées. Les uns le placent dans le tissu cellulaire, les autres dans la fibre musculaire, ceux-ci dans les ligamens et ceux-là, comme le docteur Parr, dans l'enveloppe des artères. Il n'est pas vraisemblable qu'il soit exclusivement placé dans une seule de ces parties. Il est presque certain au contraire, qu'ainsi que la goutte, il les attaque toutes, en quelques circonstances. Néanmoins l'observation nous conduirait à conclure que son siége favori est dans les tissus fibreux blancs, et cette conclusion est confirmée par le fait très-connu, que, dans ses métastases, il choisit neuf fois sur dix des tissus semblables à ceux-ci. Ce dernier fait est démontré par la dissection, témoignage qui ne peut être que rarement invoqué quant à la forme originaire ou extérieure de la maladie.

L'inflammation rhumatismale elle-même, diffère essentiellement de la phlegmasie commune (dite traumatique ou pneumonique) par les raisons suivantes, que nous choisissons entre plusieurs autres : — Premièrement, sa nature est vagabonde ; — deuxièmement, elle ne se termine jamais par supu-

---

(1) Un médecin considéré, dont je dois taire le nom, dit « que l'apparence de la lymphe coagulée à la surface du sang tiré dans le rhumatisme aigu, est différente de celle que présente le sang tiré dans la pneumonie, l'hépatite, et d'autres phlegmasies locales. Dans le premier cas, elle est gélatineuse, d'un blanc clair ou bleuâtre, un peu transparente, molle et sans consistance. Dans le second cas, la couenne est d'un blanc jaunâtre, très-opaque, et paraît avoir la contexture du cuir. »

ration (une exception confirmerait la règle); troisièmement : que l'on considère encore ses brusques cessations , ses rémissions et ses retours soudains; quatrièmement, sa durée qui excède de beaucoup celle de toute autre inflammation régulière aiguë; cinquièmement, sa résistance au traitement qui réussit dans les autres phlegmasies et sa guérison, par des traitemens différens de celui-ci. Dans toutes ces circonstances , elle décèle son affinité avec l'inflammation de la goutte, que l'on reconnaît pour être une maladie spécialement liée à toute la constitution.

La fièvre a été considérée, par un des derniers écrivains qui ont traité cette matière , comme un symptôme de l'affection locale(1) ; mais cette assertion est infirmée, si même elle n'est entièrement renversée ; Premièrement, par ce fait, que généralement parlant, la fièvre précède l'inflammation topique , circonstance qui jamais ne se présente dans les fièvres évidemment sympathiques des autres phlegmasies. Avons-nous jamais vu la fièvre précéder la douleur, l'enflure et la rougeur dans une blessure : ou précéder la douleur , la dyspnée et la toux dans la pneumonie? Deuxièmement, les causes qui provoquent le rhumatisme aigu sont rarement locales, mais au contraire agissent généralement, à travers toute la constitution. Troisièmement, une fièvre *symptômatique* ne présente pas les rémissions qu'on observe dans le rhumatisme. De plus, elle n'est pas accompagnée de ces sueurs particulières, que nous voyons dans cette maladie. Quatrièmement, d'ailleurs la fièvre rhumatismale s'apaise quelquefois , en laissant cependant les affections locales aussi violentes qu'auparavant. Cinquièmement : enfin, la forme chronique de la maladie n'est point accompagnée de fièvre, quoique, semblable en cela à quelques formes chroniques de la goutte, elle donne des douleurs aussi vives que dans l'état aigu.

Le docteur Porter de Bristol, observe très-bien que « l'on peut diminuer la douleur de la partie enflée par l'inflammation rhumatismale, ou même la reporter d'une partie à une autre par les réfrigérans , mais que l'on ne peut par ce moyen faire cesser la fièvre. C'est donc une particularité constitutionnelle propre aux sujets rhumatisans, que, chez eux, l'application

___

(1) Voyez le docteur Scudamore, dans son écrit sur la goutte et le rhumatisme, 2ᵉ édition, page 532, où il dit : « Il me paraît que le rhumatisme est plutôt une maladie locale que tenant à la constitution. La fièvre qui se montre liée à l'inflammation des tissus affectés, est vraiment sympathique. »

de corps froids et humides, sur une grande surface, détermine,
de la part du cœur, une réaction telle, qu'une enflure se développe autour d'une ou de plusieurs des grandes articulations ; et cette affection locale continue avec des degrés divers d'intensité, durant la maladie. Mais selon mon opinion
elle dépend toujours, quant à l'intensité de la douleur, de la
force générale vasculaire qui l'a produite, et par conséquent
ne saurait être cause de la fièvre. — Cette opinion coïn-
cide parfaitement avec celle de mon savant ami, M. Sheppard, qui dit « la pyrexie ne m'a jamais paru dépendre
originairement, à un degré quelconque, de l'affection locale. Je pense, au contraire, que l'inflammation articulaire
provient uniquement de la maladie constitutionnelle et en est
l'effet. »

Ainsi l'on voit un rapport remarquable entre les affections
rhumatismales et les affections goutteuses, dans leur phénomène local et constitutionnel ; rapport qui vient à l'appui de
l'opinion qui les regarde comme d'une même famille. Stoll
prétend qu'elles sont seulement des variétés de la même maladie. Bergius dit qu'elles sont réciproquement susceptibles
d'être converties l'une dans l'autre. Sauvages et plusieurs autres nosologistes, ont désigné beaucoup de *cas* de maladie par
le nom de rhumatisme goutteux (ou goutte rhumatismale.)
Jean Hunter, qui contredit cette doctrine, a remarqué sur
lui-même, qu'une douleur très-vive était rhumatismale, quoique après elle fût devenue une goutte *larvée*. Enfin, un no-
sologiste plein d'habileté et de sagacité, M. Good, dit : « La
goutte et le rhumatisme, soit à l'état aigu, soit chroniques
et à l'état d'enflure blanche, quoique pouvant différer en
divers points, aussi-bien dans les symptômes que dans le traitement, ont des caractères frappans de ressemblance, qui les
réunissent en une même famille. La goutte et le rhumatisme
sont tellement alliés l'un à l'autre, qu'il est très-difficile de les
distinguer. » *Nosologie*, page 192.

Toutefois le docteur Porter, homme du talent le plus
distingué (et dans la famille duquel le talent paraît héréditaire,) semble ne pas reconnaître cette alliance de famille
entre la goutte et le rhumatisme. « Le rhumatisme, dit-il, n'a
aucune analogie réelle avec la goutte. Ils sont fils de parens
différens. Ils ne visitent point précisément le même cercle
d'amis et n'habitent point les mêmes demeures. Ils se ressemblent, comme l'amiral ressemble au contre-maître. » — Nous
pouvons accorder tout ceci et rester attachés cependant à notre idée de parenté, quelque éloignée que cette parenté puisse
quelquefois paraître. Au moins, mon habile correspondant,

M. Sheppard , s'exprime ainsi : « En fait d'opiniâtreté , quand
d'autres traits ne les feraient pas se ressembler , le rhumatisme a une étroite analogie avec la goutte, et je suis disposé
à croire qu'il y a quelque vérité dans l'opinion commune :
que l'une est la maladie du plébéien et l'autre celle du gentilhomme. » Nous pouvons donc accorder ces contradictions , et
par les comparaisons mentionnées ci-dessus : car aussi longtemps que l'amiral et le contre-maître reconnaîtront Neptune
pour leur père commun ; le premier aura la goutte et le second, le rhumatisme.

Enfin , tout en accordant que la goutte et le rhumatisme
sont entièrement différens dans leur nature et dans leurs
phénomènes , nous ne devons pas perdre de vue que leurs caù-
ses , *prédisposantes* et *excitantes* , sont presque toujours mê-
lées dans une proportion plus ou moins grande , et malgré
tout ce qu'on peut dire au contraire, c'est un fait certain que
deux maladies constitutionnelles peuvent exister , en même
temps , chez un individu, sous une forme *hybride*. La doctrine, erronée, de l'unité ou de la simplicité de la cause , se
montre comme une chose entièrement vaine, dans la plupart
des recherches médicales. Or, celui qui examine attentivement la manière de vivre actuelle des diverses classes de la société, reconnaîtra que, peu de sujets goutteux sont à l'abri des
causes générales du rhumatisme , et que les sujets attaqués de
rhumatismes, ne sont pas à l'abri de quelques-unes des causes
qui prédisposent à la goutte. Ceci peut concilier plusieurs
opinions contradictoires et rendre raison de la difficulté du
Diagnostic, dans les cas de complication.

Cette discussion n'est pas une simple spéculation ; elle
éclaircit un point fort important dans le traitement de la maladie.

§ 3ᶜ.—TERMINAISON. Dans les cas où la maladie ne se termine
point par un rétablissement parfait, les suites , les plus ordinaires, sont des changemens de structure et de fonction, dans les
tissus originairement affectés, et c'est ce qui constitue le rhumatisme chronique. Ces lésions se montrent principalement
sur les bourses muqueuses et la gaîne des tendons, dans lesquelles un fluide transparent et gélatineux est répandu , tandis que les membranes elles-mêmes sont épaissies. Une grande
débilité , locale et générale, est aussi amenée quelquefois , par
de vives attaques de rhumatisme aigu , et cette débilité pré-
dispose à d'autres maladies dangereuses et opiniâtres. Enfin,
avec la débilité locale se rencontrent quelquefois , l'amaigrissement des membres , des périostoses, et des nodosités.

METASTASES. « *Rheumatismus externas partes occupans* ,

fixus, periculo carere solet; vagus, internas nobiliores partes petens, maximas sanitati ac vitæ insidias struit. » Callisen.
En effet, des transports dangereux et même funestes de l'inflammation rhumatismale, sur les organes internes, principalement sur le cerveau, les poumons, les reins et, dans quelques exemples très-rares, sur l'estomac, ont été observés par les médecins, dans les différens âges et en différens pays. Le docteur Haygarth a compté *douze* métastases fatales sur cent soixante-dix cas! J'ai vu un transport funeste du rhumatisme aigu sur le cerveau; le malade mourut le troisième jour, quoique les évacuations les plus décisives, dans tous les genres, eussent été déterminées. Le docteur Scudamore a rencontré une métastase rhumatismale, sur les membranes séreuses du cerveau, chez une jeune dame, d'une constitution délicate, et âgée de quinze ans : l'épanchement devint subitement mortel. « Dans ce cas, il existait une inflammation des membres, très-mobile, et qui se transportait rapidement d'une partie à une autre ; mais l'inflammation des membres ne cessa pas, alors que se manifesta cette nouvelle affection du cerveau. » *Pag.* 522.

Le docteur Bateman, dans son Rapport sur les dispensaires de Carcy-Street (1806) cite deux cas de métastase rhumatismale, qui sont devenus mortels. Il s'agit de deux hommes forts et musculeux, de l'âge de 40 ans environ.

« Chez l'un, la douleur et l'enflure des genoux et des che-
« villes, après avoir continué quelques jours, avec peu de sou-
« lagement par les sudorifiques et les laxatifs, devinrent
« moins importunes, sans cesser entièrement, et le malade
« se plaignait d'une vive douleur au creux de l'estomac, la-
« quelle avait des alternatives de rémission et de violence,
« et gênait beaucoup sa respiration. Il n'avait pas de toux;
« le pouls était fréquent, mais extrêmement mol et compres-
« sible. Il existait un tremblement considérable des mains.
« L'opium, avec d'autres stimulans, produisirent un soula-
« gement momentané; on appliqua aussi un vésicatoire, mais
« sans effet; la douleur et la difficulté de respirer augmen-
« tèrent rapidement, et le malade mourut.

« Le second, homme très-robuste et jusqu'alors d'une
« bonne santé, fut exposé à la pluie le deux du mois de mai,
« et saisi le soir, de frisson et de grandes douleurs dans
« toutes les jointures. Je le vis le quatre : il se plaignait
« beaucoup de douleurs, dans toutes les grandes articulations;
« les genoux et les chevilles étaient peu enflés. Il avait aussi
« une légère toux sèche, et ressentait de la douleur dans la
« poitrine. Le pouls était fréquent, plein et fort. Quoique

« l'expérience semble avoir décidé contre l'utilité de la sai-
« gnée, au moins à Londres, dans la fièvre rhumatismale :
« toutefois, dans cette circonstance , l'ensemble des symp-
« tômes , et surtout la combinaison de la légère affection pul-
« monaire, me firent prescrire une saignée de douze onces.
« Un sudorifique fut donné, à l'heure du coucher, avec ordre
« de le répéter le matin ; mais le malade se sentit agité et mal
« à l'aise. Je le trouvai levé, avec des symptômes en apparence
« plus favorables. Le jour suivant (le six mai), la difficulté de
« respirer était beaucoup augmentée ; d'ailleurs il ne se plai-
« gnait que de peu de douleur, dans quelque partie que ce fût.
« Le pouls était plus fréquent, mais moins plein et moins fort.
« On appliqua un grand vésicatoire, qu'on enleva dans la
« nuit, et qu'on ne replaça que dans la matinée. La difficulté
« de respirer et la toux avaient augmenté rapidement. Il y
« avait déjà, manifestement, une grande congestion pulmo-
« naire ; le malade ne pouvait demeurer couché dans une po-
« sition horizontale ; et, le 8 mai, il était mort. — Il est pro-
« bable que l'emploi plus libéral de la lancette, aurait été utile
« dans ce cas ; dans le premier, il est douteux qu'on eût pu
« l'employer. »

Le fait suivant est un exemple remarquable de métastase
fatale sur les poumons ; il a été observé par John Hall ,M. D.
praticien distingué à Berwick , et obligeamment communiqué
par le docteur Dickson de Clifton :

« Le malade , était une domestique, de vingt-deux ans, qui
demeurait auprès d'une famille à laquelle je donne des soins ;
elle était d'une forte complexion. Sa maîtresse me pria de la
visiter, pour ce qu'elle appelait une cheville foulée. L'examen me fit reconnaître de l'enflure, avec une vive rougeur,
dans l'étendue d'une pièce de vingt-quatre sols , sur la malléole interne, qui était très-douloureuse à la pression, ou
lorsqu'on essayait de mouvoir le pied. La cause de tout ceci
était, disait-on, une entorse. Le pouls était vif, la peau brûlante. J'ordonnai des sangsues, sur la partie affectée , et une
dose de calomel avec le jalap. Le jour suivant, la douleur
était intolérable tout le long de la jambe , le genou très-enflé ;
vingt-deux onces de sang furent tirées , et l'on donna un bol
de calomel, la poudre antimoniale et l'opium. Dans la nuit, la
douleur fut un peu diminuée.—Au troisième jour, elle se plaignit de toux, dyspnée et de douleur dans le côté. — Elle fut
abondamment saignée , deux fois ; on appliqua un vésicatoire
sur le côté : le calomel et la poudre antimoniale furent continués, seuls et sans opium. Le quatrième jour, les symptômes persévéraient : elle fut de nouveau saignée, deux fois.

A la seconde émission de sang, il y eut une syncope. — Un second vésicatoire fut appliqué sur la partie douloureuse, et les autres moyens furent continués.—Au cinquième jour, la dyspnée et la douleur du côté sont diminuées ; mais la fréquence du pouls ne diminuait pas : l'expectoration était libre. — Au sixième jour, elle se plaignit de douleur dans l'autre côté ; un vésicatoire y fut aussi appliqué ; — expectoration abondante. — Septième jour, une grande quantité de matière puriforme est amenée par la toux : la malade paraît très-épuisée, mais la respiration est facile. — Le huitième jour se passe à peu près dans le même état. — Neuvième jour, la respiration devient plus difficile et l'expectoration moins libre. — Mort, le jour suivant.

Métastase sur le Cœur. — Ce sujet est d'une observation moderne : ce qui nous fait croire que de nouvelles formes de maladies naissent de temps en temps, par suite de l'état variable des causes morales et physiques, et des prédispositions qui en résultent. Dans un temps de révolutions, où les émotions morales sont violentes et l'action du cœur perpétuellement troublée, il est permis de supposer que certaines inflammations, telles que la goutte, le rhumatisme, l'érésypèle, etc., peuvent, plus fréquemment, que dans d'autres temps, frapper les organes qui sont mis en jeu par ces émotions, ou qui sont troublés par elles. Quoi qu'il en soit, la *métastase* dont il s'agit mérite toute notre attention.

Le docteur Baillie, sur l'autorité de Pitcairn, paraît avoir donné la première idée de cette *métastase* ; depuis, plusieurs faits qui s'y rapportent ont paru dans les ouvrages périodiques et autres, tant dans ce pays que sur le continent.

Le docteur Odier, de Genève, dans son Manuel de médecine pratique, publié il y a seize ou dix-sept ans, rapporte entre les phénomènes qui surviennent dans le rhumatisme aigu, une affection du cœur, qui fréquemment dégénère en maladie chronique, et dont les traits les plus saillans sont : une fièvre hectique, provenant d'une inflammation d'espèce rhumatismale, et dont le siége est la région cardiaque. On remarque, en même temps, la fréquence et l'irrégularité du pouls, de l'oppression, de la toux, etc., et souvent des enflures œdémateuses ; en général, le malade est enlevé d'une manière subite et inexpliquée.

Le docteur Wells a rassemblé plusieurs faits de ce genre, dans le troisième volume des Transactions pour le perfectionnement de la science médicale et chirurgicale. Ils peuvent être consultés avec avantage.

Le chevalier David Dundas, dans un Mémoire lu à la So-

ciété médico-chirurgicale, en novembre 1808, a appelé l'attention de la Faculté sur ce sujet. — Il a rencontré neuf fois cette
affection, dans l'espace de trente-six ans. Les principaux
symptômes étaient : — une grande anxiété et de l'oppression
dans la région précordiale, de la dyspnée, augmentée, soit par
le mouvement, soit lorsqu'on prenait des alimens, et à un degré alarmant : une douleur aiguë à la région du cœur, mais
non constante. Les malades préféraient d'être couchés sur le
dos ; il y avait de grandes palpitations du cœur, de violentes
pulsations aux carotides : bruit dans les oreilles, étourdissement dans la tête. Dans quelques cas, l'action du cœur était
assez forte, pour être entendue distinctement et agiter le lit.
Le pouls toujours vite, souvent irrégulier, généralement dur.
Vers la fin de la maladie, des symptômes d'hydrothorax se
développent, avec œdème des jambes et souvent ascite. —
Dans ces neuf observations, la maladie avait été précédée
d'une ou plusieurs attaques de rhumatisme aigu. Tous les
malades étoient jeunes ; deux seulement avaient plus de vingt-
deux ans ; six étaient du sexe masculin, trois du sexe féminin. Le plus grand nombre lutta pendant plusieurs mois
contre cette maladie ; sept moururent. Une de ces observations présente des circonstances douteuses : le malade recou-
vra la santé, selon les apparences, en s'astreignant rigoureusement à une diète végétale et au repos.—Six furent examinés
après la mort ; un seul excepté, tous présentèrent les mêmes
phénomènes : le cœur uniformément augmenté, le péricarde
adhérent au cœur, le ventricule gauche très-augmenté de volume, mais non d'épaisseur, la substance du cœur molle
et pâle. Dans le sujet qui faisait exception, il n'y avait pas
d'adhérence du péricarde au cœur, mais, au lieu de cela,
il y avait hydro-péricarde. Dans ces cas, la substance muscu-
« laire du cœur n'était pas augmentée, en épaisseur, au delà
« de ce qu'elle est ordinairement, de sorte que sa puissance
« d'action ne s'était pas accrue proportionnellement à son
« volume. »

 Le docteur Pemberton expose les particularités suivantes,
observées chez un malade confié à ses soins : —M.... âgé de 36
ans, avait été long-temps entrepris par un rhumatisme aigu.
Après en avoir été tourmenté tout l'hiver, il fut saisi, au
mois de mars, par une douleur dans la région du cœur :
difficulté de respirer, grande palpitation et anxiété ; le
moindre mouvement paraissait tellement aggraver ces symptômes, qu'il n'osait se mouvoir ou parler. Il avait des sentimens de froid, et des sueurs abondantes. On donna de légers
cordiaux, on pratiqua la saignée ; le sang n'était pas couen-

neux. Au bout de trois jours, il osa marcher ; mais de grandes
palpitations et de l'anxiété en résultèrent. Quand il était parfaitement tranquille, les palpitations disparaissaient. — Il
resta pour ainsi dire immobile pendant un mois entier. — La
main placée sur le cœur, on sentait un fort battement, qui
s'étendait le long des carotides et occasionnait un bruit incommode dans la tête. — *Traitement.* Séton sur la région du
cœur. Trois grains d'extrait de ciguë et un demi-grain de digitale, trois fois par jour; abstinence des liqueurs fermentées; grande tempérance. — L'action irrégulière du cœur continua, par intervalles, pendant huit mois. Alors elle diminua,
et disparut totalement, dans l'espace d'une année.

Le docteur Marcet a rencontré deux cas de métastase rhumatismale s'effectuant des extrémités sur la poitrine, et produisant des symptômes analogues aux précédens, mais moins
forts. Ils se terminèrent d'une manière fatale. — Dans ces
deux cas, le cœur était beaucoup augmenté.

Un fait très-intéressant rapporté par le chevalier David
Dundas, doit être ajouté ici : — Une femme âgée de 29 ans, qui
avait, deux fois, éprouvé une attaque de rhumatisme aigu, fut
saisie, après avoir été exposée à l'humidité, en septembre, de
frissons, suivis de douleurs dans la poitrine : difficulté de
respirer, augmentée par le moindre mouvement; fortes palpitations du cœur : action violente des artères carotides : sentiment d'une grande débilité. Crainte de la mort. — Elle était
restée dans cet état pendant quatorze jours, quand je la
visitai pour la première fois. Elle ne s'était pas couchée depuis plusieurs nuits; ses jambes et ses cuisses étoient enflées.;
le pouls foible, et si vif, qu'on ne pouvoit le calculer;
point de toux. — Vésicatoire sur la région du cœur. Digitale. — Par ce dernier remède, le pouls devint moins fréquent; mais ce remède ne convenant pas à d'autres égards,
il fut abandonné. Le mouvement du cœur devint alors ef-
frayant.—Elle s'affaiblit de jour en jour, et mourut au bout
de deux mois.

Dissection. Le poumon gauche comprimé, et réduit à de
très-petites dimensions.— Le cœur d'un volume très-extra-
ordinaire, occupant presque tout le côté gauche du thorax.—
Les poumons, des deux côtés, fortement adhérens à la plèvre
costale. — Une pinte d'eau dans les cavités thoraciques.—
Considérable quantité d'eau dans l'abdomen.

Dans le cinquième volume du journal d'Édimbourg, p. 299,
deux cas de cardite sont rapportés par M. Crowfoot, et l'un
d'eux, je pense, résulte d'une métastase rhumatismale.

W. Lewis, âgé de vingt-trois ans, grand, mince, précédemment employé à l'agriculture, mais, depuis peu de temps, domestique, réclama les secours de l'art, le 22 décembre 1808, se plaignant d'un mal de tête considérable : douleur dans le dos et les membres, avec fièvre, prostration de force : la langue chargée; urine foncée, etc. Il attribuait sa maladie à une *fraîcheur*, contractée par l'exposition à l'air, pendant la nuit. On donna l'émétique, des purgatifs, de petites doses de calomel, et les minoratifs salins, avec des calmans au moment du coucher. Ce mode de traitement fut soutenu jusqu'au vingt-neuf : alors la fièvre parut prendre un caractère rhumatismal décidé; les pieds, les genoux, et les poignets, devinrent enflés et douloureux. Le malade commença à se plaindre de douleur, dans le côté gauche : la débilité s'accrut beaucoup ; une embrocation stimulante fut appliquée sur le côté. Les symptômes rhumatisans devinrent plus sérieux ; on eut recours aux remèdes ordinaires pour le rhumatisme aigu, à l'exception de la saignée.

Vers la fin de janvier, la douleur du côté et la gêne dans la région cardiaque, devinrent les symptômes principaux : lesquels d'ailleurs, paraissaient toujours alterner avec des douleurs sur les extrémités. En appliquant la main sur le côté gauche du thorax, on sentait le cœur battre avec grande peine et difficulté; le pouls, quoique faible, offrait au doigt un mouvement très-particulier, comme une secousse. — Il faut rendre hommage à la vérité, en déclarant que jusqu'alors, la véritable nature de la maladie n'avait pas été soupçonnée; et le malade, naturellement d'une constitution débile, était alors si extrêmement affaibli, que je ne me sentis pas autorisé à employer ce qui, dans le commencement, aurait pu lui être fort utile, c'est-à-dire de larges saignées, avec la lancette. On se borna à employer la digitale et les vésicatoires. La digitale fut discontinuée, parce qu'elle produisait une grande irrégularité du pouls, sans aucun avantage. — Alimens doux et nutritifs ;—opiats ; — il alla un peu mieux, et put monter à cheval ; mais, vers la fin de février, un hydrothorax se déclara, et l'emporta, le 5 mars.

Dissection. — Quantité considérable d'eau dans la cavité du thorax. Vingt-quatre onces de liquide dans le péricarde. Le cœur et le péricarde présentaient des marques prononcées d'une inflammation récente; leurs surfaces étaient comme raboteuses, avec des plaques de lymphe coagulée, qui liaient le cœur avec le péricarde, dans plusieurs endroits.

Le fait suivant, qui appartient également à notre sujet, est plus consolant. Il est détaillé par M. Russel de Birmingham, dans le 10e. volume du journal susmentionné; en voici l'extrait :

Seth Basset, roulier, âgé de vingt-deux ans, fut attaqué
d'un rhumatisme aigu, à la fin du mois de mai 1810. — D'a-
bord, douleur dans les jambes et les chevilles, ensuite dans
les épaules et les bras. — Il fut saigné six fois, ce qui le sou-
lagea tellement, qu'il retourna chez lui, à dix-milles de dis-
tance. — Le 27 juin, il se confia aux soins de M. Russel,
ayant de la douleur à la cheville, qui était gonflée et enflammée, de la douleur dans le côté gauche de la poitrine, le
pouls plein, la langue chargée, la peau moite. — Douze
sangsues, sur le côté; fomentations, sur les pieds et les chevilles, avec des flanelles imbibées d'eau chaude; — calomel :
sels purgatifs. — Le 28, la douleur du côté, moins sensible;
les jambes et les chevilles, enflées et extrémement douloureuses. — Le 29, la douleur et l'inflammation quittèrent soudain les extrémités, qui demeurèrent encore enflées. — Grand
malaise dans la poitrine, respiration courte et difficile. Le
cœur et les artères battent violemment. Douleur au côté gauche, par la pression. Entre la sixième et la septième côte du
même côté, tache rouge circonscrite, de la grandeur d'un
petit écu. Pouls, donnant 62 pulsations par minute : d'ailleurs large, plein et communiquant au doigt une sensation
bizarre. La posture la plus commode, était l'horizontale, la
tête étant un peu élevée. — Saignée de dix-huit onces. Beaucoup de soulagement. Le pouls s'élève à 70. — Antimoniaux
et digitale prescrits. Fomentations sur les extrémités, continuées. — Il fut mieux pendant deux jours

Le 2 juillet, les symptômes reparaissent : douleur à la poitrine, respiration courte et fréquente; les jambes œdémateuses. — Saignée, le lendemain matin. Teinture de digitale,
élevée à vingt-cinq gouttes, de quatre heures en quatre heures.
— Le 4 juillet, pouls à 88, et plein. — Symptômes moins violens. — La douleur au côté gauche ne s'est pas représentée
le 5. — Il respire plus facilement, mais le cœur et les artères
battent toujours fortement. Pouls à 92, et plein. — Saignée
de vingt onces. Teinture de digitale élevée à trente gouttes
toutes les quatre heures. — Il fut très-soulagé par la saignée,
et jouit de ce mieux-être, jusqu'au 18. — Alors, douleurs dans
la poitrine et violente action du cœur et des artères, jointes
à un bruit dans la tête, qui désolait le malade. — Il prenait,
à cette époque, quarante gouttes de teinture de digitale, trois
fois par jour, sans aucun effet sensible sur l'état du pouls.
— Le malade était très-faible; et, pour la première fois, il
craignait la lancette. — Saignée de huit onces; syncope.

Le jour suivant, les symptômes furent si violens qu'on fut
obligé d'avoir recours à une saignée, de 12 onces; le malade

est extrêmement bas. — Pouls irrégulier, intermittent; point de douleur, mais étourdissement. — Digitale discontinuée. Un léger cordial fut prescrit. — Le malade était couché horizontalement et pouvait à peine parler. Pouls faible, intermittent, à chaque troisième pulsation. — Le malade paraissait décliner très-rapidement. Il ne prend rien qu'un peu de vin.

Cependant, le 23, il est beaucoup mieux et exempt de douleurs. — Pouls régulier; respiration libre; jambes œdémateuses; il se plaint seulement d'une extrême débilité. — Deux mois après, il peut travailler, et il y a aujourdhui deux ans qu'il travaille, sans indisposition : si ce n'est des palpitations, lorsqu'il se livre à un exercice extraordinaire.

Le fait suivant, rapporté dans le même journal, est dû à M. Penkivil de Plimouth :

« Madame W... d'une constitution délicate, mince et d'environ cinquante ans, après quelques jours de maladie et de fièvre, fut visitée par M. Penkivil : — Il la trouva très-abattue, ayant la peau brûlante, le pouls plutôt lent que naturel, mais plein et vibrant; langue chargée; constipation. Chevilles enflées et douloureuses, sans être rouges ; genoux enflés, extrêmement douloureux, d'une douleur violente, atroce. Palpitations ; et comme un sifflement, dans la tempe gauche. — Sangsues à la tempe ; vésicatoire derrière le cou : boisson sudorifique, au moment du coucher. Purgatif, le lendemain matin. Sinapismes, aux jointures douloureuses. — Le jour suivant, la tête et les tempes sont un peu soulagées. Les articulations des extrémités inférieures sont aussi douloureuses qu'auparavant. Celles des extrémités supérieures deviennent sensibles. — Pilules cathartiques répétées ; nitre et antimoniaux, trois fois par jour. Articulations, frictionnées avec l'huile camphrée. »

Par cet ensemble de moyens, quelques symptômes sont apaisés, et d'autres s'aggravent. — L'état des jointures inférieures s'améliore, celui des supérieures devient plus fâcheux. La douleur de la tempe est adoucie, mais le sifflement demeure. — Il survint alors une grande insomnie. Anxiété remarquable dans la région précordiale. Pour la calmer, un opiat est donné, la nuit, avec une préparation antimoniale. Les poudres furent échangées contre une mixture camphrée, unie à l'acétate d'ammoniaque, et administrée de quatre en quatre heures. — Du soulagement s'ensuivit; mais, bientôt, la maladie fut modifiée, dans ses symptômes, de cette manière : l'action inflammatoire parut voler de la circonférence au centre : le cœur et le système artériel devinrent notablement affectés. Le pouls était plutôt lent que naturel, mais singulièrement plein et dur. Cet état d'orgasme était, de temps en temps, suivi par un *collapsus* subit, des évanouis-semens et des spasmes. La douleur dans la tempe et le siffle-ment étaient augmentés, et l'état du malade prenait un aspect sérieux.—Saignée au bras, de seize onces : les intestins étant préalablement évacués ; potion anodyne, sudorifique. Le sang n'est pas couenneux.—Les symptômes sont soulagés par la saignée.—La systole et la diastole abdominales, pouvaient alors être aperçues à l'œil. Cependant le pouls était à quarante par minute. — Vésicatoire au côté gauche de la tête; antimo-niaux avec le jalap : après quoi, un calmant, à l'heure du coucher. — Le lendemain matin, l'orgasme vasculaire est apaisé, et les pulsations sont devenues plus nombreuses. « En suivant ce plan de traitement (*la saignée fut-elle réitérée ?*) Madame W. au bout d'une semaine, était en convalescence. »

J'ai rapporté ce fait, avec détail, parce que j'aurai occa-sion d'y revenir dans la section thérapeutique.

Le docteur Matthey, de Genève, a publié, dans le journal général de médecine (février 1815), une dissertation intéres-sante sur cette maladie formidable. Je transcrirai ici la tra-duction qu'en a donnée, d'un style précis, un savant labo-rieux et zélé, mon estimable ami, le docteur Shirley Palmer de Tamworth.

Après avoir dit que le rhumatisme du cœur peut se ter-miner d'une manière fatale, ou dégénérer en maladie chro-nique de cet organe, ou être susceptible de guérison, par les moyens de la médecine, le docteur Matthey s'applique à faire connaître, par des observations tirées de sa propre pra-tique, ces trois différens modes de terminaison.

Premier cas.—Avril, 1813.—M. Bresse, âgé de trente-sept ans. — *Symptômes.* Douleur vive dans la hanche droite, aug-mentée par le mouvement. Pouls plein, dur, fréquent. — Sai-gnée générale et locale, Vésicatoires et antimoniaux. — Ces symptômes diminuèrent. — Urine d'abord rare, haute en couleur, déposant un sédiment, puis revenant à l'état natu-rel. — Fonctions digestives, en très bon état. — La douleur de la cuisse continue encore, dans un léger degré. — L'ex-trémité est, en entier, un peu enflée.—Les poignets devien-nent subitement douloureux et tuméfiés. — Mai. Le 14. — Grande douleur dans la nuit; — elle ne fut pas soulagée, comme de coutume, par un opiat. — Le 15, dans la matinée : la douleur augmenta, avec un malaise impossible à décrire. — Point de douleur dans la région précordiale. Point d'op-pression, ni de toux; pouls irrégulier, petit, fréquent. Bat-temens du cœur, singulièrement remarquables. —Vésicatoires

aux jambes et à la région du cœur. Les sédatifs à l'intérieur.
— A cinq heures du soir : malaise extrême. — Les entrailles
copieusement évacuées. — Syncope, pendant quelques momens, après avoir été mis au lit. — La faiblesse et le malaise
allèrent en augmentant. — Il mourut, à huit heures. — Le
corps non examiné.

Deuxième cas. — Un garçon de neuf ans. — *Symptômes.* —
Douleurs dans les épaules et les cuisses, s'apaisant sans l'emploi d'aucun remède. — Convalescence, non manifestée par le
retour de la vivacité propre à son âge. — L'action de marcher, de monter, produit une grande fatigue. Palpitations
du cœur. Respiration difficile. Oppression. Lividité et gonflement de la face. — Au bout de trois mois, à dater de la
cessation de la douleur primitive, les extrémités devinrent
œdémateuses : L'urine rare ; le pouls fréquent et irrégulier. — Un mois après, les symptômes sont très-aggravés.
— Douleur intolérable, sur les jambes. Pouls irrégulier et
intermittent. Anasarque. Ascite. — Il mourut subitement. —
Remèdes employés. — Sangsues, saignées, vésicatoires, diurétiques, opiats. — *Apparences morbides.* — Epanchement
séreux, dans les cavités thoraciques et abdominales. — Le péricarde très-épaissi, adhérent fortement, et dans sa totalité, à
la surface du cœur. — Le cœur non augmenté.

Troisième cas. — Un garçon, de complexion délicate, âgé
de dix ans, — atteint au commencement de 1809, d'une
fièvre rhumatismale ; de douleurs errantes, dans les membres
et sur la région du cœur. Sentiment de suffocation, surtout
étant couché, et en se retournant dans le lit. — Ces symptômes disparurent entièrement, au bout d'un mois, et le rétablissement semblait complet. — Le 3 février, il fit un voyage,
prit beaucoup d'exercice, et impunément. — Le 5, — il se plaignit tout à coup, en se mettant au lit, le soir, d'une vive
douleur dans le côté gauche et de suffocation ; — il avait le
sentiment de sa fin prochaine et rendit presque aussitôt le
dernier soupir. — *Apparences morbides.* — Encéphale : — les
vaisseaux gorgés de sang ; léger épanchement gélatineux, entre
la dure-mère et la membrane arachnoïde ; petite quantité de
sérum, dans les ventricules latéraux ; beaucoup de sang fluide,
sort du canal vertébral. — Thorax : — beaucoup de sérum, répandu particulièrement dans la cavité gauche. Le cœur complétement adhérent de tous côtés : au diaphragme, au médias-
tin et aux poumons ; ayant deux fois son volume naturel, et
contenant, entre sa propre substance et le péricarde, plusieurs
couches d'une matière qui, considérée à la surface en contact
avec le cœur, ressemblait à une gelée assez consistante, et

d'un brun foncé ; tandis que l'autre, adhérente fortement au péricarde, présentait la couleur et la figure d'un muscle, irrégulièrement organisé. La surface interne du péricarde, tapissée çà et là d'une matière grise, molle et gélatineuse, se séparait facilement du cœur : les vaisseaux superficiels étaient très-injectés. — Abdomen : — glandes mésentériques, légèrement obstruées ; les intestins grèles, enflammés.

Cas quatrième. — Une dame, âgée de vingt-quatre ans, d'une forte constitution, fut prise, en juin 1813, de rhumatisme aigu.—Vives douleurs dans tous les membres, pendant les premiers huit jours. Elles diminuèrent graduellement. — Le quinzième, — elle se plaignait de vives douleurs sous le sein gauche, lesquelles s'étendaient au sternum, et resserraient le thorax en quelque sorte. — Autres symptômes : — Anxiété ; dyspnée ; palpitations du cœur ; pouls vibrant, fréquent, irrégulier. — On prescrivit des saignées répétées : sangsues, vésicatoires, digitale, camphre et poudre de Dover. — Seize jours après : la malade pouvait se lever de son lit et demeurer sans être couchée, une partie du jour. — Les palpitations, la dyspnée, continuent cependant. Urine rare. — Ces symptômes sont bientôt chassés par la digitale et le nitre.—Une rechute étant survenue, en août : les remèdes précédens et le bain tiède, furent employés avec succès : mais la convalescence fut tardive.—Le plus léger effort était suivi de palpitations et de dyspnée. — Le rétablissement fut incomplet, jusqu'en octobre.

Cas cinquième. — Une dame, âgée de dix-huit ans, sujette aux douleurs rhumatismales, sentit, le matin, après avoir dansé, une légère douleur à l'épaule, et aussitôt tous les symptômes d'une métastase sur le cœur. —Dyspnée, palpitations fréquentes, syncopes, extrême malaise. — Saignée, vésicatoires, sinapisme, employés depuis le commencement, et fréquemment répétés.—Agitation extrême, pendant douze jours. Ensuite, les symptômes diminuent graduellement. — Entièrement disparus, en deux mois.

Le docteur Matthey recommande, comme moyen prophylactique, chez les personnes prédisposées au rhumatisme du cœur, l'immersion dans le bain froid, et l'usage de la flanelle sur la peau, dans le dessein de fortifier et de défendre leur constitution, contre les variations atmosphériques. La soustraction du sang, avec de certaines restrictions, et le repos absolu des muscles volontaires, sont considérés par lui comme les agens les plus importans, dans la cure de cette dangereuse maladie. Il faut éviter l'exercice du corps, même long-temps après le rétablissement. — Le docteur Matthey attribue le plus grand nombre des affections organiques du péricarde et du cœur, à une vive irritation rhumatismale, méconnue, ou traitée, dans l'origine, d'une manière vicieuse et irrationnelle.

M. Mérat, dans le même journal, fait quelques remarques convenables, sur les faits rapportés par M. Matthey. — Le principe rhumatismal, dit-il, est inconnu dans son essence ; mais ses effets ont été exactement appréciés par les médecins. — Le système musculaire, est particulièrement exposé à ses ravages, et les organes internes qui participent, dans leur structure, aux caractères de ce système, en sont souvent affectés. Entre ceux-ci, le cœur est incontestablement le plus remarquable.—Les signes de l'affection rhumatismale du cœur sont d'un diagnostic difficile. Les phénomènes principaux qui résultent de la métastase sur le cœur, sont : la douleur précordiale et des palpitations. — Quoique ces phénomènes accompagnent le plus grand nombre des lésions organiques du cœur, il les regarde cependant comme les caractères distinctifs de la métastase du rhumatisme, opérée d'une partie musculaire sur cet organe (1).

Mon digne ami, le docteur Mac-Arthur, ancien médecin de l'hôpital royal, à Déal, m'écrit en ces termes : — « Dans quelques exemples de rhumatisme aigu, j'ai remarqué de la douleur dans les muscles intercostaux et des palpitations de cœur, à un degré alarmant ; mais je ne sais pas s'il serait convenable de voir ici une métastase, car l'inflammation originaire des articulations n'avait pas préalablement rétrocédé. Cependant ces symptômes étaient décidément de nature rhumatismale, et ils diminuèrent *pari passu*, avec les autres symptômes articulaires. La maladie pourrait être plutôt considérée comme une extension de l'action rhumatismale sur le cœur. — Un cas très-remarquable, de cette espèce, s'est présenté dans la personne de M. Boyce, lieutenant du vaisseau de Sa Majesté, l'*Imprenable*, envoyé à l'hôpital des marins à Déal, et confié à mes soins le 12 mai 1813. — Les détails de l'observation seraient trop longs à transcrire. On y verrait surtout de nombreuses saignées, des purgations et des opiats. . . — Le mal fut violent et opiniâtre ; mais les derniers symptô-

---

(1) L'idée exprimée par M. Mérat, n'a pas été rendue, dans toute son exactitude, par le traducteur anglais. On peut, à cet égard, consulter, soit le *Journal Général*, déjà cité, soit la *Bibliothèque médicale*, tom. 48, pag. 91.

Note de l'éditeur.

mes, les palpitations du cœur, ont enfin cédé ; et il est maintenant (octobre 1817) parfaitement rétabli.

Le fait suivant est, je pense, suffisamment lié à notre sujet, pour que je sois autorisé à l'insérer ici ; et si la véritable nature de la maladie était douteuse, le mérite des faits et l'intérêt qu'ils présentent, seront son passe-port et suffiront pour le recommander à l'attention du lecteur. Je le dois à l'amitié de M. Cunningham, chirurgien de Sa Majesté, à bord du vaisseau *le Rochefort*.

« Le lieutenant R... e, âgé de vingt-neuf ans, de taille moyenne, teint basané, forme athlétique, et ayant beaucoup d'acquit, était né de parens goutteux : mais avait, jusque dans les derniers temps, joui d'une bonne santé. D'ailleurs, son esprit, récemment en proie à des chagrins domestiques, avait une tournure tout-à-fait romanesque : il se forgeait un avenir, que la philosophie et l'expérience ne pouvaient lui garantir, même comme possible.

« Il rejoignit le vaisseau de Sa Majesté, *le Rochefort*, le 12 octobre 1815, à Plymouth ; — quelque temps avant cette époque, il avait été envoyé à l'hôpital royal de cette ville, selon lui, pour une maladie épileptique. En général, sa santé paraissait assez bonne ; mais, peu après avoir rejoint le vaisseau, il fut, de temps en temps, attaqué d'accès spasmodiques, au commencement du sommeil ; cependant il s'écoula près de deux mois, avant qu'il appelât la médecine à son secours.

« Le soir du 25 avril 1816, il fut subitement saisi d'une vive douleur dans le sein gauche, accompagnée de palpitations de cœur, dyspnée, et d'une sensation incommode dans la région lombaire gauche, qu'il regardait comme une affection néphrétique, quoiqu'on ne vît aucun des signes diagnostiques de cette maladie. Deux ou trois jours avant, il avait marché de Portsmouth, au monument de Nelson à Portsdown-Hill, et de là à Fareham et Gosport, ce qui l'avait beaucoup fatigué. Son pouls étant très-plein, le chirurgien adjoint tira vingt-cinq onces de sang : ce qui procura un grand soulagement. Le sang était couenneux et le caillot fort dense. Un purgatif actif fut administré.

« Le soir du 26, il fut encore affecté de la même manière ; et comme c'était le premier accès dont j'étais le témoin, j'en ferai la description, dans tous ses détails : — Je le trouvai sur son hamac, extrêmement agité, avec de fréquens tressaillemens convulsifs, et un étrange mouvement de déglutition. — Ses mains et ses bras étaient affectés de mouvemens spasmodiques, et de temps en temps, les lèvres, étaient convulsées. Souvent, il saisissait le sein gauche, de ses deux mains, ou frappait fortement la région du cœur, avec la droite. Il gémissait profondément, et implorait le Tout-Puissant, pour qu'il le délivrât de ses souffrances extraordinaires. Sa contenance exprimait alors la plus profonde anxiété; en même temps, les fonctions mentales étaient troublées en partie, car il invoquait l'assistance actuelle, d'une femme qui était absente, que nous apprîmes depuis être son épouse, et dont il ne mentionnait jamais le nom, quand il était en santé. On ne saurait peindre le tourment qu'il paraissait endurer! — Le pouls était très-plein et fort; — les yeux fixes, avec une contraction remarquable des pupilles; — la respiration, très-difficile, ne pouvait se faire que dans la situation verticale. — Il saisissait souvent, avec une grande force convulsive, les bords du hamac ou les bras des personnes qui étaient près de lui; et à ce moment, comme il me l'a dit depuis, la douleur qu'il souffrait dans la région du cœur, le sentiment d'horreur et de crainte de la mort dont il était pénétré, étaient inexprimables et au-dessus même de l'imagination.

« J'ouvris la veine du bras, et retirai aussitôt trente onces de sang. Il éprouva le même soulagement que le soir précédent; un purgatif actif fut également administré.

« Le 27, — peu ou point de douleur à la poitrine et aux reins; le pouls plein, mais non fréquent; langue belle, mais un peu sèche au milieu. — Les yeux, ordinairement avec une teinte jaune; — le ventre, tenu libre avec le sulphate de soude. — Le 28, — les sels ont produit de copieuses évacuations bilieuses, et il se trouve très-bien. — Le 29, — il se plaint de mal de tête; le pouls est plein et vibrant. — Saignée de 28 onces. — Le 30, — il passa une assez bonne nuit; mais le mal de tête continua. — Cathartique, avec le calomel et la rhubarbe. — Le mal de tête s'évanouit graduellement. — Le 2 mai, il se rendit à son poste.

« Peu après, il commença à se plaindre d'une lésion de la vue, fort alarmante, et dont les attaques le saisissaient subitement, avec de violens élancemens dans les tempes. — Il consulta, sur ce point, le docteur Vance, de l'hôpital d'Haslar, et reçut un grand soulagement des remèdes prescrits par ce médecin. — Dans un de ces accès, qui étaient périodiques, la douleur dans la tête fut si violente, que je le saignai copieusement, et avec grand succès, surtout relativement à la vue. — Le docteur Vance lui ordonna d'être très-réservé dans l'usage des alimens, et lui prescrivit une suite de médicamens destinés à tenir le ventre libre, et à améliorer les fonctions des organes digestifs. Si le malade s'en était tenu strictement aux ordres du médecin , il est probable que le cours de la maladie que nous décrivons , aurait été détourné.

« A cette époque, c'est à-dire , entre avril et décembre 1816 , il fut affecté d'une espèce de goutte rhumatismale , ou rhumatisme goutteux , qui , dans des attaques irrégulières , se montra sur les articulations des extrémités inférieures , surtout aux pieds. — Quelquefois elle gagna les épaules. — Deux ou trois fois , cette affection s'étendit jusqu'aux muscles de la respiration , autour de la poitrine , et une autre fois , elle prit si fort le caractère de péripneumonie , qu'une forte saignée et d'autres évacuations furent trouvées nécessaires. — Nous arrivons maintenant à un moment des plus inquiétans.

« Dans la nuit du 5 décembre 1816 : il fut subitement saisi , étant au lit, d'un sentiment de suffocation , avec violente palpitation du cœur ; action désordonnée du système artériel , respiration difficile , sifflante ; et crainte de *dissolution immédiate* — Telle était alors la congestion du sang dans la poitrine , que probablement il serait mort , sans une saignée de trente onces, qui fut faite aussitôt. Le soulagement , comme de coutume , fut positif et immédiat ; le lendemain , le lieutenant était à son poste , sur le pont. Le sang sortit de la veine , durant cette saignée, avec une impétuosité surprenante; il était foncé , le caillot dense , mais non couenneux. — Le 6 , il prit une médecine apéritive, le matin , et se sentit assez bien tout le jour. — Mais il y avait peu de temps qu'il était au lit, lorsqu'il fut réveillé subitement par un accès , précisément semblable à celui de la nuit précédente, et qui exigea l'évacuation de trente onces de sang.

Le 7 et le 8, il était bien : il se rendit à son poste. Mais dans la nuit du 8 , il fut encore réveillé par son cruel ennemi , et il ne fallut rien moins qu'une autre saignée, de trente onces, pour mettre fin au paroxisme.

« Le 9 au matin, il voulut aller à son poste ; mais il ne tarda pas à sentir la nécessité de se rendre de nouveau à l'infirmerie ; et comme une débilité considérable survint, il se mit au lit. Il n'y avait pas long-temps qu'il y était , lorsqu'il fut saisi d'une douleur intense, dans la tête ; — le pouls dur , plein. — Le sentiment le plus incommode de palpitation , dans la région du cœur. — Confusion dans les idées , approchant du délire : les yeux farouches, hagards ; contraction des pupilles ; mouvemens spasmodiques dans les bras. — Cet état continua jusqu'à six heures du soir : alors, le délire augmenta considérablement, avec une si vive exaltation du mouvement artériel par tout le corps, que je fus forcé de tirer vingt onces de sang : ce qui adoucit la violence des symptômes. — Dans la soirée, en appliquant ma main, sur la région du cœur, je sentis nettement un état convulsif, très-singulier. Le malade s'écria aussitôt : *c'est parti ! c'est parti ! Quelque chose est parti ! je l'ai senti :* Aussitôt que l'agitation mentale, produite par cet événement, se fut un peu calmée, je lui demandai ce qu'il voulait dire par ces mots. Il répondit qu'il était convaincu que quelque changement s'était opéré dans son cœur ; car au moment auquel il faisait allusion, il éprouvait comme si le cœur lui-même, ou quelque partie immédiatement contiguë, s'étaient rompus ou crevés. Vraiment, si l'état du pouls ne m'avoit convaincu du contraire, j'aurais été disposé, au moment de l'exclamation et du tumulte cardiaque, à croire à une rupture du cœur ou de l'aorte.— J'administrai une assez forte dose d'opium, avec l'alkali volatil et l'esprit d'éther composé : ce qui le fit dormir tranquillement. — Le lendemain matin, il se trouvait si bien et si fort, qu'il put marcher le long du vaisseau, sans être trop aidé, jusqu'à une chaloupe, qui le transporta à l'hôpital royal de Haslar. — Il vécut encore dix jours : pendant lesquels il perdit près de deux cents onces de sang.

« Je n'ai pas assisté à la dissection : mais j'ai vu le cœur, peu après ; cet organe paraissait augmenté, et le ventricule gauche était plus mince, dans ses parois, que de coutume : mais il n'y avait point de désorganisation matérielle appréciable, dans sa structure, si ce n'est qu'il se déchirait et se laissait séparer, en lambeaux, entre le doigt et le pouce, sans aucun effort. La surface externe présentait des marques légères de l'action inflammatoire. Les poumons étaient parfaitement sains, mais il y avait des adhérences assez fermes de la plèvre, vis-à-vis le cœur immédiatement. Tous les viscères abdominaux, à l'exception du foie, étaient sains ; ce dernier était altéré dans sa substance. »

Ce fait est propre à fournir une leçon instructive, et beaucoup d'alimens à la réflexion. Les phénomènes observés pendant la vie et le *post mortem* distinguent nettement cette maladie de la maladie organique, vulgaire, du cœur, et prouve que c'est plus un désordre de fonction, que de structure. Si l'on réunit à la considération de la périodicité des attaques, affectant, ou les organes visuels, ou le cerveau, ou les reins, etc. celle des symptômes goutteux-rhumatisans des différentes articulations, on doutera peu que le désordre des fonctions du cœur, et des poumons, soit de nature rhumatismale goutteuse. La terminaison qui a été fatale, nonobstant l'emploi décisif de la saignée, pourra conseiller, dans des cas semblables, l'emploi de contre-irritations puissantes et permanentes, sur les extrémités (1), dans la vue d'attirer l'action morbide sur des points moins importans à la vie.

Le docteur Armstrong, dans son estimable ouvrage sur le typhus, rapporte qu'il a vu trois cas de métastase rhumatismale sur le cœur, par suite d'une application rubéfiante sur des parties affectées de vives douleurs. — Un des malades fut rétabli par la saignée, un traitement mercuriel, et des vésicatoires; mais l'inflammation du cœur devint fatale, chez les deux autres, quoique le même traitement fût employé. *Essai*, p. 208.

Je tiens un autre fait fort intéressant, de mon ami le docteur Archibald Robertson, médecin de la marine royale, à présent résidant à Edimbourg, et qui, un jour, contribuera à la gloire de la science. J'en rapporterai la substance : — Le patient était un jeune homme de vingt-trois ans, d'une fibre irritable, mais nullement pléthorique. — Au cinquième jour d'un rhumatisme aigu, après avoir été largement saigné et purgé, les douleurs, en grande partie, abandonnèrent la hanche et l'épaule; il fut immédiatement saisi d'une gêne considérable dans la respiration, d'anxiété; pouls irrégulier, ondulant; tendance à la syncope, quand il était au lit, sur son séant. — Ces symptômes alarmans furent dissipés par une saignée modérée, au bras : par un énorme vésicatoire, sur la poitrine : et la mixture antimoniacale, avec demi-drachme d'esprit d'éther nitrique, (éther nitrique alkoolisé) de deux en deux heures; — le malade guérit, mais sa convalescence fut lente, et il se plaignit long-temps de débilité, et d'engourdissement aux articulations affectées.

Le docteur Scudamore, a vu un exemple manifeste de la maladie, en question, chez un jeune homme de vingt-quatre ans. — Dans ce cas aussi, l'inflammation des membres était très-mobile, et s'était promptement transportée d'une partie sur une autre, sans être entièrement suspendue, à l'extérieur, par l'affection interne. Après plusieurs symptômes affligeans, qui eurent la durée d'environ quatorze jours, le malade mourut.—A la dissection, des couches récentes de lymphe coa-

---

(1) Sans doute il serait utile, eu égard à cette périodicité et aux caractères goutteux que cette affection a présentés, de joindre à ces moyens : *le quinquina*, *l'assa fœtida* et le *musc*, autres moyens d'une puissance admirable, dans de telles circonstances.

(Voyez *les pages* 174, 175, 176 *de l'ouvrage sur la Goutte ;* article *traitement des névroses* de la respiration et de la circulation.)

Note de l'éditeur.

gulable furent trouvées , tapissant la plus grande partie du
péricarde; il y en avait aussi, partiellement, à la surface du
cœur. Le péricarde était épaissi et contenait dix onces de sérosité, trouble. (*Deuxième édition*, p. 522.)

Dans une réponse obligeante à mes questions, sur les métastases du rhumatisme aigu, le docteur Porter de Bristol,
dit que « indépendamment des transports de l'action rhumatismale d'un membre à un autre, qui se rencontrent partout, il
a, dans quelques exemples, vu la métastase sur le cœur , —
sur les organes respiratoires , — sur l'encéphale.—Il remarque
que le rhumatisme a été chassé, de la tête, par les sangsues et
des applications froides ; — de la poitrine : par des vésicatoires; — mais quand le cœur était attaqué, il s'ensuivait assez
de désordre pour déranger ses fonctions, le reste de la vie ;
bien que l'inflammation rétrocédée eût été arrêtée, en peu
d'heures, par les vésicatoires et d'autres remèdes appropriés.
— Dans la plupart des faits qu'il avait observés , la maladie
locale externe avait disparu, avant d'attaquer le cœur lui-
même. Dans quelques cas, la métastase avait eu lieu sans
cause évidente ou appréciable; dans d'autres, elle paraissait
le résultat de topiques réfrigérans, trop long-temps continués.

J'ai examiné aujourd'hui (20 octobre 1817) en présence du
docteur Lind, junior, une jeune dame, miss W., agée de vingt-
deux ans, qui est, depuis plus d'un an, confiée à mes soins,
pour une maladie du cœur;—l'action de cet organe est extrêmement déréglée, tumultueuse, et irrégulière.—Elle est obligée
de se tenir, presque toujours, dans la position verticale.—
Toux constante, sans expectoration, pouls irrégulier, intermittent, *redoublant*, faible. — Elle ne peut supporter la pression
exercée sur la région épigastrique;—urine rare et déposant un
sédiment copieux. — Ces symptômes parurent dans un léger degré, immédiatement après une attaque de rhumatisme aigu, il y a
douze ans, et insensiblement ils se sont élevés jusqu'au degré
actuel, qui est fort alarmant : je la considère comme n'ayant
pas long-temps à vivre.

Dans un autre malade, du sexe féminin : j'observe une
très-violente palpitation du cœur; avec pulsation des carotides; attaques de dyspnée: toux; *decubitus* difficile. Face
livide. — Ces accidens ont suivi une attaque de goutte rhumatismale et durent depuis plusieurs années. Les symptômes
ont été modérés, de temps en temps, par la saignée, les diurétiques et l'opium.

En terminant ainsi la plus ample histoire, qui ait encore
été donnée de la métastase rhumatismale sur l'organe cen-

tral de la circulation , j'ose croire que j'ai levé tous les doutes élevés au sujet de son existence ; et démontré que, nonobstant le silence de Cullen et des écrivains qui l'ont précédé, il y a des raisons suffisantes de penser, que la fréquence de
cette maladie s'est augmentée dans ces derniers temps, qu'elle
augmente encore aujourd'hui, et enfin, qu'elle mérite d'être
scrupuleusement observée.

§. IV. Diagnostic. — Après ce qui a été dit dans la dernière
section , et ce qu'on a pu voir dans les pages qui la précèdent, on a peu de choses à ajouter sur le diagnostic. On peut
facilement distinguer une attaque régulière de rhumatisme
aigu, d'une attaque régulière de goutte ; — et si le mélange
de causes et de diathèses produit une combinaison de ces maladies, comme il est incontestable, de quel avantage est alors
un diagnostic rigoureux ? ou plutôt, comment le diagnostic
peut - il décider de quel côté penche la balance, si ce n'est en
prononçant d'après les symptômes ? — mais, comme il paraî-
tra dans la section thérapeutique, l'importance de distinguer
les signes les plus délicats des deux maladies, n'est pas d'une
conséquence pratique telle, qu'on pourrait se l'imaginer.

Le même raisonnement peut s'appliquer au diagnostic des
variétés aiguës et chroniques de la maladie. Ces deux formes,
du même mal, se fondent, en effet, par des ombres tellement imperceptibles, qu'il est quelquefois impossible de dire,
où l'une finit et où l'autre commence. — Mais, encore une
fois, ceci est de peu de conséquence, car nous ne devons pas
régler nos prescriptions d'après le *nom* d'une maladie, mais
varier notre traitement, selon que les symptômes eux-mêmes
varient.

§. V. Prognostic. — Comme la mort a rarement lieu à la suite,
du rhumatisme aigu, excepté par métastase sur un organe.
essentiel à sa vie, le prognostic sera favorable dans les cas où
aucun danger de métastase n'est à redouter. — Mais avant de
prédire le succès sans restriction, nous devons nous assurer
préalablement, que les viscères internes sont sains dans leurs
tissus et libres dans leurs fonctions; — d'ailleurs, un point
foible qui nous serait caché, peut devenir le siége d'une métastase et tromper nos prognostics les plus assurés. — Quand
une rétrocession s'est effectuée, il n'y a aucune sûreté jusqu'à
ce que la maladie soit maîtrisée. — Dans une affection aussi
incertaine, on doit donc émettre son prognostic, avec beaucoup de circonspection. — On le doit encore, quant à la durée de la maladie.

§. VI. Etiologie. — Cette partie du sujet peut être renfermée

dans des bornes très-étroites, parce qu'il y a peu de contradictions entre les opinions qui existent à cet égard.

La *Prédisposition* au rhumatisme est attachée principalement à l'âge viril, et son dévelopement est favorisé par l'ir-
ritabilité, et la pléthore, ou des attaques antécédentes et
répétées.

Elle est aussi héréditaire, au sens de la transmission d'une
constitution plus susceptible qu'une autre, de ce genre d'affection : ou, plus disposée à recevoir l'influence des causes *éloignées* de cette maladie.

Quoique la vieillesse et la jeunesse soient généralement
exemptes du rhumatisme aigu, cependant ceci n'est pas inva-
riable. Le docteur Davis, dans un rapport, très-bien fait, sur
les maladies des enfans traités dans le dispensaire universel,
(*Medico - Chirurgical Journal*, octobre 1817) rapporte plusieurs cas de rhumatisme aigu, bien marqué, chez des enfans
de quatre, cinq et sept ans. Cependant, le temps de la vie
où les rhumatismes sont le plus ordinaires : c'est depuis vingt-
cinq jusqu'à quarante-cinq ans.

De longs traitemens mercuriels, peuvent aussi être
comptés parmi les causes prédisposantes du rhumatismé
aigu ou chronique, tandis que la corpulence semble être
une sauvegarde contre le premier, en particulier. — Le
dérangement des fonctions digestives, en troublant l'é-
quilibre de la circulation et de l'excitabilité, a souvent aussi
paru prédisposer au rhumatisme aigu. — L'habitude de
transpirer avec abondance, est encore une de ces prédispositions : la matière de cette transpiration est, dès lors, plus su-
ceptible d'être arrêtée, ou même supprimée, et il s'ensuit
une réaction du système, sous forme rhumatismale.

Quant à la cause *excitante*, elle est universellement recon-
nue, pour être l'application du froid, général ou partiel, par le
moyen d'une atmosphère froide ou humide, ou ayant ces deux
qualités ; ainsi : — l'exposition à de grandes transitions atmosphériques brusques,—des vêtemens mouillés, séchant à la
surface du corps ; — dormir dans des draps humides ; — être
debout ou assis dans un courant d'air froid, après que le corps
a été échauffé ; — ce sont des causes excitantes du rhumatisme
aigu, aussi-bien que d'autres maladies nombreuses.—Enfin il
peut être remarqué que, dans quelques cas rares, surtout
dans ceux où la prédisposition est forte, la maladie existe
sans qu'aucune cause excitante puisse être découverte.

§. VII. Traitement. — Rien ne prouve, d'une manière
plus décisive, la nature spécifique de l'inflammation rhumatismale, que les modes opposés de traitement, qui, jusqu'à

ce moment, ont prévalu dans le monde médical. Rien de semblable n'est observé pour le traitement de l'inflammation commune.

La fièvre *exquise*, la douleur aiguë, et la couenne du sang, ont induit la grande majorité des médecins-praticiens, depuis Boerhaave jusqu'à l'auteur le plus moderne, à considérer la maladie comme très - inflammatoire, et conséquemment à la traiter par les moyens antiphlogistiques, et ils ont mis la saignée , à la tête de la liste. Je crois que c'est encore la méthode enseignée dans la grande université du Nord; au moins, ce qui suit est extrait des cours manuscrits du docteur Grégory : — «On doit principalement compter sur la saignée, dans le rhumatisme aigu , mais il faut lui assigner des limites. En général, deux ou trois saignées sont nécessaires , quelquefois quatre. Sydenham saignait tous les deux jours , pendant huit jours de suite, retirant environ dix onces chaque fois. — La saignée ne doit pas être réglée par la quantité de sang, qu'il convient de tirer en général, mais par la force de la fièvre. J'ai tiré 50 , 60 onces ; — en général , la saignée est nécessaire, quand le pouls est au-dessus de 100. —Si cependant, nous saignons trop, le patient devient trèsfaible et la maladie prend une forme chronique et un caractère opiniâtre. — Dans beaucoup de cas , j'ai été obligé de saigner, quand je souhaitais l'éviter, ayant en vain expérimenté tout autre remède. — On doit remarquer que, c'est seulement dans les premiers temps de la maladie, que la saignée est nécessaire ou utile : et il est bien vrai que les avantages, obtenus par ce moyen, sont en proportion de la promptitude avec laquelle on l'emploie. — Les sangsues sont utiles. — Le régime antiphlogistique, à l'exception du *froid* , doit être strictement prescrit—La diète doit être très-sévère. Rien que du lait et des végétaux , et souvent, seulement de l'eau de gruau, pendant plusieurs jours. »

M. Bedingfield nous apprend, dans son dernier ouvrage, que, dans l'infirmerie de Bristol, on fonde les plus hautes espérances sur la saignée, dans cette maladie. «Rien, dit M. B, n'a été trouvé aussi efficace dans le rhumatisme aigu, que de copieuses saignées. Quand 20, 30 ou 40 onces de sang ont été ôtées ; pendant trois ou quatre jours de suite, même dans les cas de la plus grande violence , la guérison a été prompte. Ceux qui ont été traités sur un plan opposé, n'ont été que lentement conduits vers le rétablissement.—D'ailleurs , les métastases sur le cœur n'y ont pas été rarement observées. — Outre la saignée, on y emploie les purgatifs.

Le docteur Parr, dans son *Dictionnaire Médical* de Londres, s'exprime ainsi : « l'expérience de plusieurs siècles a établi l'utilité de la saignée, dans le rhumatisme aigu; le sang doit être tiré par une large ouverture, dans une quantité considérable, et la saignée doit être fréquemment répétée. — La rigueur qu'il faut mettre dans l'emploi de la saignée, lorsqu'il s'agit d'une pleurésie, n'a rien de trop dans ce cas, si le patient est robuste et fort. — Les limites ordinaires de l'émission du sang, sont : un pouls, plus doux et plus lent : la chaleur diminuée, et la peau rendue humide.

Un nombre considérable de mes confrères, officiers au service maritime de sa majesté, penchent vers ce plan de pratique; et comme les expressions de mon excellent ami, M. Sheppard, font connaître, à merveille, les sentimens de cette classe de médecins, je demanderai la permission de les rapporter : « Quoique la fièvre du rhumatisme offre un autre caractère, que celle des autres maladies aiguës, cependant je n'ai remarqué aucune indication, qui, dans la première période, défendît la soustraction du sang, par la lancette, plus que dans d'autres phlegmasies : et lorsque l'évacuation sanguine a paru nuisible, je crois qu'on a pu l'attribuer à des retards. — J'ai constamment saigné, dans les premiers temps du rhumatisme aigu, de manière à faire une impression décidée sur le système. La quantité exigée pour produire cet effet, dépend de l'état du malade, et ne peut être spécifiée; mais j'ai rarement retiré moins de 20 onces, à la première saignée. — J'admets néanmoins que, la saignée n'a pas ici l'effet décisif et constamment salutaire, que l'on observe dans d'autres maladies aiguës, et cela corrobore l'opinion déjà exprimée, que la pyrexie rhumatismale possède un caractère particulier, différent de celui des phlegmasies aiguës; cependant, ce que le succès peut avoir ici d'incomplet, ne milite pas, dans mon opinion, contre la saignée employée comme remède, dans le rhumatisme aigu; au contraire, quoique la maladie ne soit pas immédiatement maîtrisée par ce moyen, cependant, je suis persuadé qu'elle est essentiellement contrariée par lui, dans un degré quelconque, et que beaucoup d'inconvéniens fâcheux sont prévenus ainsi, en particulier les métastases sur les organes internes. »

Le docteur Mac-Arthur de Deal, s'exprime dans les termes suivans : « Je n'ai pas rencontré de circonstances, qui dans le commencement de la maladie, ou durant la violence de la fièvre du rhumatisme aigü, pussent interdire la saignée générale. Je l'ai donc employée, et dans une mesure qui dépendait toujours de la violence de la maladie et de la constitution du malade. Dans ma propre histoire, il y a environ

trois ans, je perdis 5o onces de sang, par des saignées générales et locales, dans les vingt-quatre premières heures, et
avec un avantage très-décidé ; j'ai quelquefois, dans le progrès de la maladie, ░░░░ cette quantité, et souvent j'ai
dû me tenir au-dessous. — On ne peut établir de règle générale à cet égard, soit dans cette maladie, soit dans toute
autre maladie qui exige l'emploi de la saignée. »

Un certain nombre de praticiens, parmi lesquels je dois me
compter, adoptent un système de déplétion sanguine un peu
moins décisif, dans le rhumatisme aigu. D'après eux, cette déplétion doit se borner au commencement de la maladie. — Le docteur Porter exprime suffisamment les sentimens de cette classe
de médecins, dans les phrases suivantes : « J'ordonne une
saignée du bras, *sans perte de temps*, dans l'invasion du rhumatisme aigu; en général, dix-huit ou vingt onces; on répète l'opération une fois, deux fois, et dans quelques cas
assez rares, trois fois; je vais rarement au delà, parce que la
cure ne paraît pas accélérée par les saignées ultérieures; mais
jusqu'à un certain degré, je considère la saignée comme essentielle au salut du malade. »

L'autorité du docteur Armstrong et celle du docteur Scudamore, seront la sanction de cette modification de la pratique
phlébotomisante. — « Au moment de l'invasion du rhumatisme
aigu, dit le docteur Armstrong; j'ordonne ordinairement
une saignée de douze, jusqu'à vingt onces. » (*Essai sur le typhus*, p. 206.) — « La saignée générale, dit le docteur Scudamore, est un remède de grande importance dans cette maladie : mais qui demande à être ménagé, avec une grande pru-
dence. Si un individu d'une fibre musculaire forte, et d'un
tempérament sanguin, est saisi du rhumatisme aigu, en pleine
santé : la saignée, au commencement de l'attaque, est une mesure de la plus grande nécessité et de la plus grande valeur ;
et l'utilité de sa répétition sera clairement indiquée par les
bons effets qu'elle peut avoir produits, et par l'intensité des
symptômes subséquens. Quand son emploi est convenable,
son effet sur la *violence* de la maladie est plus immédiat et
plus efficace, que celui de tout autre remède. » (*Deuxième
édit.*, p. 536.)

Nous voyons ainsi, que les meilleures autorités pratiques ont
sanctionné l'usage de la saignée générale, dans le rhumatisme
aigu; mais, comme presque tous les médecins inclinent à en limi-
ter, ou à en restreindre l'usage, et reconnaissent généralement
que la saignée n'a pas, dans cette maladie, des effets aussi heureux que dans les autres maladies inflammatoires, il convient
de nous dépouiller de tout préjugé, de toute partialité pour un

remède favori, et d'examiner, avec candeur, les raisons d'une troisième classe, qui, quoique plus petite en nombre, est grandement respectable par ses talens et ses connaissances pratiques.

Entre ceux qui ont publiquement exprimé leurs sentimens *contre* la saignée générale, excepté dans des constitutions robustes, nous pouvons citer le docteur Haygarth, et plus récemment le docteur Bateman. Parmi les praticiens attachés à la marine, le docteur Lara, de Portsmouth, ne saigne pas, dans la maladie qui nous occupe en ce moment. Peut-être qu'un examen calme et approfondi des phénomènes du rhumatisme aigu, nous rendra capables de concilier ces méthodes contradictoires.

Nous voyons, dans cette maladie, une fièvre constitutionnelle, accompagnée d'une inflammation externe et locale d'une nature spécifique, affectant un tissu ou une série de tissus, qu'on ne voit, presque jamais, être susceptibles de suppuration. Or, la fièvre rhumatismale, à parler généralement, n'est pas dangereuse, si ce n'est lorsqu'elle rencontre des organes précédemment affaiblis : ce qui ne se trouve pas souvent chez les sujets atteints de rhumatisme aigu ; et l'inflammation locale, est également exempte de danger, excepté lorsqu'elle se transporte sur un organe interne.

Ici donc, nous avons une combinaison de fièvre et d'inflammation, qui admet des circonstances singulièrement favorables. Comme la goutte, neuf fois sur dix, cette affection se termine heureusement, avec des méthodes de traitement diamétralement opposées : pourvu que la nature ne soit pas trop molestée, ou que les accidens fâcheux, ci-dessus mentionnés, ne se présentent pas. Cet examen nous conduit à ne mépriser, ni louer, trop hautement, aucune méthode de traitement particulière ; mais au contraire, à les varier ou les combiner, selon que les circonstances l'exigent. — Il y a encore une autre considération à présenter en faveur de l'*éclectisme* pratique : c'est que le même traitement ne réussira pas également, chez le citadin, bien nourri, et chez l'ouvrier, pâle et affaibli : chez le marin, battu par les tempêtes, et le campagnard, aux joues vermeilles. — Le grand art, est donc de mettre en rapport les moyens et le but ; de distinguer les constitutions, et de reconnaître les momens et les circonstances, où il est plus prudent, de déployer toute notre voilure, ou de nous reposer sur nos rames.

Purgatifs. — Plus nous examinerons, en détail, les phénomènes des divers états fébriles, plus nous serons convaincus qu'il ne s'y rencontre jamais, ni une débilité vraiment géné-

rale, ni une totale excitation. Nous trouverons, par exemple :
que, si les fonctions intellectuelles et l'action des muscles
volontaires sont, d'un côté, au-dessous de l'équilibre, il y a,
en même temps, excès d'action sur quelque autre partie du système. Nous pourrons, de même, trouver de la torpeur dans
les appareils glandulaires et digestifs, tandis que le système
vasculaire des fluides rouges et blancs, sera excité au delà
des limites ordinaires : témoins, la rapidité de la circulation,
et l'*énergie des absorbans*.

Je pense que cette considération n'a pas suffisamment at-
tiré l'attention du monde médical. — Nous voyons un homme
fort, accoutumé à vivre grassement, saisi de la fièvre, soit
idiopathique, soit symptômatique. Il cesse aussitôt de prendre
des alimens. Il est saigné, plusieurs jours de suite, et le sang
présente toujours un riche caillot, et les vaisseaux sanguins
sont encore dans un état de turge cence; il est purgé, plusieurs jours de suite, et les évacuations alvines demeurent
fétides et abondantes Les assistans, étonnés, sont embarrassés
pour s'expliquer d'où procèdent *tant de choses*, puisque la
bouche ne reçoit aucune nourriture; mais ils sont loin de
penser que, pendant tout ce temps, le malade se repait largement de substance animale. De substance animale ! Oui : et
si cela semble incroyable, pésez-le, avant et après la fièvre;
calculez alors les livres de graisse et de chair qui ont passé
à travers ses systèmes absorbans et circulatoires, et l'énigme
sera devinée.

Cette considération explique l'état du sang et des évacuations alvines ; elle explique pourquoi les sujets gros et cor-
pulens, sont plus violemment et plus dangereusement assaillis,
par les affections fébriles, que leurs maigres voisins ; et de là,
naît une indication, très-digne de l'attention du médecin,
celle de réprimer l'activité des absorbans, qui sont occupés à
accumuler, avec empressement, les combustibles, sur le feu
que le médecin s'efforce d'éteindre.

De quelle manière, cette énergie désordonnée des absorbans doit-elle être restreinte? Je ne suis pas, pour le présent,
en mesure de m'expliquer à cet égard ; mais j'oserai soupçonner que les effets salutaires du calomel, de l'opium et de
l'antimoine, sont d'équilibrer la circulation et l'excitabilité,
et de relever l'action d'une foule de sécrétions engourdies.
Ainsi se trouve justifié l'emploi de ces moyens, et, plus généralement : ainsi se montre la nécessité d'évacuer les systèmes
vasculaires et chylo-poïétiques, tandis que les absorbans dé-
truisent la plus riche partie du corps humain, et versent, sans
cesse, un fluide stimulant et animalisé, sur le cœur et sur les

artères. — N'est-ce pas en cela que consiste le procédé par lequel la nature vient à bout d'une fièvre ? Lorsque la fièvre
cesse, n'est-ce pas alors que le système est si fort réduit et
la machine si fort affaiblie, qu'elle ne peut lui fournir aucun
aliment nouveau ? N'est-il pas vrai qu'en accélérant ce terme,
par les évacuations, nous aidons la nature, nous abrégeons,
avec elle, le cours de la fièvre, ou mieux, nous défendons les
organes vitaux, contre les effets de l'action désordonnée portée sur le cœur et le système vasculaire ; effets qui ont lieu,
quand cette action est abandonnée aux mouvemens sponta-
nés ?.... Mais il faut laisser ces recherches, à ceux qui ont
plus de temps et de talens que nous.

Revenons : — Ainsi que tous les auteurs, presque tous les
praticiens recommandent les cathartiques, dans le rhumatisme
aigu, dans la vue de diminuer la matière de la circulation
générale, par la voie du canal intestinal, et ainsi d'apaiser
l'action vasculaire. — Personne n'a apprécié peut-être plus que
moi, les bons effets des purgatifs, dans la grande majorité
des maladies fébriles ; mais, dans le rhumatisme aigu, cette
pratique est suivie d'une telle aggravation du mal, d'une telle
irritation sur les membres enflammés, que j'ai, depuis longtemps, renoncé à tout purgatif, excepté aux laxatifs, qui procurent seulement une ou deux selles, dans les vingt-quatre
heures.

Dans cette maladie, encore plus que dans la dyssenterie :
plus le patient observera un repos parfait, mieux il tra-
versera les différentes stades de la maladie, et plus la durée
de cette maladie sera courte. Si le praticien cependant, ne
veut pas s'abstenir des purgatifs, les cathartiques salins sont
préférables à d'autres ; et s'ils sont calculés de manière à
agir sur les reins en même temps, ils produiront un plus
grand avantage.

Le docteur Grégory s'exprime ainsi, dans ses leçons, à
l'égard des purgatifs, employés dans le rhumatisme aigu. —
« La purgation n'est, en aucune manière, aussi efficace qu'on
le suppose. Elle n'y convient pas : et n'y procure qu'un avantage précaire, qui ne compense pas l'irritation et la peine
qu'elle occasionne au malade, obligé de sortir de son lit.
Néanmoins il faut tenir le ventre libre. » (M. S.)

Émétiques. — D'après le principe qui vient d'être exposé :
j'éviterais les vomitifs, malgré la recommandation de Haygarth, à moins que l'estomac ne fût très-chargé ; car, outre
l'action violente qui résulte de cette classe de remèdes, ils ont
des inconvéniens, sous un autre rapport : celui d'augmenter
la transpiration ; et ceci nous conduit aux sudorifiques.

Sudorifiques. — Il n'est pas toujours prudent d'imiter la nature, dans les efforts qu'elle paraît faire pour écarter une maladie. — Le traitement de la dyssenterie, par la purgation, a tué des milliers d'individus.—Qui prétendrait guérir la phthisie pulmonaire, en augmentant l'expectoration ?.... Une peau sèche et brûlante, accompagne communément, le plus grand nombre des affections fébriles, et si alors nous prenions la nature pour notre guide, nous devrions placer le malade, devant un grand feu : — de même, dans le rhumatisme aigu , où une transpiration abondante est un des phénomènes de la maladie; celui qui administre les sudorifiques intérieurement, ou enveloppe le corps, dans des couvertures et des flanelles, agit précisément, d'après le principe, qui ferait donner des harangs salés, pour augmenter la soif, ou qui ferait allumer un grand feu, pour augmenter la chaleur d'un malade qui a la fièvre. — Ainsi, la poudre de Dover, l'opium, le calomel, et la poudre antimoniale, qui ont acquis de la réputation, dans le rhumatisme aigu, comme sudorifiques, doivent probablement leur bonne renommée à un mode d'action différent : à celui, d'opérer la balance de la circulation et de l'excitabilité, en même temps qu'ils assoupissent la douleur.

Le plus moderne des écrivains qui aient traité cette matière, le docteur Scudamore, quoiqu'il incline à un relâchement modéré de la peau, ne fait pas un tableau très-favorable des remèdes sudorifiques : — « Le traitement sudorifique, dit-il, trompe souvent notre attente : et de manière à aggraver, plutôt qu'à soulager les symptômes ; même quand il est couronné de succès : il a eu souvent le mauvais effet de produire beaucoup de débilité, et d'accroître la sensibilité de la surface : de sorte que, pendant un temps considérable, presque toute exposition au froid est hazardeuse. » (*Traité...* pag. 542.)

Mercuriaux. — De nombreuses autorités pourraient être citées, pour établir le grand succès qui accompagne ce mode de traitement. C'est une méthode très-employée dans la marine, et celle à laquelle j'ai recours moi-même : en général, après avoir, dès le commencement, saigné modérément.

Il suffira de citer, à cet égard, un des plus récens écrivains, le docteur Armstrong, qui dit : — « Au début d'une attaque de rhumatisme aigu, je prescris, en général, une saignée de douze, jusqu'à vingt onces de sang ; après, je purge le malade assez vivement, pendant deux jours ; et ensuite, je sature le système, avec le calomel, uni à des doses d'opium et d'antimoine, suffisantes pour alléger la douleur, et exciter une très-douce transpiration. — Il y aura, en général, un soulagement évident des symptômes, aussitôt que la bouche

s'affectera ; et il faut la tenir, ainsi affectée, au moins neuf
ou dix jours : alors, le plus fréquemment, la cure est accom-
plie. — Plusieurs praticiens , très-respectables, de ma connaissance, sont dans l'usage de s'en rapporter, presque entièrement, au calomel et à l'opium, pour la guérison du rhumatisme aigu. » (207).

J'ai été, si généralement, témoin de la vérité de l'assertion
du docteur Armstrong, pendant plusieurs années, avant même
que son ouvrage parût, que je dois croire que les praticiens,
qui parlent en termes peu favorables de ce mode de traitement,
ne l'ont jamais franchement expérimenté, ou ont regardé
l'affaire, à travers le prisme de la prévention.—Que, dans ce
cas, comme dans toutes les autres affections fébriles, la balance de la circulation et de l'excitabilité soit rompue, personne ne le contestera. Je crois qu'on trouvera de même, que, la
masse générale du sang, étant réduite par des saignées faites
de bonne heure, l'administration du calomel et de l'opium,
jusqu'à *imprégnation*, devient un moyen très - efficace de
rétablir la balance. — Il y a bien quelques praticiens qui se
plaignent des mauvais effets du mercure sur la constitution,
quoiqu'ils ne fassent presque jamais usage de ce remède ;
mais d'autres praticiens, qui l'ont expérimenté de la manière
la plus étendue, en rendent un compte bien différent —Non-
seulement sur moi-même, mais sur plusieurs milliers d'autres, j'ai invariablement observé qu'un renouvellement du
ton de la constitution suivait l'usage de ce remède, quelque
inconvénient qu'on eût remarqué, au moment de son administration.

Je rapporterai ici, les paroles du docteur Watt, dont la réputation d'exact observateur et de narrateur fidèle, est bien établie.

« On nous parle, souvent, des pernicieux effets du mercure
sur le tempérament ; mais, à en juger, d'après ma propre
expérience, j'ai à tirer des conclusions tout opposées. Dans
les cas où l'usage du mercure a été soutenu assez long-temps,
pour que les malades aient été, pendant deux semaines, sans
goûter ni viande, ni boisson fermentée ; la guérison a été
des plus complètes ; et loin de nuire à la constitution, le
traitement a paru lui donner une nouvelle énergie, et la
santé la plus parfaite, en a été la conséquence.—Il n'y a probablement aucun autre remède qui affecte le système aussi
puissamment, qui le délivre aussi parfaitement des maux aigus ou chroniques, et qui, employé prudemment, n'élève
le corps humain à un état de santé plus vigoureux.—Ce sentiment n'est pas à l'unisson des anathèmes de quelques modernes déclamateurs, mais en harmonie avec l'expérience de

ceux qui ont employé ce précieux remède, pour extirper et non pallier la maladie. » (*Cas de diabetes.*)

Immédiatement après la rémission de la fièvre, j'ai administré, en général, le quinquina en substance, pour assurer un rétablissement complet, et se mettre en garde contre les rechutes. Le plus grand nombre de mes confrères, pensent comme moi, sur cette méthode.

En somme, je suis disposé à donner au traitement mercuriel, ainsi modifié, et employé conjointement avec l'air frais et une rigoureuse abstinence, la préférence sur tout autre mode de traitement, qui me soit connu.

Opium.—S'il n'y avait pas d'autre preuve de la grande différence qui existe entre la fièvre rhumatismale, et la fièvre symptômatique commune : les modes de traitement diamétralement opposés, qui réussissent, presque également, dans la première, suffiraient pour nous convaincre. — Un homme, dans son bon sens, essaierait-il de traiter le phlegmon, ou la pneumonie, avec l'opium et le quinquina? Cependant ces moyens réussissent, dans le rhumatisme aigu.

Dans le premier volume du journal d'Edimbourg, le docteur de Roches appelle l'attention de la faculté, sur l'usage de l'opium, dans la maladie qui nous occupe. Il rapporte deux cas, choisis sur un grand nombre, pour prouver son efficacité. Comme le premier est court, je le donnerai pour exemple, en l'abrégeant encore :

Madame Picard, âgée de 27 ans; forte et de bonne santé; fut saisie, le 22 septembre, de frissons, suivis de chaleur, de douleurs dans les articulations des genoux et des poignets; — lorsqu'elles furent examinées par le docteur de Roches, le 24, elles étaient enflées, rouges et sensibles. Soif, pouls à 106 pulsations, et très-dur. Elle avait pris un purgatif, la veille.—On lui ordonna, un grain et demi d'opium, à l'heure du coucher : et de répéter cette dose le matin, au milieu du jour et le soir : de l'eau d'orge *ad libitum;* et, si elle était faible, du bouillon et une boisson chaude, avec l'esprit de genièvre. (*Gin Toddy.*) Outre cela, elle devait se coucher entre des couvertures de laine. — 26 septembre, — bientôt après avoir pris la première pillule, une copieuse sueur eut lieu, et fut entretenue, pendant trente-six heures, par du bouillon léger et la boisson de genièvre. — Le 27, — elle était, à son lever, languissante et étourdie; les articulations roides; mais ni enflées, ni douloureuses. — Poudre purgative. — Le 28, — l'appétit est bon, et les membres deviennent plus libres et flexibles; le pouls naturel; elle dort bien. — elle a pris du quinquina, et était guérie, le 4 octobre.

Le docteur de Roches rapporte le passage suivant d'Heæ
berden, en faveur de l'opium : « *Sydenhamus opio uti pro-
hibet in hoc affectu, pace tamen tanti medici, dixerim dolores sic impune leniri, et somno tuto invitari. Prœterea, meo
judicio, opium non tantum modo importuni mali præsidium
est, sed multum confert ad ipsum morbum tollendum.* »

Mais, malgré ces témoignages : comme il y a peu de praticiens qui n'aient vu d'assez mauvais effets de l'opium, dans
toutes les maladies aiguës, quand il est administré seul ; il
faut se mettre en garde contre cette méthode de traitement,
dans le rhumatisme aigu. — Cependant, l'opium, employé
conjointement avec d'autres remèdes qui réveillent l'appareil
des sécrétions et des excrétions, est ici, un remède précieux,
tant pour diminuer la douleur, que pour aider à équilibrer
la circulation et l'excitabilité.

Le conseil suivant, du docteur Armstrong, peut terminer
cet article. « Comme la douleur est souvent atroce dans cette
« affection, je dois avertir le praticien inexpérimenté, de ne
« pas se laisser entraîner par-là, à prescrire l'opium à doses
« fortes, ou répétées ; car sous de telles influences, j'ai vu
« des malades tomber dans un état presque comateux ; et
« deux, en particulier, devinrent apoplectiques, par l'usage
« trop fréquent de ce médicament. » (*Sur le typhus,* page
208.)

La jusquiame serait probablement un meilleur sédatif que
l'opium. — Le docteur Porter de Bristol, prescrit cinq grains
d'extrait de jusquiame, avec un grain d'ipécacuanha, de quatre en quatre heures : après des évacuations suffisantes du
système vasculaire et des intestins.

Écorce du Pérou. — Les flatteuses couleurs sous lesquelles
le docteur Haygarth, il y a environ douze années, a peint l'efficacité de ce remède dans le rhumatisme aigu, engagèrent un
grand nombre de praticiens à en faire l'essai. — Pour moi, lorsque je fis cet essai, en me conformant au mode d'administration recommandé par le docteur Haygarth, je fus tout-à-
fait déçu dans mes espérances ; — cependant je l'ai trouvé un
auxiliaire précieux, dans les rémissions de la fièvre rhumatismale, pour fortifier la constitution contre les retours de la
maladie.

Telle était la méthode du docteur Haygarth : — « après que
l'estomac et les intestins ont été suffisamment nettoyés par
l'antimoine : je commence, dit-il, à prescrire la poudre d'é-
corce du Pérou, à la dose de cinq, dix et quinze grains,
toutes les deux, trois ou quatre heures ; et si cette quantité
a un effet salutaire, elle est graduellement augmentée, jusqu'à

vingt, trente ou quarante grains, avec l'attention marquée
de ne jamais ajouter à la dose qui peut être supportée facilement. — Elle est, en général, administrée dans du lait, de
l'eau de menthe, ou dans la décoction de la même écorce.....

Une autre circonstance mérite une grande attention. Quand
la fièvre rhumatismale a été traitée par la saignée, les sangsues,
les sudorifiques, etc., il a été fort observé, que les douleurs
des articulations et des muscles affectent, tourmentent souvent le malade, pendant plusieurs mois, et même pendant des
années. Mais, dans mes rapports cliniques, ajoute le même
docteur, je ne trouve pas d'exemple de ce genre, et je suis
fondé à croire que le quinquina prévient entièrement cette
cause du rhumatisme chronique.

« Excepté le mercure dans la syphilis, il y a peu de remèdes, ou peut-être il n'y en a aucun, qui puisse produire un
soulagement aussi prompt, et un aussi parfait rétablissement,
dans une maladie si formidable. Je suis convaincu, depuis
plusieurs années, que l'écorce du Pérou a un effet beaucoup
plus puissant, dans la fièvre rhumatismale, que dans toute autre fièvre, et qu'elle ne guérit pas même une fièvre intermittente, aussi sûrement et aussi promptement. » (*Histoire clinique.* . . .)

Mais, *experientia fallax!*... cette triste réflexion doit naître
dans l'esprit de tout homme qui relit ce passage, écrit il y a
douze ans. — Toutefois, nous ne devons jamais oublier que les
maladies sont très-modifiées par les classes de la société où
elles se rencontrent; et que, le même traitement, qui peut
réussir, parmi les rangs élevés, ou mitoyens, des malades d'un
illustre médecin de Bath, diminuerait bientôt la liste des
malades d'un praticien de campagne, et les ferait passer aux
soins de l'entrepreneur des pompes funèbres (1). — C'est aussi
pour cette raison que la pratique de l'hôpital est rarement
applicable, dans toute son étendue, aux maladies variées
et mélangées de la pratique privée. — La dernière, la plus difficile partie de la science du médecin, est donc cet art de
discernement et cette sagacité, presque instinctive, qui pénètre, d'un seul coup d'œil, l'idiosyncrasie de chaque malade,
et aperçoit aussitôt, le plan de traitement le plus convenable, dans les circonstances.

____

(1) La proportion de 12 morts sur 170 malades, admise par le docteur Haygarth, ne milite-t-elle pas contre son mode de traitement? —
Pour moi, je n'ai été témoin que d'une seule terminaison fatale, sur
au moins quelques centaines; et je crois que bien peu de praticiens,
ont vu une mortalité aussi forte, que celle donnée par le docteur
Haygarth.

A l'égard de l'écorce du Pérou, dans le rhumatisme, il est à craindre aussi, que trop de prévention n'existe contre elle, dans ce moment, parce que cette maladie a été trop hâtivement rangée avec les autres phlegmasies, et trop souvent traitée d'après des principes communs. Le quinquina n'est certainement pas sans effet salutaire sur la maladie, s'il est donné en substance, pendant les rémissions de la fièvre : ayant égard, en même temps, à l'état des intestins et de la peau.

Le quinquina est de plus, comme il a été déjà remarqué, un préservatif contre les rechutes, s'il est donné à la fin des autres modes de traitement, et en y joignant l'acide sulfurique.

« Quand, dit le docteur Mac-Arthur, j'ai amené, par la saignée et les évacuations intestinales, la fièvre à montrer d'évidentes rémissions le matin, je retire le plus grand avantage de l'administration du quinquina en poudre, pendant les rémissions seulement, m'en abstenant toujours, dans les exacerbations du soir. Il y a une prévention injuste contre ce remède. Dans ma propre histoire, et dans celle de beaucoup d'autres, les bons effets, les plus évidens et les plus décisifs, ont suivi son administration. »

Régime.—L'expérience des modernes a démontré incontestablement, la nécessité d'un strict régime antiphlogistique.— Rien qui ressemble à de la bière, à du vin, ou aux liqueurs spiritueuses, ne doit être permis;—pas d'autres nourritures que, de l'eau de gruau, des végétaux : l'eau d'orge, l'eau, panée, ou le petit-lait.

Méthode particulière de traitement. — Un gentleman, de l'ouest de l'Angleterre, d'une vaste expérience, et bien connu, dans le monde médical, par l'introduction d'une importante découverte en chirurgie, a traité, depuis quelques années, avec grand succès, le rhumatisme aigu, d'une manière très-simple. Il ne m'est pas permis de dire son nom. Mais je puis recommander cette méthode, aux médecins qui pourraient l'expérimenter, à cause du talent distingué de l'auteur, qui est d'ailleurs un homme fort respectable.

En premier lieu : — on doit faire quitter au malade tous les vêtemens de flanelle et les couvertures épaisses; il doit être couvert de la manière la plus légère, possible, compatible toutefois avec la saison de l'année et ses propres sensations.
— Il faut entretenir une libre circulation d'air frais, dans la chambre, en tenant les fenêtres ouvertes.

Après quoi : enjoindre un repos absolu. Il ne faut pas que le patient remue un seul muscle volontaire. — La plus rigoureuse abstinence ; et les intestins entretenus libres, par des laxatifs doux et rafraîchissans.—Point de saignées, — point de purgatifs, — point de sudorifiques. — Il ne consent jamais aux transpirations ; en tant que cela dépend de lui.

Dans les temps de la maladie, où l'atonie survient : le bain d'*ondée* hâte le rétablissement ; et dans tous les cas, c'est le grand préservatif contre les rechutes, s'il est mis en usage pendant la convalescence.

Telle est la méthode simple, par laquelle ce médecin a été dans l'habitude, pendant plusieurs années, d'arrêter cette formidable maladie, avec un degré de succès, très-supérieur à celui qui résulte de tout autre mode de traitement. — Il faut espérer que la publicité de ce moyen lui assurera une pratique étendue. — Peu, ou même aucun exemple de métastase, par ce traitement (1).

Traitement des métastases, dans le rhumatisme. — Avant de parler du traitement local du rhumatisme aigu, il faut dire quelques mots, sur la méthode de traitement qui convient dans les cas où l'inflammation rétrocède, des articulations ou d'autres parties externes, et attaque un organe important à la vie. Et ici, nous pouvons renvoyer, avec confiance, à ce qui a été dit, sur le même sujet, dans l'ouvrage sur la goutte, qui précède celui-ci, surtout depuis la page 167..... — Si le lecteur relit ensuite les pages 215 et 220, il sera convaincu qu'il faut avoir recours à la saignée, faite d'une main libérale, dans les transports de l'inflammation rhumatismale.

Mais tandis que nous *réduisons* tout le système par ces moyens : les faits rapportés plus haut, et particulièrement ceux du docteur Hall et de M. Cunningham, nous présentent une importante indication, c'est-à-dire : que la saignée seule, quelque énergiquement qu'elle soit employée, n'est pas suffisante. Dans des cas aussi graves et aussi dangereux, nous devons nous attacher à ramener l'inflammation à l'extérieur, par tous les moyens possibles. Les vésicatoires, les sinapismes, l'eau bouillante ou l'alcali volatil, doivent être appliqués, non-seulement dans le voisinage de l'organe affecté, mais sur toutes les articulations que la maladie avait envahies auparavant; et quand nous avons ramené l'action inflammatoire à la surface, il convient de l'y conserver par des contre-irritans, employés pendant un temps considéra-

(1) Depuis l'impression, j'ai eu une autre communication sur ce sujet, avec mon ami, le docteur Dickson de Clifton, à qui je dois les renseignemens que je viens de donner : comme je suis très-désireux de faire que cette méthode de traitement ne perde pas de sa considération, à cause de son cachet *anonyme*, j'ose, sur ma propre responsabilité, dire que ce médecin est M. Baynton, de Bristol.

ble ; tandis que l'écorce du Pérou est administrée à l'intérieur, pour fortifier le malade contre les rechutes.

Traitement local, froid. — Plusieurs de mes confrères de la
médecine navale, emploient le froid , extérieurement, dans le
rhumatisme aigu. — Le docteur Mac-Arthur, de l'hôpital de
Déal, l'a employé avec avantage. — Le docteur Porter, de Bristol, a recommandé les applications réfrigérantes, de manière
à diminuer la douleur, quand elle est violente ; mais il ne les
continue pas assez pour chasser la douleur entièrement, parce
qu'il ne saurait dire où l'irritation, particulière et locale, pourrait se porter ; car il pense qu'elle doit subsister dans quelque
lieu, comme partie essentielle de la maladie, jusqu'à ce que
la pyrexie constitutionnelle ait parcouru ses périodes. —
Le docteur Lara, de Portsmouth, est dans l'habitude d'employer les applications froides, localement, pendant le temps
de la tuméfaction, de la chaleur et de la rougeur ; ensuite il
prescrit quelque liniment légèrement stimulant.

Il est évident, cependant, que l'application topique du
froid dans le rhumatisme (en exceptant l'air frais) doit être
soumise à toutes ces restrictions, si judicieuses, qui ont été présentées par M. le docteur Guilbert, dans l'ouvrage qui précède
celui-ci. — En effet, les applications froides , lors même qu'on
n'y persévère point avec une opiniâtreté qui pourrait amener
des métastases dangereuses, sont cependant capables d'occasionner une réaction locale qui, en dernier résultat, aggrave, au
lieu de diminuer, l'inflammation articulaire. C'est une remarque à laquelle on ne fait pas suffisamment attention.

Je renverrai le lecteur à la page 230, pour y recevoir un
avertissement salutaire contre l'emploi des applications sti-
mulantes, sur les articulations enflammées, dans le rhumatisme aigu. J'ignore sur quel motif cet emploi peut être fondé.
Mais personne, je pense, ne doutera de leurs effets fâcheux,
dans le cas dont il s'agit.

Lotions tièdes, avec évaporation. — Elles sont bien préférables à ces moyens douteux. Elles sont également efficaces et
beaucoup moins dangereuses. — Pendant plusieurs années,
exerçant la médecine dans des circonstances où le rhumatisme
aigu était très-commun : j'ai employé des enveloppes trempées dans l'acétate d'ammoniaque liquide, tiède, et entretenu, dans un état constant d'évaporation, sur les articulations
enflammées ; cette application procurait au malade un grand
adoucissement dans ses douleurs, et je crois de l'avantage ,
quant au fond de la maladie. — Le docteur Scudamore s'exprime, à cet égard, dans les termes suivans : « Enfin, il me
reste à mentionner et à recommander, avec instance, l'emploi

constant de la lotion tiède *évaporatoire* (une partie d'alco‑
hol, jointe à trois parties de la *mixture camphrée*), sur les
parties enflammées. Les bons effets de ce remède, judicieuse‑
ment administré, sont souvent, vraiment surprenans. » (*Page*
549.)

Saignées locales.—Elles sont fréquemment utiles ; et, pour
des raisons évidentes, elles ne peuvent s'opérer que par des
sangsues.

Il n'y a aucun autre remède topique, qui puisse être re‑
commandé dans le rhumatisme aigu.

Préservatifs du rhumatisme.—On peut considérer cet article
sous un double point de vue : — 1°. prendre l'habitude d'être
exposé à la cause ; — 2°. se défendre contre les effets.

Le premier moyen est de beaucoup le meilleur : mais il deman‑
de à être commencé de bonne heure, et continué long-temps.
Le second est plus à la portée des personnes infirmes, ou dont la
constitution a été altérée par des assauts répétés de la maladie.

1°. Il est bien connu que les variations atmosphériques
subites, et l'application de l'humidité froide, quand le corps
est échauffé, sont les grandes causes excitantes du rhuma‑
tisme ; or, la raison, ainsi que l'observation, nous indiquent,
que si nous nous accoutumons, de bonne heure, à supporter
les vicissitudes rapides de l'atmosphère, nous pourrons défier
leur influence. Ceci peut être exécuté par un système d'habil‑
lemens, plus légers et plus uniformes, adoptés dès la jeu‑
nesse. Je ne veux pas dire cependant que nous devions nous
vêtir à la légère, dans un jour froid et humide ; mais qu'en
été, nos habits doivent être plus chauds, et en hiver plus
légers, qu'ils ne le sont maintenant.

Un autre moyen, est de nous soumettre, de bonne heure et
avec persévérance, aux transitions artificielles de température,
par le *medium* du bain froid, particulièrement le bain d'ondée.
— Si on n'ose pas le risquer, il faut du moins éponger les
parties du corps les plus exposées à l'air, telles que la tête,
la face, la poitrine, et les avant-bras, tous les matins, avec
de l'eau froide ; les pieds et les jambes peuvent être épongés
avec de l'eau, dont on aura diminué le froid, en ajoutant
une petite quantité d'eau chaude. Ce plan est le plus sûr pour
l'âge adulte, et les constitutions valétudinaires.

2°. La seconde indication, peut être remplie par des vête‑
mens chauds, surtout par la flanelle appliquée sur la peau,
pendant la plus grande partie de l'année, ou même l'année
entière.

D'ailleurs, comme toutes les choses qui dérangent les fonc‑
tions des organes internes, dérangent, par association,

celles de la peau , il est évident que les personnes disposées
au rhumatisme, doivent étudier et suivre les règles générales
de l'hygiène : ainsi que ces règles particulières, plus immédiatement nécessaires pour prévenir les souffrances qui leur sont
propres.

DU RHUMATISME CHRONIQUE.

Il n'est pas du tout certain, que le rhumatisme aigu précède
toujours le rhumatisme chronique : pas plus qu'il n'est constant , que l'inflammation aiguë du foie précède toujours les
maladies chroniques de cet organe. D'ailleurs , les états aigus
et chroniques sont souvent tellement mêlés, que le nosolo-
giste, le plus exercé, ne peut décrire la ligne exacte de démar-
cation qui les sépare effectivement : ici, comme dans l'hépatite, une partie sera dans un état aigu, une autre dans un état
sub-aigu, et une troisième, dans un état d'inflammation
chronique : et il existera, en même temps , un mélange correspondant de contre-indications ! — Mais ceci n'est pas un ar-
gument contre la nosologie, qui est aussi nécessaire en médecine que les cartes dans la navigation. Il peut y avoir des
erreurs et dans celles-ci et dans celle-là ; mais le temps et
l'observation les font tous les jours disparaître ; il peut exister, sans doute, des sables mouvans qui échappent à toute
description et à tout calcul ; mais les grands traits d'une maladie, et les grandes terres d'une carte géographique sont
choses matérielles et constantes, et elles suffisent pour guider
le médecin et le navigateur.

Symptômatologie.—Ceci ne nous arrêtera pas long-temps ;
car, la maladie est malheureusement trop connue des malades et des médecins : — douleur et roideur des articulations et des membres, augmentées par le mouvement : — torpeur, froid : et parfois sensibilité des tégumens, particulièrement sur le trajet des principaux nerfs : — faiblesse et
amincissement des muscles , — ce sont les symptômes ordinaires du rhumatisme chronique. — Un tel état, est grandement influencé par les variations atmosphériques ; soit celles
qui se rapportent à la température , soit celles qui tiennent à
la densité, ou à l'humidité ; tellement que les malades, affectés de rhumatisme , sont souvent comparés à des baromètres ,
tant ils sont sensibles à l'approche des changemens de temps.
—Les douleurs sont ordinairement soulagées par la chaleur, et
augmentées par le froid. Les membres affectés sont, au toucher, comme secs et âpres : on les fait difficilement transpirer.
—Des exacerbations nocturnes, sont très-communes ,—et souvent elles sont accompagnées , par des sensations de piqûre ,

de brûlure, de percement et d'élancement, sur la ligne des grands nerfs, ou des muscles.—Ces symptômes cependant, varient beaucoup, selon la structure, ou le tissu principalement affecté. — La santé générale, est souffrante; les organes digestifs sont dérangés, et ensuite semblent réagir sur le mal externe. — Quelquefois ce dérangement de fonctions dans l'appareil digestif, paraît figurer comme cause principale, ou au moins, semble occasionner une forte prédisposition au rhumatisme; chez d'autres, il résulte de la sympathie avec les surfaces douloureuses, et il est une extension de l'irritation; ou enfin, il est le résultat du manque de repos naturel, pendant la nuit.—Les effets fâcheux de l'insomnie, sur les organes digestifs, ne sont pas suffisamment considérés, dans le traitement des maladies.

Pathologie du Rhumatisme chronique.—Les conjectures sur le siége primitif, et la nature du rhumatisme chronique, sont très-variées; je dis le siége primitif, car dans ses progrès et particulièrement dans ses suites, il affecte, comme la goutte, une grande variété de tissus. La conjecture la plus probable (car elle n'a jamais été démontrée) est, que le rhumatisme affecte primitivement, ces tissus blancs fibreux qui sont entremêlés avec les fibres musculaires, et, qui entrent dans la composition des ligamens, des gaînes des tendons, du névrilème, etc., etc.

Le docteur Scudamore, rapporte, d'après M. Stanley, une dissection faite à l'hopital Saint-Barthélemi, sur un sujet supposé rhumatisant; si le lecteur relit les pages 89, 90 et 91 de l'ouvrage sur la goutte, qui précède celui-ci, il trouvera que, précisément, les mêmes apparences morbides se sont présentées, chez un homme qui était mort au milieu d'un accès épouvantable de goutte. Cette circonstance prouve, de deux choses l'une, ou que l'homme qui est mort à l'hôpital Saint-Barthélemi n'était pas affecté de rhumatisme, ou que l'anatomie morbide du rhumatisme et de la goutte, est même chose.

Les suites, les plus manifestes, du rhumatisme chronique, sont des gonflemens des bourses muqueuses, qui deviennent quelquefois durs et irrésolubles, qui d'autrefois, sont élastiques ou mous, et comme gélatineux. Les aponévroses des muscles s'épaississent; les muscles s'amincissent; les nodosités des tendons s'endurcissent, et les ligamens deviennent roides : les membranes synoviales elles-mêmes s'altèrent, à la longue, et l'on observe des épanchemens dans les cavités des articulations.—Que les nerfs souffrent, soit en eux-mêmes, soit par le moyen du nevrilème, c'est une chose presque certaine,

à en juger, par le degré de la douleur, la perte de la force
musculaire, et la semi-paralysie des membres affectés.

Nous sommes aussi peu instruits, sur la nature du rhumatisme chronique, que sur la nature des autres maladies. —
L'inflammation est quelquefois passive, quelquefois active ;
souvent l'un et l'autre, dans un même membre. Il semble
exister, généralement parlant, une perte de ton et un relâchement des petits vaisseaux, dans les parties rhumatisées :
nous pouvons le conclure, avec assez de sûreté, non-seulement
du phénomène de la maladie, mais des modes de traitement
qui ont procuré le plus de soulagement.

Traitement du rhumatisme chronique. — Le rhumatisme,
comme la goutte, a été combattu par une armée de remèdes,
presque innombrables : —preuve certaine d'opiniâtreté d'une
part, et d'inefficacité de l'autre ; — mais, comme un soulagement considérable, si non une guérison permanente, peut
être souvent dû à la médecine, et comme des variétés dans
les causes, et les constitutions, jointes à la durée obstinée de
la maladie, nous forcent à changer souvent nos moyens d'attaque, un exposé des principaux remèdes, maintenant en
usage, ne sera pas sans intérêt.

Avant de commencer la cure du rhumatisme chronique, le
praticien doit donner une attention toute particulière aux circonstances suivantes : car sur ces circonstances s'appuient les
grandes modifications du traitement; c'est-à-dire : — 1º. L'âge,
le tempérament, les habitudes de la vie, à l'égard du manger:
les vêtemens, les occupations des malades ; — 2º. la manière
dont les causes excitantes ont agi ; et l'état du corps, surtout des organes digestifs, à l'époque de l'invasion du mal ; —
3º enfin, la structure et les fonctions des parties attaquées
par la maladie.

Remèdes internes. — Rien de plus utile que le *Calomel*,
avec l'*Opium* et la *poudre Antimoniale* ou l'*Ipécacuanha*,
administré par petites doses, jusqu'à ce que la bouche soit
un peu affectée ; si toutefois, on entretient la bouche à ce
point d'affection légère ; et si l'on termine le traitement,
par l'*Écorce du Pérou*, et des applications externes, convenables. — Je connais des médecins qui donnent la préférence à l'*Oxymuriate de Mercure*, aux doses d'un quart, un
sixième, ou un huitième de grain, pendant quelques semaines, tous les soirs.

L'*Arséniate de potasse*, est aussi un remède interne, d'une
grande énergie, qui peut être donné à doses plus fortes qu'on
ne le fait généralement, et sans le moindre danger. Toutefois,
il est toujours mieux de commencer par cinq ou six gouttes,

trois fois par jour, en augmentant ensuite, jusqu'à huit ou dix.

La *Teinture de Cantharides* est souvent utile, en combinaison avec la solution de Fowler.

Le *Gayac*, en poudre, ou sous la forme de *Teinture Ammoniacée*, est toujours en usage, chez beaucoup de praticiens recommandables.

L'*Huile de Térébenthine*, à la dose d'un gros, deux fois par jour, d'après le témoignage de M. Paddock, a maîtrisé des affections chroniques rhumatismales, qui étaient rebelles à tous les autres moyens.

Quoique plus de soixante gallons (1 gallon, contient 4 pintes) d'*Huile de foie de Merluche*, soient avalés annuellement, depuis cinquante ans, dans la seule infirmerie de Manchester, cependant sa saveur, horriblement nauséabonde, ne permettra jamais l'usage de cette huile, dans la pratique privée.

La *décoction des Bois Sudorifiques*, ou la *décoction composée de Salsepareille*, suivant la formule des dispensaires, environ une pinte, par jour, *avec un purgatif*, composé de calomel, scammonée et pulpe de tamarins, administré deux fois la semaine, ont constitué un traitement fort employé, par suite de la recommandation du docteur Vance, de l'hôpital de Haslar, qui prescrit beaucoup ce remède, et avec beaucoup de succès, dans un grand nombre de maladies variées, qui se montrent toutefois en rapport avec des dérangemens dans les fonctions des organes digestifs. J'ai vu des avantages décidés résulter de ce traitement, dans des cas obstinés de rhumatisme chronique, où aucune infection syphilitique ne pouvait être suspectée; je n'hésite donc pas à le recommander fortement à l'attention des médecins.

En général, la mode, depuis quelque temps, que dis-je? depuis long-temps, est de regarder cette décoction comme presque inerte; moi-même, j'étais prévenu contre elle; mais après des épreuves réitérées, je me suis convaincu que c'est un remède précieux. — Les remèdes purgatifs, sans doute, ont eu grande part à la guérison, mais ils n'auraient pas aussi-bien fait, sans la décoction.

Quand la décoction ne peut être prise : deux scrupules, ou un gros de poudre de salsepareille, peuvent être donnés, trois fois par jour.

La formule de l'électuaire purgatif est :

R... *Calomel*.............. un scrupule.
Scammonée, en poudre. deux scrupules.
Pulpe de tamarins...... une once.

Selon le témoignage de M. Bedingfield , le Calomel , à la dose d'un scrupule , deux fois la semaine , a réussi dans des cas de rhumatisme , qui avaient résisté à toute autre méthode.—Il n'a pas rencontré de mauvais effets , résultant d'une dose si forte.

L'espèce de rhumatisme chronique , qu'on appelle *lumbago* , est extrêmement multipliée , parmi les marins ; sans doute , parce que leurs reins sont fréquemment exposés à l'humidité et au froid , pendant qu'ils sont penchés sur les vergues , sans être garantis par leurs gilets écourtés.—Aucun remède , dans ma pratique , n'a été aussi efficace chez eux , que l'écorce du Pérou , prise en substance , trois ou quatre fois par jour ; et d'ailleurs , une bonne ceinture de flanelle , serrée autour des reins.

Dans les autres formes du rhumatisme chronique , j'ai aussi retiré des avantages considérables de l'usage du *Quinquina* , avec ou sans acides minéraux ; mais toujours en y joignant les moyens externes.

« Il y a une variété du rhumatisme chronique , (dit le docteur Mac-Arthur , dans une lettre adressée à l'auteur), qui est accompagnée de transpirations abondantes ; elle est assez fréquente dans les colonies , et je l'ai rencontrée aussi dans ce pays ; dans de pareils cas , les remèdes qui portent à la peau , perpétuent nécessairement la maladie. La première chose à faire pour guérir , est de diminuer cette détermination vers la peau , et je n'ai rien trouvé de plus efficace que le quinquina , avec l'acide sulphurique affaibli. Quand cette variété se présente , dans les colonies , un changement de climat devient souvent indispensable , afin de se procurer du froid , qui , fréquemment suffit , seul , pour produire un rétablissement complet. »

Je remarquerai ici qu'il est également nécessaire de *réprimer la transpiration* surabondante , qui accompagne , si généralement , les espèces aiguës de la maladie , pour y opérer la guérison.

La coïncidence de cette dernière observation , avec la méthode de M. Baynton de Bristol , est sufisamment évidente.

A la suite des remèdes internes , on peut ranger *l'Exercice du corps* , employé de manière à déterminer , au contraire , une abondante transpiration , et à peu près ainsi qu'il est rapporté par le docteur Marcet , dans le troisième volume des Transactions médicales et chirurgicales !... Le gentleman qui s'est guéri d'une *violente sciatique* , par ce moyen , l'emprunta à une méthode usitée à *Neu-Market* , pour guérir les chevaux du rhumatisme, en les faisant suer, sous des couvertures. — Il portait sur la peau des bas de laine, des caleçons de laine, et une chemise de laine, à toison intérieure; par-dessus, il apliquait un, deux ou trois caleçons de flanelle; et autour des hanches et des reins : six aunes d'épaisse flanelle, formant outre les caleçons et les gilets, huit rangs de flanelle, sur le siége principal de la douleur, et l'origine du nerf sciatique; par-dessus le tout, il portait un pantalon chaud, et une houppelande.—Une marche d'un mille ou deux, affublé de cette sorte, lui procurait une abondante transpiration. Rentré au logis, il quittait les flanelles mouillées, en prenait de bien sèches, et bien aérées, après quoi il se couchait, dans un lit non bassiné. — Ce traitement lui réussit, et ne produisit point d'amaigrissement, et rien qui fût nuisible à sa santé.

Remèdes externes.—Le meilleur mode de traitement interne réussit rarement, sans les moyens externes. En tête de ces remèdes, nous placerons le *Bain de vapeur*, et ensuite le *Bain* d'eau, *tiède* ou *chaud*.

Les articulations peuvent être exposées à la vapeur qui sort du bec d'une bouloire, dans laquelle l'eau est en ébullition, et pendant cette opération, elles seront diligemment frottées, avec quelque liniment, comme le suivant :

℞...*Liniment de savon*......... deux onces.
 Liqueur ammoniacale....⎫
 Teinture de cantharides...⎬ *aa* deux gros.
 Teinture d'opium........⎭
 Camphre............... un gros.

Mais, chez les sujets jeunes et vigoureux, où les ligamens et les membranes articulaires sont le siége principal de la douleur, des saignées locales par les *Sangsues*, ou par des *Scarifications*, doivent précéder tous les autres moyens. Ensuite des *Vésicatoires* répétés, des *Cautères*, ou un *Séton*, seront extrêmement utiles, si le malade est assez sage pour se soumettre à un malaise temporaire, afin de diminuer ou de chasser un mal permanent.

L'Electricité est encore un remède précieux, dans cette maladie.

Frictions, *Percussion*, *Compression*, etc.

La circulation languissante, et l'atonie des parties rhumatisées, doivent avoir de temps immémorial, inspiré l'idée d'avoir recours aux *frictions* dans la cure de cette maladie. A la Chine, et dans l'Inde, la *percussion*, et la *compression* sont employées, pour écarter les douleurs rhumatismales, et autres douleurs, depuis des siècles. J'ai vu moi-même les Chinois, et les Indous, employer ces moyens, de différentes manières.

Il y a environ trente ans, que les instrumens admis par les procédés orientaux, furent introduits dans l'hôpital de Haslar, et employés dans cet établissement, avec avantage, pendant plus d'une année ; l'usage s'en est perdu, par suite de ces idées ridicules qui sont inséparablement attachées, dans ce pays du moins, à la coutume de *battre*, de *presser*, et de *masser* (shampooing). — Les dessins des instrumens indiens peuvent êtres vus dans le troisième volume du *Médico-Chirurgical journal* (pag. 109).

M. John Livingston, chirurgien attaché au vaisseau de la compagnie des Indes, le *Cirencester*, publia, il y a environ dix-sept ans, qu'on pourrait retirer des avantages de la compression, exercée par le tourniquet, pour chasser les douleurs rhumatismales : il dit « que dans un grand nombre d'exemples, ce moyen a procuré un soulagement, presque immédiat, à des hommes en proie à cette douloureuse maladie. »

Plus récemment, le docteur Balfour a proposé la percussion, la compression, et des bandages serrés, d'après des principes entièrement nouveaux, disait-il ; — Sans doute que, dans le rhumatisme chronique, les frictions, ou le massage (shampooing), auxquels on ferait succéder des bandages serrés et méthodiquement appliqués, seraient très-utiles ; j'ai même été témoin des bons effets de ce procédé ; mais, comme il est d'usage, ils n'étaient pas aussi merveilleux que ceux rapportés par le *proposeur*.

Il y a un *chirurgien apothicaire*, qui ne demeure pas à cent lieues d'une petite ville de la province de Kent, lequel a rapidement amassé une fortune, par l'application indistincte d'un emplâtre stimulant, autour des membres rhumatisés, ou sur la partie douloureuse ; ce parait être une espèce d'emplâtre de poix, avec le tartre émétique : parce qu'il amène une quantité de pustules, et soumet le patient aux tortures des damnés. — Le succès cependant suit généralement l'emploi de ce procédé, et la réputation d'un Cooper, ou d'un Arbernethy s'évanouirait devant cet Esculape de village. Je n'ai rien à ajouter sur la sagacité de ce Gentleman, si ce n'est que jai vu les *marques* de son Diacatholicon (1) infailli-

---

(1) « Le *Diacatholicon* étoit un remède universel, qui étoit supposé purger toutes les humeurs *peccantes*. »

The Gull's Hornbook, pag. 53,

(*Le Guide des Dupes.*)

ble, sur le coude scrophuleux d'une dame, dont le cas était déclaré *rhumatismal!*

Il y a d'autres hommes, cependant, qui ont un rang plus distingué encore, dans *les fastes de la renommée*, et dont les *diacatholicons*, ne varient pas davantage, quel que soit le nom ou la nature de la maladie!

Enfin, je recommande, comme pouvant être le plus puissant de tous les moyens externes, (le *Shower-Bath*), le *Bain d'ondée, ou la douche*, suivis de frictions, et d'un vêtement chaud. Non-seulement c'est un heureux moyen de guérison, mais c'est le *préservatif* le plus efficace, du rhumatisme chronique.

FIN DE LA DEUXIÈME PARTIE.

DE L'IMPRIMERIE DE A. CLO, RUE SAINT-JACQUES, N° 38.